董燕平临床经验荟萃

主　编　苗华为

科学技术文献出版社
SCIENTIFIC AND TECHNICAL DOCUMENTATION PRESS
·北京·

图书在版编目（CIP）数据

董燕平临床经验荟萃/苗华为主编.—北京：科学技术文献出版社，2017.7

ISBN 978 - 7 - 5189 - 2942 - 9

Ⅰ.①董… Ⅱ.①苗… Ⅲ.①中医临床—经验—中国—现代 Ⅳ.①R249.7

中国版本图书馆 CIP 数据核字（2017）第 153584 号

董燕平临床经验荟萃

策划编辑：张 微　　　　责任编辑：张 微　　　　责任校对：赵 瑗　　　　责任出版：张志平

出 版 者　科学技术文献出版社
地　　 址　北京市复兴路 15 号　邮编　100038
编 务 部　（010）58882938，58882087（传真）
发 行 部　（010）58882868，58882874（传真）
邮 购 部　（010）58882873
官方网址　www.stdp.com.cn
发 行 者　科学技术文献出版社发行　全国各地新华书店经销
印 刷 者　虎彩印艺股份有限公司
版　　 次　2017 年 7 月第 1 版　2017 年 7 月第 1 次印刷
开　　 本　787 × 1092　1/16
字　　 数　400 千
印　　 张　17.25
书　　 号　ISBN 978 - 7 - 5189 - 2942 - 9
定　　 价　85.00 元

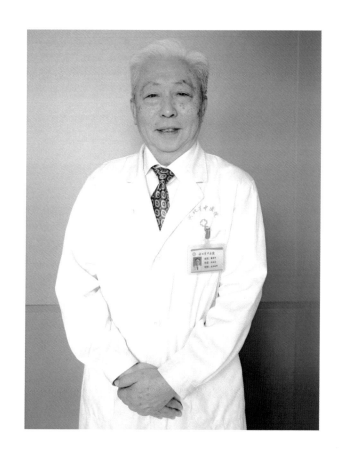

董燕平教授简介

　　董燕平，男，1940 年 9 月出生，辽宁省锦州市人。中共党员，主任医师，教授，全国名老中医药专家学术经验继承工作指导老师，河北省名中医。河北省中医院原内科教研室主任，河北省中医院原心内科主任。原河北省第一届继续医学教育专家委员会成员，河北省高级卫生技术职称评审委员，河北省科技成果评审专家。

　　1962 年毕业于天津中医学院（现天津中医药大学），50 余年董燕平教授一直在医疗、教学一线工作至今。他医德高尚，医术精湛，他谦虚好学，孜孜不倦，学验俱丰，通晓中西医。他坚持辨病与辨证相结合，微观辨证与宏观辨证相结合的诊病思维模式，注重局部形态与整体功能改变的密切关系。发中西医之长，补中西医之短。他一生从事内科专业的医疗、教学工作，对内科专业各系统疾病的诊断与治疗具有坚实的理论基础与丰富的临床经验。尤其擅长心血管疾病和风湿免疫性疾病的诊治。如对冠心病心绞痛、心肌炎、心肌病、慢性心力衰竭和系统性红斑狼疮、多发性肌炎/皮肌炎、类风湿性关节炎、强直性脊柱炎、痛风等疾病有独到的见解和诊疗方法，经其医治的患者无数，且屡起沉疴，受到省内外、国内外广大患者的信赖与好评。

2000年退休后，由于他强烈的事业心和高度的责任感，他仍坚持在他终身热爱的河北省中医院工作，他定时参加门诊、查房、会诊及带教工作。2012年经国家中医药管理局批准，建立了"董燕平全国名中医工作室"。他珍爱工作室的工作，带教了学术继承人，其中获取博士学位和硕士学位各1人，同时受医院领导之委托带教硕士生、本科生、规培生、进修生等。他认真备课，每周定时讲授心血管病和风湿免疫性疾病的诊断与治疗，并着重介绍本人的学术经验，从而提高学员的临床经验水平。董燕平教授一生教过、带过的学生遍及河北省内外，并都已成为医疗教学方面的学术带头人，可谓是桃李满天下。在此期间他还主编了《心血管病中西医诊疗学》《心肌病中西医诊疗学》，参编了《系统性红斑狼疮中医治疗》等著作，并获国家专利2项。为中医学的传承与发展做出了贡献。

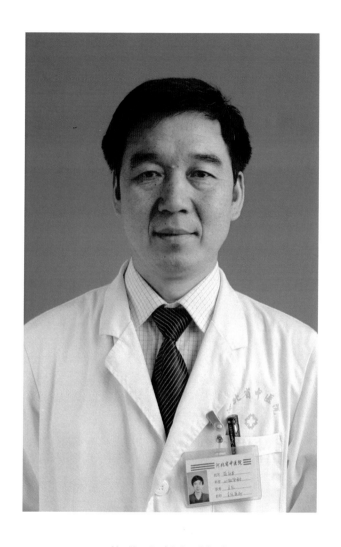

苗华为教授简介

苗华为，男，1964 年 2 月出生，河北武安市人。中共党员，主任医师，教授，医学硕士，硕士研究生导师。河北省中医院心血管内科主任，河北省中医药学会心血管分会副主任委员，河北省中西医结合学会心血管分会副主任委员，石家庄市中医药学会心血管分会副主任委员，石家庄市医学会心血管分会常务委员。全国第三批名老中医学术继承人，师从著名心血管病专家董燕平教授。从事中西医结合内科的医疗、教学、科研工作 30 余年。中医理论扎实，临床经验丰富。在心血管疾病的临床、教学、科研方面积累了丰富的经验，对于心血管疾病的发病与病机演变有独特的见解。在长期的临床医疗实践中，博采众方，不断钻研西医知识，临床上能以中西医两法，辨证与辨病相结合诊治内科疾病。尤其擅长治疗高血压、冠心病、心绞痛、心肌梗塞、病毒性心肌炎、风湿性心脏病、慢性心力衰竭、各种心律失常等心血管疾病。自参加工作至今，发表学术论文30余篇，出版著作8部，其中主编3部。完成科研成果7项，获卫生厅科技进步二等奖5项。

序

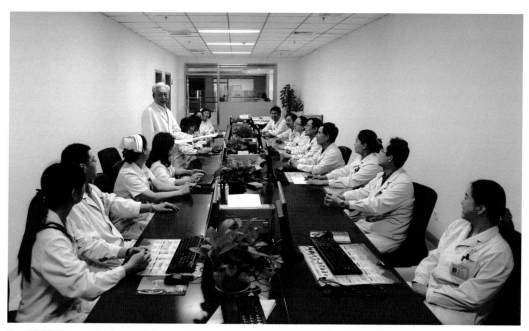

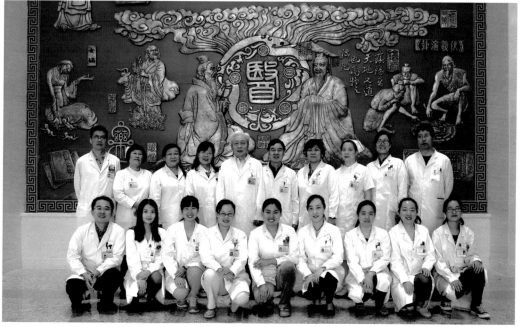

河北省中医院原心内科主任董燕平教授是全国名老中医药专家学术经验继承指导教师。他从事医疗、教学工作 50 余年，至今仍在医疗一线参加门诊、查房、会诊和带教工作。董教授学识渊博、经验丰富，通晓中西医，尤擅长心脏血管疾病和风湿免疫疾病的诊疗工作。为加强中医学的继承和创新，做好名老中医药专家的学术经验继承工作，主编苗华为、张振伟、张雪娟主任医师，及"董燕平全国名老中医工作室"全体医务人员，根据董燕平教授的专业特长，丰富的诊疗经验，进行全面系统的总结，编写成书。本书的出版发行，必将会造福于广大患者，为推进中医药学术的继承与创新，提升中医药水平做出贡献。

　　承主编之邀，得以先睹为快，本书内容有继承、有创新，是非常可贵的，全书行文概念准确，病证分明，条理清晰，语言简洁流畅，是从事心血管和风湿免疫专业的医学生、研究生、进修医师提高诊疗水平的参考用书，故乐为作序。

河北省中医院院长

2016 年 6 月

前　言

　　为加强中医药继承与创新，做好名老中医药专家学术经验传承工作，我院"董燕平全国名老中医药专家传承工作室"全体医务人员，根据董燕平教授在心血管病和风湿免疫性疾病方面的专长与成就，进行汇总编写成册。本书内容包含从医之路、学术思想、临床经验、临证随谈、方药心得、学术继承与发挥、医案撷英七个部分。书中强调了辨病与辨证相结合，微观辨证与宏观辨证相结合诊疗思维模式的重要性，整理了董燕平教授的学术思想、临床经验等。有学术继承，有学术发挥，其中不乏董教授与学术继承人创新性的学术见解，有较高的理论性和临床应用价值。

　　本书的出版对做好名老中医药专家学术传承工作，提高中医诊疗水平具有重要的现实意义，是各医疗专业医学生、研究生、进修或规培医师提高诊疗水平的参考用书。

河北省中医院

《董燕平学术经验荟萃》编委会

2016 年 6 月

目　录

第一部分　从医之路

董燕平，男，汉族，中共党员。河北省中医院主任医师、教授，全国名老中医药专家学术经验继承指导老师，原河北省中医院心内科主任、河北中医学院临床内科教研室主任。原河北省继续医学教育专家委员会成员，河北省高级卫生技术职称评审委员会评委，河北省科技成果奖评审专家。

董教授从事内科临床50余年，具有坚实的中医理论基础和丰富的临床经验。他医德高尚，医术精湛，通晓中西医，学验俱丰，坚持辨病与辨证相结合，宏观与微观辨证相结合的诊疗模式，善于治疗内科领域各系统常见病、多发病及救治疑难危重病，尤对心血管疾病和风湿免疫性疾病的诊治方面有独到丰富的经验，且屡起沉疴，深受国内外广大患者的信赖与好评。现就其在从医之路的过程分以下4个阶段进行论述。

一、医学启蒙阶段

董教授1957年考入天津中医学院中医专业。在校期间系统地学习了中医和西医的医学基础课及临床各科课程。由于其刻苦好学，初步了解了中西医理论的概况，并通过在附属医院（现天津中医药大学第一附属医院）临床见习和实习，初步掌握了临床各科常见病、多发病及部分传染病的基本理论知识和基本技能。据董教授回忆，当时天津中医学院第一附属医院是津沽名医汇聚之地，如董晓初、邱绍卿、柴彭年、侯云蓬、郑一星、阮士怡等。他深受这些名医的教诲与指导，受益终身，能把在校所学的医学理论与临床实际结合起来，为其毕业后从事医疗与教学工作奠定了基础。

二、充实医学理论，提升医疗技术水平阶段

1962年毕业后被分配到河北省保定医学专科学校及附属医院工作，后学校更名为河北省职工医学院（现在的河北大学医学部和河北大学附属医院），现将其教学与医疗情况分述如下。

教学方面：因其人事编制属于学校，毕业后首先是参与教学工作，先后承担了医疗专业、医师提高班的中医基础理论、内经、伤寒论、中医内科学的讲授任务。1966年"文革"开始，学校停止招生，在校学生停课闹革命。一直到1970年工农兵学员入学，又重起教案，走上讲堂。"文革"结束，1977年高考恢复，迎来大学生入学。以上几个从教时段，他为人师表，认真备课，理论联系实际。1970—1976年，当时开门办学，他即离开学

校到农村去办学。他时刻牢记人民教师的职责，从关爱的角度认真耐心地教导学员，设法让他们掌握医疗技术，做一个会看病、能够看病的医生，不然会愧对人民百姓。

医疗方面：1962年参加工作后，除教学外，他都要到附属医院工作，多年的寒暑假期都被他放弃而在医疗一线磨炼自己。"文革"开始，董老师选择到附属医院中医科工作，两年后被安排负责全院十二个病区，包括内、外、妇、儿等科住院患者的请会诊工作。同时他有机会与相关科室的高年资西医医师接触，虚心向他们学习并逐渐掌握西医治疗、抢救患者的本领。此阶段并多次到工厂、农村防治副霍乱（1963年当时称为02病），冬春季节防治流行性脑膜炎，夏季防治乙型脑炎，以及防治氟中毒调查等。

1970年12月，"文革"中由于"把医生卫生工作的重点放到农村去"政策，董老师下放到河北省唐县白合山区安家落户，并安排在唐县第一战备医院工作。此阶段他下定决心要把他自己掌握的医疗技术献给农村，为农民兄弟姐妹服务。当时农村的生活环境医疗条件很差，但他不怕苦不怕累，不分昼夜，有求必应，深受当地干部群众的好评。例如1971年4月份某日某夜，战备医院接到齐家佐卫生所的急电，说杨家庵村有一家4口人，因误食砒霜搅拌的玉米种子中毒，病情危重，要求派医生抢救。当时工作了一天刚刚睡下的董老师和另外一名外科医师接到此项任务，他们立即拿上手电筒背上出诊箱，在崎岖不平的山路上伸手不见五指的夜里，经过急速步行三十多里，赶到杨家庵患者家中，了解了病情后，立即给4位患者洗胃、导泻，并输上液体，大约至凌晨5时左右，有三口人转危为安，唯最小4岁的男孩病情危重。于是与唐县革委会卫生局联系，把其转移到唐县医院救治。总之在山区工作的几年里，董老师切身体会到医为仁术，医生必有仁心，才能将仁术服务于广大农民兄弟，才能真正做到救死扶伤，实行人道主义精神。

1973年工农兵学员入学，他奉调返城回到原校，承担了中医基础、中药学、内科学等讲授任务。直至1977年高考恢复，新生入学，则承担中医内科学讲授任务，直至1989年调出。1973—1989年，在完成讲课任务后，他也从不休息，仍多年放弃寒暑假休息时间，到附属医院中西医结合科、心内科、ICU病房工作。此阶段无论是在学校教学还是在附属医院医疗，无论是在城市还是农村，他都积极乐观，努力工作。他在各种多变的生活、医疗、教学环境中，练就了全心全意为患者服务的高尚品质和精湛的医术。他理论联系实际，练就了形象启发式教学方法。至今已50余年过去了，凡受他施救的患者和施教过的历届毕业生，还不断地向他表示感谢和慰问。

他从1962年毕业后，历经18年不断努力学习和工作，于1980年晋升为主治医师，1987年晋升为副主任医师、副教授，并担任学院中医教研室副主任。1978—1980年先后参编了北方十一省市、自治区中等卫校《中医学》和全国中等卫生学校医士专业试用《中医学》教材。此阶段是他充实医学理论和提升医疗技术水平的阶段。

三、医、教、研成熟阶段

他1989年因工作需要，奉调到河北省中医院工作，担任心内科主任，河北中医学院临床内科教研室主任。此期间他力排各种干扰，一切按客观规律办事，他兢兢业业，为科室业务建设培养人才，倾注了全部精力。在教学方面他认真组织好内科教学及临床见习、实习带教工作，如组织青年教师认真备课、试讲。总之一切从教学出发以培养合格的医学生为目的。他每年都亲自为本科生讲授内科。他讲授方法生动活泼，理论联系实际，提高了学生的学习兴趣，收到了良好的效果。

在医疗方面董老师把精力放在心血管疾病及风湿免疫性疾病的研治上。如治疗慢性充血性心力衰竭认为心气虚而心血瘀阻，迫及于肺，肺失宣肃形成水气凌心犯肺的左心衰表现。治应益气活血、宣肺利水法，若累及于脾肾肝等可引起水湿停聚，形成少尿、水肿，是右心衰竭表现，治当以益气活血、温阳利水法。总之慢性充血性心力衰竭治法是益气活血、宣肺温阳利水。又如病毒性心肌炎，急性期过后病情进入慢性期或后遗症期，他以益气养阴、活血安神为治疗大法，并拟心肌舒康方，对消除临床症状，恢复心肌功能，均有良好作用。他在风湿免疫性疾病方面也具有很高的造诣，如以相火学说研究系统性红斑狼疮（SLE）的病因病机，其主研的三色化斑汤（丸）治疗系统性红斑狼疮的临床研究，获得国内知名专家学者的好评，并经河北省药检部门批准为院内制剂，后又创拟了生地紫草汤，都为 SLE 的治疗起到良好作用。此期间他还参编了《中西医结合内科学》和《易水学派研究》两部著作。发表论文十余篇，获科研成果奖两项。

四、弘扬中医、启迪后学阶段

2000 年 9 月退休，但他选择继续留在自己工作多年又深深热爱着的心内科工作。他孜孜不倦，除完成门诊等任务，还承担了全国第三批、第五批名老中医药专家学术经验继承指导教师。2012 年国家中医药管理局批准建立了"董燕平全国名老中医工作室"，为了中医药事业的传承与创新不辜负各级领导的信赖，他积极组织学术继承人及在院的研究生工作学习。他在此期间认真备课，系统的讲授心血管疾病和风湿免疫性疾病的诊断与治疗。按照国家中医药管理局和省中医药管理局的要求，安排继承人学习四部医学经典著作，写好读书笔记，跟师临诊，搜集病案，写好心得体会，开展科学研究，发表学术论文，特别要撰写好毕业论文准备答辩。并及时对继承人及研究生、进修生等进行指导，指出学员的不足和应该如何努力的方法。

此阶段董老师为了总结自己 50 余年的学术思想和临床经验，参编了《红斑狼疮中医治疗》和《心肌病中西医诊疗学》等两部著作。2015 年由名医工作室和心内科组织召开"心血管病临床研讨会"等一系列学术活动。董老师非常感激各级党政领导的关怀，非常珍惜他晚年的时光，他开动脑筋、不遗余力地为弘扬国粹，做好中医学术传承工作，并寄希望于年轻的中医药工作者在搞好中医学术传承的基础上，搞好创新，他说："创新中医才能发展，创新中医才能有未来"，以此启迪后学者。

第二部分 学术思想

一、中医临床思维模式的发展与延伸

中国中医药有数千年的历史，为中华民族的繁衍昌盛做出了不可磨灭的贡献。而辨证论治是中医诊治疾病的核心与灵魂，一直沿用至今。当今科学技术飞速发展，特别是现代医学与传统中医学并存发展，互相影响、互相渗透乃至融合，使传统的中医辨证论治的诊疗思维模式发生了变革。开始由辨证论治的思维模式向辨证与辨病相结合的诊疗思维模式发展和转变，这是中医在诊断治疗方面的进步，是传承和发展了辨证论治。

1. 辨证与辨病相结合

病，即疾病，其真正的含义是指在一定内外致病因素的作用下，使人体的生理功能失调或发生病理变化，从而出现各种临床症状和体征。这种人体由健康状态变为疾病状态，或由疾病状态变为康复或死亡的整个变化过程，就是疾病的演变过程。辨病就是对患者所发生的疾病的全部症状、体征及现代检查的结果，收集在一起，进行综合分析，并做出判断，得到病名的诊断结果，这一思维过程就是辨病。

证，即证候，是医者运用"思内揣外"和"思外揣内"的原理，运用望、闻、问、切等诊法，获取患者的临床表现（症状、体征），然后以中医学辨证理论对获取到的临床表现进行综合分析，得出现阶段、刻下病证的病变部位，病因性质和发展变化趋势的结论，即得到一个证候的诊断，这就是辨证。当今用于诊断疾病的方法很多，如实验室检查、影像及功能检查等结果对于明确疾病的诊断都具有十分重要的意义。因此，应将这些检查的结果纳入辨病与辨证中，以尽快尽早地明确诊断，为治疗提供可靠的依据。

辨病与辨证相结合，就是要求医者在明确病的诊断后，进一步分析辨别该病的证型，故辨病是诊断的第一步，是确定证候的前提。第二步是辨证，辨证是在明确诊断病的范围内明确该病刻下处于一个什么样的生理病理状态的诊断，即是一个什么样的证型，给治疗提供可靠的依据。辨病与辨证相结合的诊断思维模式，能从病的整体和该病所处于某一个生理病理阶段的病情做出正确诊断，从而能获得正确的治疗方法。如此诊断疾病的程序和方法，可以提高明确诊断率，可以防止主观推断病情，防止误诊漏诊，是科学而实用的。例如：一胸痛患者，是什么疾病引起的胸痛，必须要判断准确。因为多种疾病均可引起胸痛，如食管、胸壁、肺、心脏等的病变均可引起胸痛，若只凭四诊难以做出明确诊断，此时应结合应用现代理化等检测方法，如胃镜、X线、CT、心电图、超声心动、冠脉造影及实验室检查等可以找到胸痛的原因，病变的部位是在食管、在胸壁、在肺或在心以及病变的性质等均可以明确判断。若根据该患者胸痛的性质特点，再经心电图、超声心动或冠脉造影及实验室检查结果可以明确诊断为冠心病，是心绞痛还是心肌梗死。然后再进一步辨证，明确冠心病心绞痛或心肌梗死的证型，是心血瘀阻型还是寒凝心脉型或气滞心胸型等，如此的诊断程序，能明辨是什么病，该病刻下属于何种证型，即完成了辨病与辨证相结合的诊断过程，该过程明确了病和证的诊断，因此，为病证的治疗提供确切的依据。

2. 宏观辨证与微观辨证相结合

中医辨证隶属于宏观辨证范畴，其辨证方法是通过问诊了解患者病史、症状，通过望、闻、切诊了解患者的症状及体征，然后对四诊收集到临床资料进行归纳，综合分析，得出该病变的所在部位、病的性质以及病变的发展趋势等，即确定该病的证型，作为治疗的依据。辨证论治作为宏观诊断的一种方法，应用于临床已有数千年的历史，已为临床实践所证明，具有科学性和实用价值，不可偏废和忽视。但是，随着社会的发展，现代科学技术的进步，如X线、CT、磁共振、内镜、超声、病理及实验室等检查应用于临床，获取有关疾病的临床资料，帮助了解人体组织结构的改变和功能的变化，为疾病诊断提供明确可靠的证据。对于这些现代先进的诊查方法，应引进纳入中医诊断，使中医学更加充实和发展。以上现代理化检查的结果，可属于病的微观证据，并应对其进行综合分析，为病证诊断提供确切的证据。然而，对这些现代检查所获取资料的综合分析，应属于微观辨证。微观辨证可以客观地为病的诊断提供可靠的线索，并与宏观辨证结合，经全面综合分析得出病的诊断和证型的诊断。

微观辨证非常重要，通过现代检测所获取的微观数据是诊断疾病最有说服力的证据之一。有些检查数据具有特异性，往往是金指标。如CT、磁共振可以明确诊断脑血管意外，是出血性还是非出血性的，以及病灶的部位大小范围。冠脉造影可以显示冠脉病变的部位以及狭窄的程度；心电图、心肌损伤反应物如肌红蛋白、肌钙蛋白、磷酸肌酶同工酶的异常对诊断急性心肌梗死有十分重要的意义。经胃肠内镜的直观检查结合病理检查，对上、下消化道疾病的诊断具有特异性和很高的诊断价值，是其他任何诊断方法不可替代的。应予高度重视。

目前，由于自然生态的变化、大气污染等过去一些不为人所知的新病不断出现，疾病谱不断的扩大，都给医学研究及攻克疑难病种提出了新的任务。中医应如何面对，因此对相关疑难病的微观检查依据进行分析并结合中医四诊进行辨证分析，以宏观辨证与微观辨证相结合的方法探寻疑难病的病因、发病机制、病理变化等规律，为确定病证诊断和治疗做出贡献。

二、脏腑虚实扶疏论

人体脏腑，包括五脏（心、肺、脾、肝、肾）；六腑（胆、胃、小肠、大肠、膀胱、三焦）；奇恒之府（脑、髓、骨、脉、胆、女子胞）。

人体中各脏各腑，均有各自的生理功能，诚如内经《素问·五脏别论》所云："所谓五脏者，藏而不泻也，故满而不能实；六腑者，传化物而不藏，故实而不能满也。所以然者，水谷入口，则胃实而肠虚，食下，则肠实而胃虚。故曰：实而不满，满而不实也"，清楚说明五脏的主要功能是储藏精气，六腑的主要功能是传化物，即主消化吸收、排泄的功能。五脏所藏之精包括精、气、血、津液，是构成人体和维持人体生命活动的最基本物质，是各脏腑功能活动的物质基础。

由于人体各脏腑生理功能特点的不同，所以各脏腑的病理特点也不相同。于是出现不同的病证表现，面对不同的病证，应根据病因、病的虚实进行治疗，《内经》明训：治病求本，审因论治，虚则补之，实则泻之，虚实互见，补虚泻实，即扶正祛邪，扶助正气，疏泄邪气。

五脏藏精，五脏之虚不外心、肺、脾、肝、肾的阴阳、精、气血、津液之虚，多由先天禀赋不足或后天失养所致。如临床上见到心的虚证有心气虚、心血虚、心阳虚、心阴虚等证。肺的虚证有肺气虚、肺阴虚。肝的虚证有肝血虚、肝阴虚。脾的虚证有脾阳虚、中气下陷、脾不统血。肾的虚证有肾阳虚、肾阴虚、肾精不足、肾气不固、肾不纳气等证。五脏虚证中还包括有脏腑兼证，如：心肺气虚、心脾两虚、心肾阳虚、心肾不交、心肝血虚、肝肾阴虚、脾肾阳虚、肺脾气虚等证候。我们认为脏腑之虚应补应扶，通过扶助措施，以恢复脏腑正常生理功能。五脏实证，大多是因虚致实，即在先有五脏虚的基础上，产生不同的病理产物，如气滞、瘀血、痰浊、水饮等，这些病理产物进一步更加损害五脏的功能（正气），从而加重病情，如临床上常见到的心血瘀阻、外邪犯肺、痰饮停肺、寒湿困脾、湿热蕴脾、肝阳上亢、脾肾阳虚水泛等证型皆是因虚致实的病证，是本虚标实，治应扶助正气以治本，疏导祛邪以治标。正气不复，无力祛邪，病邪难以祛除；同时不予祛邪正气难复，临床上应根据正邪之盛衰，不失时机的灵活的予以扶助正气，疏泄邪气。

六腑主传化物，司人体消化、吸收、排泄。其特点是"泻而不藏""实而不能满"。即六腑是传化物而不藏精气。六腑传化，故有主降为顺，以通为用之说。六腑传化通降疏泄功能失调均为病态。如胃之受纳腐熟水谷，小肠吸收营养，大肠传导排泄糟粕（粪便），若以上消化系统失于和降、通顺，则易导致气滞不化，胃脘胀满，腹胀，腹痛，或腹泻、便秘等病变。胆附于肝，是贮藏胆汁，排泄胆汁的脏器，其随肝之疏泄而将胆汁输注小肠中，以助消化。故胆的功能失常，则易导致消化不良，及本腑之病变为胆汁淤积，形成胆结石、黄疸、胆囊炎等。膀胱是储存和排泄尿液的脏器，若膀胱功能失常，则会产生尿液异常和排尿障碍，如：癃闭、淋证等。我们认为六腑多实证，治宜疏宜通宜利，消化系统疾病治疗宜通；胆系疾病宜疏；泌尿系统宜利。当然，六腑也有虚证，如胃阴虚、胃虚寒、肠虚泄泻等。六腑虚证，大多是因实致虚，治疗宜扶宜补。如益胃汤治疗胃阴虚证；理中汤治疗脾胃虚寒证；四神丸治疗肠虚泄泻等。

总之，脏腑病证，有虚证和实证之分，但临证时应详审病因病机，五脏虚证多见有五脏纯虚证，但也多见因虚致实的虚实夹杂证。六腑实证多见，病久也有因实致虚的虚实夹杂证。治疗上董教授提出脏腑虚实扶疏论点，即：虚则补之以扶正，实则泻之以疏邪，虚实夹杂（兼证）宜扶正祛邪，即扶疏并举。

三、心脏血管病学术思想

历代中医文献及医家记载，把心的生理功能概括为"心主血脉，其华在面"，具有推动血液在脉道内运行的作用。心主神明，关系到精神思维活动，为人体生命活动的主宰。心的经脉下络小肠，而与小肠互为表里。心经别络系舌本，气血上通于舌，故有"舌为心之苗"和"心开窍于舌"的说法。董燕平教授认为心的主要功能是主血脉，具有推动血液在血管内运行。而心主神明关系到精神思维活动，因人的精神思维活动的主宰应是属于奇恒之府—脑。故有脑为髓海、脑为元神之府等说法，人的一切精神、意识、思维情感、记忆、语言等神志活动都受脑的支配，故脑也是人体生命活动的主宰，这是无可非议的。

心血管系统主要由心脏和脉管（包括动脉和静脉），心脏的收缩舒张功能，即心气可推动血液在血管中循环不息，把营养物质（氧气），通过动脉运往全身所有组织器官，然后通过静脉回流至心脏。如此循环不息，维持人体的生命活动。董燕平教授认为：心气充沛，血液充盈，脉道通利，是血液正常运行的最基本条件。

心脏血管疾病，主要为心脏本身和其相连通的血管两个方面的生理功能和病理改变所导致的。而心脏血管的病证有虚实之分，虚证多由于先天禀赋不足，或久病伤正，或劳倦太过等因素，导致心气、心阳受损，心阴、心血亏耗。而心的实证多由于因虚致实，即先有心气虚或心阳不振，而致心脏无力推动、温运血液在脉管中正常运行，或运行不畅，或凝滞，或梗死。中医称之为心血瘀阻或脉痹不通。瘀血的形成进一步可导致水液停蓄或积聚，即中医瘀血水停之证。从心气（阳）虚到瘀血和水液停聚是因虚而致实。董燕平教授认为心脏血管病的病因病机是因虚致实。至于寒邪凝滞心脉而致的血行不畅，痰浊内聚阻塞心脉，或气机郁滞，而致心阳不宣等临床证型中的寒邪、痰浊、气郁均是心血管疾病的诱因。是在先存在的心气虚、心阳不振以及瘀血、痰浊、水饮共存的病理基础上而诱发的。引起心血管疾病的发作或进而使病情加重。

1. 心脏虚损是心血管疾病发生的主因

心脏虚损是心血管疾病发生的主因，包括心的气、血、阴、阳之虚损。

心气虚，多因素体虚弱或久病失养，或年高脏气虚弱等因素导致心气不足，鼓动无力，临床表现为：心悸、气短、乏力，活动后加重。心气虚弱，不足以运行气血而营养全身,故见气短、神疲、面色苍白、舌淡嫩等症状。

心阳虚,多由心气虚发展而成,阳虚则寒,临床表现有心气虚、心阳虚共有的表现。心阳不振,胸中阳气痹阻,症见心悸而喘,胸中憋闷。阳气虚弱不能推动血液,则血行不畅,症见口唇发绀,脉结代。阳气失于温煦,血瘀水停,则症见舌体淡胖、苔白滑、肢体浮肿等。若心阳进一步损伤可发展成心阳暴脱,而表现为面色苍白、冷汗淋漓、四肢厥冷、脉微欲绝等心阳欲脱,宗气大泄的危候。

心血虚,多因失血、久病失养或脾胃虚弱,生化之源不足而致。临床表现:头晕、健忘、心悸、面色萎黄、唇舌色淡、脉细弱。

心阴虚,多因劳神太过,暗耗阴液,或因热病伤阴津,或因肝、肾、肺、胃阴液亏少引致心阴虚。阴虚则易虚热内扰而症见两颧发红、午后潮热、心悸、心烦、失眠多梦,或见五心烦热、盗汗,舌红少津,脉细数。

2. 因虚致实是心血管病的重要病机

大部分心血管疾病发生的起始因素是心脏气血阴阳之虚。其中尤以心气虚、心阳虚而无力推动血液在脉管中运行,因而血行迟滞不畅,甚或瘀阻不通而发病。如营养心脏心肌的冠状动脉血流凝滞不畅或阻塞不通,则为冠心病、心绞痛或急性心肌梗死。脉管系统若有凝滞或管腔闭塞,可形成血管炎,如大动脉炎、血栓闭塞性脉管炎等。静脉系统的浅层静脉曲张和深层静脉血栓形成等脉痹症。若心气虚、心阳不振,因血运障碍,使心脏本身及与其相连的动静脉血管内血行不畅,形成瘀血,中医称之为血瘀,血瘀进而引致水液停聚,即血瘀水停之说,即今之心衰病,即充血性心力衰竭。如左心衰时,症见呼吸困难、咳喘、不能平卧,听诊可闻及肺底湿啰音,这表明因肺动静脉瘀血,而致肺中积水。右心衰竭时,症见少尿、下肢水肿、胸水、腹水等,是上下腔静脉瘀血,是血瘀水液停聚的表现。总之,心气心阳之虚,均可导致心脏本身及与其相连通血管的瘀血。在瘀血的基础上,引致水液停聚。皆是因虚致实的典型临床表现。

3. 心血管疾病的虚实治要

一般说,虚指正气虚,实指邪气盛,心的虚证有气血阴阳之虚,表现为心的功能不足,虚弱无力,营养不良,抗病能力弱。心的实证多为因虚而致实,是在先有心虚的基础上,进而导致血瘀、水饮停聚等,其瘀血、水饮即是虚的病理产物,同时又是导致心病进一步发展恶化的主要病因病机,临床上表现为正虚邪实、虚实夹杂证。根据治病求本,审因论治的原则,虚者补之、实者泻之,虚实夹杂又当补(扶正)泻(祛邪)兼施。现对心病常用方药列述如下。

心气虚:选用人参、党参、太子参、黄芪、白术、甘草等。常用方以四君子汤、补中益气汤等加减。

心血虚:选用熟地黄、当归、阿胶、何首乌、枸杞子、龙眼肉。常用方:四物汤、八珍汤、当归补血汤、归脾汤、十全大补汤、人参养荣汤等加减。

心阴虚：选用麦门冬、天门冬、沙参、玉竹、黄精、百合、石斛、旱莲草、龟板、鳖甲等。常用方：六味地黄丸、二至丸、一贯煎、生脉散等加减。

心阳虚：选用桂枝、附子、肉桂、细辛等。常用方：保元汤、参附汤等。

心血瘀阻引致的胸痹心痛或真心痛，即冠心病、心绞痛或急性心肌梗死。"不通则痛"治当活血化瘀、通脉止痛法，常用药如丹参、川芎、葛根、当归、赤芍、桃仁、红花、姜黄、土鳖虫、水蛭、地龙、三七等。常用方以血府逐瘀汤为代表方，若气虚血瘀，常选用补阳还五汤加减。

周围血脉病，包括动脉管病、静脉管病，如前所述的大动脉炎、血栓闭塞性脉管炎，及浅静脉炎、深静脉炎等，中医统称为脉痹症。治以活血化瘀、疏通血脉法，常用药如：当归、赤芍、川芎、桃仁、红花、水蛭、土鳖虫、地龙、穿山甲、王不留行、刘寄奴、鸡血藤、姜黄等。常用方有桃红四物汤、四妙勇安汤等。

心衰病，即心力衰竭，各种心脏病发展到终末期，皆可引起心力衰竭。治疗心力衰竭应以益气活血法为最基本治法，益气可补益心气，加强心脏的收缩和舒张功能，活血可以改善肺静脉，及上下腔静脉瘀血状态，以达到扶正强心的目的。若以左心衰竭为主要表现者，治疗应益气活血与宣肺利水法合用，有减轻或消除肺静脉瘀血及肺水肿状态、治疗左心衰竭的作用。若表现以右心衰竭为主者，治疗时，在益气活血的同时，与温阳利水法并施，如此可改善上下腔静脉瘀血状态，并通过利尿以消除肢体水肿。常用的益气活血药如前所述；宣肺利水常选用：杏仁、桑白皮、葶苈子、猪苓、茯苓、泽泻、防己、大腹皮、益母草、车前子等；温阳药多选用：附子、桂枝（或肉桂）等。常用方：补阳还五汤、参附汤、生脉散、葶苈大枣泻肺汤、五皮饮、五苓散等，可互相配合使用，但要根据病情灵活组方。

四、风湿免疫病学术思想

免疫性疾病是现代医学研究的热门，其机制和治疗方法的研究虽然日新月异，但大部分免疫病仍机制不明，相对应的治疗方法也差强人意。用中医药治疗免疫性疾病，在某些方面取得一定成效，但部分疾病也是以减轻症状为主，不能治愈。对免疫性疾病使用传统的脏腑辨证、六经辨证、卫气营血辨证等辨证方法，在临床上感觉无从下手，有很多违和感。气血津液辨证虽然适用性稍好，但与脏腑的对应性较差。我们应该从何处入手？董燕平教授经过多年的临床观察，博览群书，发现相火学说与免疫性疾病之间有密切联系。用相火学说指导治疗自身免疫病，取得了很好的临床疗效。对自身免疫病的辨证治疗理论开拓了思路。

（一）相火与免疫系统功能的关系

自身免疫病的确切发病机制不明，治疗方法也在不断翻新，尤其是靶向药物的推出，令人眼花缭乱，但治疗效果不尽人意。

自身免疫性疾病往往具有以下共同特点：①患者有明显的家族倾向性，不少与人类白细胞抗原（HLA）尤其是与 D/DR 基因位点相关，女性多于男性；②血液中存在高滴度自身抗体和（或）能与自身组织成分起反应的致敏淋巴细胞；③疾病常呈现反复发作和慢性迁延的过程；④病因大多不明，少数由药物（免疫性溶血性贫血、血小板减少性紫癜）、外伤（交感性眼炎）等所致；⑤可在实验动物中复制出类似人类自身免疫病的模型。

用中医药治疗免疫性疾病，在某些方面取得了一定成效，但由于其涉及脏腑内外，表里上下，传统的脏腑辨证、气血津液辨证等缺乏系统性指导。结合中西医对自身免性疾病的认识，董燕平教授发现相火和免疫系统功能在发生地和生理、病理功能方面相似度很高。

1. 相火与免疫系统发生地雷同

相火源于命门，命门内寄于肾，命门真阴真阳潜于肾阴肾阳之中。肾为水火之脏，主藏精。所藏之精包含命门之真水真火，为人身之根。相火为命门真火化生，即肾中真阳。究其根，相火源于肾。肾主骨生髓，"肾生骨髓""肾之精气，生养骨髓"（唐·王冰《重广补黄帝内经素问》）。肾所藏之精除了促进生长繁衍、促进生长发育作用外，还有参与生成血液和抵御外邪侵袭的作用（《中医基础理论》）。精能化血；"血即精之属也，但精藏于肾，所蕴不多，而血富于冲，所至皆是"（《景岳全书·血证》），"夫血者，水谷之精微，得命门真火蒸化，以生长肌肉、皮毛者也"（《读医随笔·气血精神论》）。血能生精"精者，血之精微所生，生气之所依也"。精与相火关系密切："生气者，卫气之根，即命门真火是也，精绝则生气绝矣""髓与脑，皆精之类也"（《读医随笔·气血精神论》）。《素问·生气通天论》"骨髓坚固，气血皆从"，所以骨髓的造血功能与中医学的肾和命门相火关系密切。

中医没有免疫功能一词，人体的"正气"和免疫功能意思一致。《内经》中所言"正气存内，邪不可干""邪之所凑，其气必虚"，正气能抵御一切病邪。正气的强弱在于精的多寡，"足于精者，百病不生，穷于精者，万邪蜂起"（《冯氏锦囊秘录》）。精充则生命力强，卫外固密，适应力强，邪不易侵。反之，精亏则生命力弱，卫外不固，适应力弱，邪侵而病。故有"藏于精者，春不病温"（《素问·金匮真言论》）之说。现代医学中，骨髓是主要的造血器官，也是主要的免疫器官。

免疫系统由中枢免疫系统和外周免疫系统两部分组成，"骨髓是胚胎发育后期和出生后的主要造血器官，也是机体重要的中枢免疫器官。骨髓不仅提供所有的造血细胞，也是所有免疫细胞的来源和许多免疫细胞分化的场所。"（《血液病学·血液免疫学》）可见骨髓在免疫系统中占有绝对重要的地位，所有的免疫细胞均由骨髓多能造血干细胞分化而来。

中医学中，骨髓由肾所主。相火源于命门，由肾中精气化生，是人生命活动的原动力，肾精中功能最活跃的部分。现代医学中，骨髓是所有免疫细胞的发源地。所以相火与免疫功能同出一源。

2. 相火的生理、病理功能与免疫系统功能相近

免疫功能是机体免疫系统在识别和排除抗原性异物过程中所发挥的各种生物学效应。免疫不但能保护机体预防疾病，免疫也能损害机体引起疾病。免疫具有三大功能：①免疫防御：是集体防御病原微生物和外来抗原性异物侵袭的一种免疫保护功能，即抗感染免疫；②免疫稳定：是机体免疫系统维持内环境稳定的一种生理功能；③免疫监视：是机体免疫系统及时识别、清除体内出现的突变细胞和病毒感染细胞的一种生理功能（《临床免疫学检验》）。人的免疫系统功能与相火生理病理功能非常相似。

（1）相火的生理作用对人体非常重要，相火又要保持自稳状态，如正常之免疫功能。人体离不开相火，相火是一切生命活动的动力保障，刘完素称其为"兴衰之道由于此"，朱丹溪则言"人非此火不能有生"，是人体之"少火"。

相火没有具体的形体，在正常情况无任何表现，人体一切脏器功能均正常运转，只有出现异常活动才能看到，所以说"生于虚无，守位禀命，因其动而可见，故谓之相。"相火源于命门，与命门真水相互依存，寄于"肝肾之阴之中"，人身相火要保持自稳状态。

人的免疫功能在正常情况下，可防御或消灭病原微生物及其毒性或其他异物的侵害，以保护机体免受感染。正常情况下免疫系统能及时清除体内损伤、衰老或变性的细胞或抗原抗体复合物，对自身成分不发生免疫应答，处于免疫耐受状态。正常的免疫能及时发现和清除突变细胞和受感染细胞，使机体免于发生肿瘤和持续病毒感染。

可见正常免疫功能和生理相火非常相似，均是人体不可缺少的，在正常情况下，自我调节，保障机体进行正常的生理活动，脏腑功能正常运行。

（2）妄动之相火耗精劫液，损伤元气，变为"壮火"，为"元气之贼"，犹如异常的免疫功能。各种因素导致肝肾阴精不足，或饮食、情志失调损伤五脏，可引起相火妄动。李东垣称妄动之相火为阴火，损伤元气，是"元气之贼"："相火、下焦包络之火，元气之贼也。火与元气不两立，一正则一负"。朱丹溪称之为"变化莫测，无时不有，煎熬真阴，阴虚则病，阴绝则死"。而且相火妄动致病可累及各个脏腑，肌肉、关节，种类繁多，变化迅速，发展快，性暴悍酷烈。

在异常情况下，免疫系统可以出现免疫反应过低，机体出现免疫缺陷病，发生各种感染；也可出现免疫反应过高，免疫稳定功能失调，出现超敏反应或其他自身免疫病；免疫监视功能失调出现肿瘤。

妄动之相火在导致疾病方面也与异常免疫功能所致疾病相似。所以，免疫系统疾病可以从相火学说找到解决思路。

（二）用相火理论指导辨证治疗自身免疫性疾病思路

董燕平教授临床50余年，一直在探索针对自身免疫病更切合的理论和方法。他学贯中西，发现自身免疫性疾病在发病、证候表现、病机方面有共同特点。

1. 自身免疫病发病特点相同

（1）先天禀赋不足，肾元不充是疾病的体质因素。若先天禀赋不足，肾精不足，肾阴本亏，阴不潜阳，阴阳失调，易致相火妄动。古人早就意识到先天之肾精真水对人体的重要，《素问·上古天真论》论述了肾精主宰着人的生长壮老："女子……二七，而天癸至，任脉通，太冲脉盛，月事以时下，故有子。"女子经带产乳又消耗阴血，《素问·阴阳应象大论》："年四十，而阴气自半也，起居衰矣。"此阴气，即为肾之真阴。阴精易亏，阴血难成，《格致余论·阳有余阴不足论》"是有形之后，犹有待于乳哺水谷以养，阴气始成而可与阳气为配，以能成人，而为人之父母。古人必近三十、二十而后嫁娶，可见阴气之难于成"。对于人身之阴精，要守护而不可伤《灵枢·本神》："是故五脏主藏精者也，不可伤，伤则失守而阴虚；阴虚则无气，无气则死矣"。"足于精者，百病不生，穷于精者，万邪蜂起"（《冯氏锦囊秘录》）。流行病学调查也发现：许多自身免疫病均与遗传有关，有家族聚集倾向。有些疾病发现染色体异常。

（2）六欲七情相激，劳逸过度，饮食失节是发病的内在基础。少妇、少年正值年轻，相火旺盛之时，易为声色所惑，不能节欲。《格致余论·阳有余阴不足论》："温柔之盛于体，声音之盛于耳，颜色之盛于目，馨香之盛于鼻，谁是铁汉，心不为之动也？""心君火也，为物所感，则易动，心动则相火亦动。"相火动则伤阴精"动则精自走，相火翕然而起"。若房劳过度，则损耗阴津，命相火动，水亏于下，火炎于上，阴火消烁，真阴愈亏。女子体阴而用阳，进入育龄期，天癸方至，精血随月经外泄，加之先天不足，在有诱因激发下，阴阳失调，相火易妄动。如系统性红斑狼疮好发于年轻的育龄期女性，强直性脊柱炎好发于年轻男性。

五志过极亦会使相火亢盛而妄动。《局方发挥》："相火之外，又有脏腑厥阳之火，五志之动，各有火气""大怒则火起于肝，醉饱则火起于胃，房劳则火起于肾，悲哀动中则火起于肺，心为君主，自焚则死矣。"（《金匮钩玄·火岂君相五志具有论》）。

饮食失节，也会引起相火妄动。《脾胃论·饮食劳倦所伤始为热中论》有："若饮食失节，寒温不适，则脾胃乃伤。喜、怒、忧、恐，损耗元气，既脾胃气衰……脾胃气虚，则下流于肾，阴火得以乘其土位""乃肾间受脾胃下流之湿气，闭塞其下，致阴火上冲"此阴火即为离位之相火。

（3）外感六淫是诱发因素：外感六淫常使自身免疫病引发或加重。冬季有风寒外袭，由腠理而入与气血相合，阻滞脉络。邪入于阴则痹，邪伏阴分，耗伤阴液。痹阻具在阴分，久病伤阴，阴气、阴血、阴液、阴精均为郁火耗损。夏暑季节更有湿热交蒸，盛暑阳热灼人，暑热由皮肤而入，以致血热内盛，或面赤红斑，或壮热不退，或低热缠绵，甚则酿成毒热而危及生命。秋有燥气伤津，津亏血燥而致口眼干燥。如冒犯风暑燥火等时邪，阳热亢盛，阴津本亏，又遇消灼，阴虚火旺，故冬夏二季发病尤多。表证易解，却传之于里，邪入于阴则痹，痹阻先在阴分，内有真阴不足，外有六淫化火，外火引动内火，相火妄动，疾病发作，如《相火论》"其发速也，火起于妄，变化莫测"，起病或壮热或虚热，由三焦迅速传遍全身，外伤皮肤肌腠关节，内损营血脏腑。

(4)肾之阴阳失调，水火失衡是疾病的始动环节。《内经》"阴平阳秘，精神乃治，阴阳离决，精气乃绝"，各种因素导致阴精不足火不守位；或君火独亢，不济肾阴；或阴寒下流、扰动肾阳等均是因为阴阳失去了原来的平衡状态，阴不潜阳，阳不伏于阴中，肾中水火失衡致使发病。所以肾元亏虚，阴阳失衡，是相火妄动的始动环节。

(5)肾元亏虚，相火妄动往往是疾病的基本病机。肾为水火之脏，肾元为肾中之原气，为肾精所化，包括肾阴肾阳。许多原因均可引起肾元亏虚，引起相火妄动：①先天肾阴不足或后天房劳过度，损伤肾精，阴不潜阳，相火妄动；②产后百脉空虚，精血耗失，肾水亏枯，相火无以为养，内火升浮燔灼，最易内热骤起，狼疮可突然暴发；③物有所感，心有所动，心火亢盛，不制相火，相火妄动，与阳明燥金相合，与肝木相并而焚；④六欲七情，五志过极，五脏厥阳之火煽动相火，兼有外邪引动，火热亢盛，充斥三焦；⑤脾胃元气不足，湿浊下流于肾，致相火离位、化为阴火上冲等。总归为相火之源被扰，肾元亏虚，阴阳失调，相火妄动。动则龙雷腾跃，其害甚大，"盖能燔灼焚焰，飞走狂越，消烁于物，莫能御之"。妄动之相火通过三焦、包络，迅速影响全身，出现皮肤红斑、关节疼痛、腰痛尿浊、口眼全身干燥等症。所以肾元亏虚，相火妄动为本病的基本病机。

(6)耗阴劫液，损伤元气是相火妄动证导致的病理机制。火热为病最易耗伤阴液。朱丹溪称之为"煎熬真阴，阴虚则病，阴绝则死"。系统性红斑狼疮最常见的是阴虚火旺一型，常常合并有口眼干燥、外阴干涩、大便秘结之干燥证。疾病本身因肾阴不足，阴不潜阳而起，火热燔灼更加耗伤阴津，使阴液益亏，病势加深加重。火热痹阻中焦，脾胃运化受阻，不能接受五脏六腑精悍之气，化而为营卫；妄动之相火不仅耗伤真阴津液，还耗伤元气"龙火一妄行，元气受伤，势不两立"，久之则脾肾阳气也受损，气虚不摄，精微下流，出现血尿、蛋白尿等，使病情更加棘手。所以相火妄动，耗阴劫液，损伤元气，是其最常出现的病理机制。

(7)相火妄动，三焦郁闭，导致火毒、虚火、水饮、湿热、气滞、血瘀等病理产物产生，使经脉痹阻，是疾病的病理表现。相火源于命门，通过三焦，沿经络系统和腠理间隙循行全身，内而五脏六腑，外而肌肤腠理，无处不到。三焦的生理功能一是通行元气；二是运行水液。三焦为相火之使，因肾元亏虚，相火妄动，致使三焦阻塞。包络与三焦相表里，主行一身之血脉，火热燔灼，耗津动血，也可致包络血脉瘀阻。

1)三焦阻塞，气火运行失调出现寒热。狼疮患者三焦阻塞，气血运行不畅，营卫失调。营卫不足，卫外失调，气虚易感。外火引动内火，火毒炽盛，三焦气火弥散，或气营热盛而壮热不退；或阴虚火旺而低热缠绵。津液精血被气火煎熬耗损，或上焦津液干涸而口干舌燥，渴喜冷饮。

2）相火妄动，三焦包络痹阻，出现火毒、虚火、水饮、湿热、气滞、血瘀等病理产物。《素问·灵兰秘典论》"三焦者，决渎之官，水道出焉"。三焦是疏通水道，运行水液的器官。全身的水液代谢功能从脾胃吸收至渗入膀胱，排出汗液，通过三焦气化作用、通调作用并与脾胃、肺、大肠、小肠、肾、膀胱等许多脏器协同作用而完成的。红斑狼疮损伤三焦，水道阻塞，水液不能运行气化。"上焦如雾"，雾不散而聚为水，上焦之水积聚，留于肺外，积于胁下而为悬饮；留于心外，包络内则为心包饮；积于目内则视物不明；积于耳内则眩晕如旋；积于颅内，则头痛神昏。"中焦如沤"，沤不利则为留饮，中焦之水饮积聚而成鼓胀腹水。"下焦如渎"，渎不利，渎不利则小便难，下肢肿满，甚则腰酸，阴部水肿。如若三焦水液泛滥，上积巅脑两目，中聚胸腹，下溢腿股足跗，全身水液弥散积聚为水肿之重症。

包络通行全身之血脉，经络是人体联络脏腑肢节，沟通上下表里，运行全身气血的通道。由三焦包络主宰。相火燔灼，血与热结而成瘀血。瘀血阻络，脉络痹阻。患者经脉痹阻，气血运行不畅，而血脉瘀滞，阴阳失调，痹阻于体表经络，则双手瘀点满布，痹阻于四肢经筋腠理关节，关节肌肉酸痛肿胀。痹阻于脏腑而成五脏痹、六腑痹，久则五脏六腑虚损。

2. 证候表现特点相同

（1）肾虚症状：许多自身免疫病如系统性红斑狼疮、类风湿性关节炎等都可见乏力，可出现在疾病各型各期。肾气不足，可能出现肾阴、肾阳两方面的不足，最多见于肾阴不足。肾阴不足证见：乏力，精神不振，面色黧黑，腰酸，双下肢沉重，手足心热，出汗多，四肢不收，舌红瘦，脉沉细或细数。久病之后，也可出现腰酸肢冷、面色苍白、午后烘热、乏力神疲、小便浑浊、夜尿多、下肢水肿、舌淡胖有齿痕、脉细软等肾阳虚症状。

（2）相火妄动致火证：经云"邪气盛则实，正气夺则虚"。火证复杂，有虚有实，也有虚实夹杂。

1）相火妄动之实火：临床相对较少见。病情危重，多见于疾病的急性期，有两型可归为实火。

A. 心火亢盛，引动相火。物有所感，心有所动，心火亢盛，不制相火，相火妄动，与阳明燥金相合，与肝木相并而焚，出现高热，神昏谵语，抽搐；或憋闷喘促，呼吸困难，咳吐血痰，面色青紫；大便燥结，腑气不通，舌红干燥起刺，苔黄厚而燥，脉沉实有力。见于狼疮危象，狼疮性脑病或狼疮性肺炎。

B. 五志过激，火热内生，引动相火。六欲七情，五志过极，五脏厥阳之火煽动相火，兼有外邪引动，火热亢盛，充斥三焦。可见高热39℃以上，畏冷或不畏冷，或见满面红赤，蝶形红斑，两手红斑、皮疹，关节肌肉酸痛，口腔溃疡，咽干口渴，喜冷饮。或见便血吐血，色鲜红量多，舌红绛，苔薄白或薄黄，脉象滑数或洪数。本证可见于系统性红斑狼疮急性发作期，或急性风湿热。

2）相火妄动之虚实夹杂证：相火妄动产生的病机是肾气不足，肾元亏虚，正虚已经存在，且相火又最易损伤元气，耗伤津液，病症缠绵日久，虚证必然存在。疾病过程容易产生许多病理产物，故虚实夹杂是最常见的表现。包括以下几种情况。

A. 阴虚火旺：先天肾阴不足或后天房劳过度损伤肾精，或产后百脉空虚，精血耗失，肾水亏枯，相火无以为养而妄动，内火升浮燔灼，最易内热骤起，致疾病突然暴发。阴虚则阳病，可见长期低热或自觉内热，手足心热，面部蝶形红斑，光敏感；虚火灼络可见面红充血，或呈红斑点、皮疹，阴虚则引水自救，渴喜多饮；热伏于内则喜冷饮，虚火上炎则时有咽干咽痛，口腔溃疡，目赤齿衄，关节疼痛。相火病则君火不宁，心烦急躁，少眠不寐。舌质红，苔少或薄黄。脉象细数或濡数。本证多见于红斑狼疮早期、轻症或慢性活动期病情尚未完全控制，是系统性红斑狼疮的基本类型，也是干燥综合征的基本证型。

B. 血热瘀滞：精血同源，因生产之后或月经过多，血液外流，营血衰少，不能滋养肾阴，阴病则阳亢，妄动之火流窜三焦包络，煎熬血液，使血液黏稠瘀滞，不能荣养脉络而为痹。朱丹溪有言"火极似水，血色紫黑，热盛于阴，发为疮疡"，临床可见手足掌面、背面瘀点累累、肿胀，肢端有溃疡，重者有干性坏死，二小腿有片状紫斑，双大腿网状青斑，肌肉痛，关节痛。舌红苔薄，脉细数，或弦数。多见于血管炎。

C. 湿热痹阻：饮食劳倦，情志所伤，损伤脾胃，脾胃元气不足，湿浊下流于肾，致相火离位，化为阴火上冲。或外感夏月湿热之邪，同气相求，湿热流注关节则发四肢关节肿痛，湿为阴邪，其性黏滞，湿热痹阻关节血脉则晨僵，有雷诺征，二手背红斑肿胀，手掌红紫充血，湿热上蒸则面部红，隐隐可见蝶形红斑，湿热下流则二腿皮下有片状紫斑，尿中有蛋白。舌红苔薄，脉象细数或濡数。本证多见于关节炎、血管炎、系统性红斑狼疮血细胞轻度减少的慢性活动期患者。

3）相火妄动之虚证：肝肾阴虚，阴不潜阳，相火妄动，三焦郁闭，中焦升降运化失常，气血乏源；妄动之相火损伤元气，久病之后，津伤及气，阴损及阳，气血两亏、脾肾两衰。可见畏寒，时有午后烘热，面色苍白，时有潮红，小便短少，下肢浮肿，神疲乏力，腰酸，舌质红或淡，苔薄白腻，舌体胖或瘦，或有齿痕，脉象弦细，或弦数。病程久长，检查尿蛋白多、血清白蛋白低，肌酐轻度升高，血压偏高。本证见于慢性系统性红斑狼疮轻度氮质血症，肾性高血压，肾病综合征。也多见于干燥综合征或类风湿性关节炎慢性期。

3. 治疗、用药特点相同

（1）分期治疗：自身免疫病多病程长，不同阶段治疗原则不同，所以要分期治疗。在急性期要根据火热性质和部位，采用一切手段，控制病情，挽救生命。即急则治其标之法。在进展期和稳定期，细审疾病本源，缓则治其本。疾病终末期，气血阴阳均不足，五脏俱衰，正气衰而邪实仍在，治疗要慎重斟酌虚实关系，详辨真假症状，庶免虚虚实实之戒。

（2）清泻妄动相火，时时不忘顾护肾气。相火妄动引起的病症虽然可见到"热入心包""气营两燔""阳明热盛"等类似症状，但温病发生是在正气不虚，感染疫疠之气的情况下产生的，而免疫性疾病发病基础是肾精不足，所以治疗要时时不忘顾护肾气，尤其不能伤伐肾阴。

（3）治火之法，灵活多样。承前所述，引起相火妄动的原因很多，治疗方法也应该灵活多样。具体详见方药心得章节。

五、相火学说与系统性红斑狼疮

董燕平教授多年来一直从事中西医结合临床、教学、科研工作，在学术思想上博采众家之长，并多有发挥，在临床工作中，事必躬亲，思辨结合，学验俱丰，积累了丰富的临床经验，在治疗风湿免疫系统性疾病方面形成了自己独特的见解和治疗方法。主要研究方向：中西医结合治疗风湿免疫系统性疾病。在系统性红斑狼疮（SLE）的中医诊治方面，董燕平教授以"相火理论"为依据，结合自己多年的临床经验，提出"肝肾阴虚，相火妄动"是系统性红斑狼疮的基本病机，"毒热内生，变证丛生"是 SLE 病理变化的特点，"滋阴降火，培元祛毒，标本同治"是董教授治疗系统性红斑狼疮的特色。现将其辨治系统性红斑狼疮的经验介绍如下。

（一）相火学说概述

1."相火学说"的主要内涵

"相火学说"是中医学术体系的重要组成部分，历代医家对其论述颇不一致，如刘完素认为"肾为相火"；李东垣认为"相火，下焦包络之火、元气之贼"；张洁古认为"命门为相火之源""三焦为相火之用"；张景岳谓："君相之火，无脏不有"；赵献可认为"相火者，龙火也，雷火也"；李梴云"肾为相火，游行于身，常寄肝胆胞络三焦之间"；周慎斋认为"火之毒莫甚于命门相火"；郑钦安认为"相火，真火也……真火即肾中之阳"等。元代名家朱丹溪相火论对后世医家影响较大，多所遵从。朱丹溪认为"相火藏于肝肾阴分""寄于肝肾二部"，相火"守位禀命""动皆中节"，此为生理之相火。生理相火是人正常生命活动的原动力，有激发阳气、温煦脏腑的功能。诚如朱丹溪所言："天非此火不能生物，人非此火不能有生"。相火"寄于肝肾二部"，以肝肾精血为基础，相火之动受到肝肾阴精之节制，朱丹溪有言"彼五火之动皆中节，相火惟有禆补造以为生生不息之运用耳"。倘若相火不能动而"中节""守位禀命"，即产生妄动之相火，相火妄动可致病，此即病理之相火。如其所言"相火易起，五性厥阳之火相煽，则妄动矣。火起于妄，变化莫测，无时不有，煎熬真阴，阴虚则病，阴绝则死……相火之气，《经》以火言之，盖表其暴悍酷烈，有甚于君火也，故曰'相火为元气之贼'"。可见，相火源于命门，寄寓肝肾，为水中之火，失于水木之涵养，易起而妄动，耗精伤阴，其症多变。

2. 董教授对相火学说的理解与应用

董燕平教授对相火理论的探讨：中医理论，源远流长，内容丰富，宝玉内藏，尚待后人发掘。董老师从事医学教学科研50多年来，勤求古训，博采众长，每能撷精选粹，钩深索隐，古为今用，尤其对相火学术进行了系统和深入的研究。上至《内经》"君火以明，相火以位"，中至元代朱丹溪的"相火易起，五性厥阳之火相煽，则妄动矣。火起于妄，变化莫测，无时不有，煎熬真阴，阴虚则病，阴绝则死"，下至清代郑钦安之"相火，真火也……真火即肾中之阳"，对古人之理论，他总多方求证，探索其源，深究其义，并缬其精要，多所发挥。董燕平教授在总结前人经验和理论的基础上，认为相火属火，源于命门，为肾元所化生，寄寓于下焦肝肾精血之中，以肝肾之阴精为物质基础，以三焦为通道，随血脉上下，周流于全身，是全身气机活动的原动力。相火为水中之火，既有阳动之性，又有阴守之性。在正常情况下，相火为生理之火，为少火，动中有守，动而中节，守于本位而不妄，此为相火之常。在病理情况下，相火为病理之火，为"壮火"，动而不守，动不中节，不安其位而妄动，此为相火之变。

关于相火妄动的原因，董老师非常重视朱丹溪"阳常有余，阴常不足"之论。"阳常有余"是指肝肾之中所寄寓的相火因水亏而易妄易动，"阴常不足"是指人体肾所藏的阴精难成而易亏，故人们平常要时时顾护肾精，勿令其伤。如先天不足，肝肾精亏，复感六淫邪毒，或加内伤七情、饮食劳倦，内外合邪，引发相火妄动。

关于相火妄动的传变途径，董老师认为此妄动之火是以三焦为通道，随血脉上下，窜游于全身脏腑、经络、五官、九窍、肌肤腠理。外则伤肤损络，内则侵及脏腑营血，导致本病的多脏器、多系统损伤。

3. 相火妄动的特点

董燕平教授依据前人经验和理论，总结相火妄动致病有以下特点：①相火易动，如《格致余论·相火论》有言："相火易起，五性厥阳之火相煽则妄动矣"；②相火起病速，进展快，易传变，诚如丹溪所谓："其发速也，火起于妄，变化莫测，无时不有"；③相火发病，其势猛，古人有云"相火之病，能焚能燎"（张景岳语），"燔灼焚焰，飞走狂越，消烁于物，莫能御之"（朱丹溪语）；④相火为病，其性毒烈，"火之毒莫甚于命门相火"（周慎斋语），"盖表其暴悍酷烈，有甚于君火也"（朱丹溪语）；⑤相火为病，易耗伤元气，李东垣谓"元气之贼"；⑥相火妄动可煎熬真阴，如《格致余论·相火论》所言："火起于妄，变化莫测，无时不有，煎熬真阴，阴虚则病，阴绝则死"；⑦相火致病，难清难填，病程缠绵，反复发作。

4. 相火妄动的处理原则

关于相火妄动证的治疗，董老师认为当以"滋阴降火，培元祛毒"为大法，培元治其本，祛毒治其标，标本兼治。董老师认为相火妄动之证属中医毒火证范畴，此妄动之火为"贼火""毒火"，如周慎斋曰："火之毒莫甚于命门相火"，朱丹溪亦谓："盖表其暴悍酷烈，有甚于君火也"。关于毒邪，《素问·五常政大论》王冰注："夫毒者，皆五行标盛暴烈之气所为也"，尤在泾有言："毒，邪气蕴结不解之谓。"中医学中的"毒"含义甚广，如药物之有毒无毒，病因之内毒、外毒，病证之热毒、寒毒等。外毒包括气候中的六淫、药物毒、食物毒、酒精毒、虫兽毒等。内毒种类繁多，指机体代谢失常所产生的对机体造成损害的一类毒性物质，包括火热毒、痰湿毒、瘀毒、燥毒等。"毒"，现在指对人体有明显伤害的一类致病物质的统称，是一种比六淫病邪损害更强的致病因素。毒邪致病具有发病迅速、传变快、症状复杂多样、病情危重、缠绵难愈、反复发作的特点。结合前文所述相火妄动致病的特点，董老师认为相火妄动之证当属中医毒火证范畴。此毒火为内生之邪毒，以三焦为通道，随血脉上下，侵犯全身的脏腑、经络、五官、九窍、肌肤腠理，造成多系统、多脏器损伤。它不仅可以耗气伤津，还可因毒致毒，因毒致瘀，因毒水结，最终导致阴损及阳，阳损及阴，阴阳两虚之证。另外，此毒火又可与风、火、寒、湿、瘀等邪气相互胶着为患，造成火难清，毒难祛的特点，使本病缠绵难愈，反复发作。总之，"相火之变"，乃因虚生变，毒热内生，毒火攻冲，变证丛生，虚实夹杂，治疗当标本兼顾，扶正祛邪，使邪去正安，达到阴平阳秘，精神乃治。

（二）"肝肾阴虚，相火妄动"是 SLE 的基本病机

系统性红斑狼疮（systemic lupus erythematosus，SLE）是一种产生多种自身抗体、形成免疫复合物和攻击多系统为特点的结缔组织病。西医治疗本病虽取得了一定的疗效，但是激素和免疫抑制剂的长期应用，常常导致许多毒副反应和合并症的发生。董老师在系统性红斑狼疮的诊治方面有 30 多年的临床经验，在长期的临床诊疗中，董老师观察到 SLE 的发病具有起病急、传变迅速、多系统受累、病情急重、病情易反复、病情缓解与急性发作相交替的特点，这些都和相火妄动致病的特点相似。因此，董老师从相火论治本病，先后创立了生地紫草汤、三色花斑丸、培元祛毒汤，经过多年的临床实践，具有较好的临床疗效。

系统性红斑狼疮是一种免疫调节紊乱导致的慢性多脏器组织器官损伤的免疫性疾病。其诱因多样，发病机制不明。临床表现为多系统受累，病情易反复，急性发作与缓解相交替，预后不良，是内科疑难病症之一。现代医学治疗上以肾上腺皮质类固醇激素和免疫抑制剂为主，不可避免地出现了许多毒副反应和合并症。中医古典文献中虽没有"狼疮"病名的记载，但其临床表现在文献中有类似描述，如"阴阳毒""蝴蝶丹"等。在长

期的医疗实践中，各个医家产生了"特殊体质，禀赋不足论""肾虚论""痹证论""血瘀论""火毒论"等认识。董燕平教授在总结前人经验和理论基础上，从"相火"立论，认为本病是由于先天禀赋不足，后天失调，复感六淫疫毒，导致"肝肾阴虚，相火妄动"，从而发病。

现代研究表明遗传因素在 SLE 发病中具有重要作用，SLE 的发病与 HSP70 相关，遗传因素实为先天禀赋，应与肾精密切相关。SLE 患者多数具有先天禀赋不足的特点，由于肝肾亏虚，脏腑阴阳失调，疾病由此而生。正如《灵枢·百病始生第六十六》云："风雨寒热，不得虚，邪不能独伤人……此必因虚邪之风，与其身形，两虚相得，乃客其形"。机体正气亏虚，与先天肾精关系最为密切。肾精内寓元阴元阳，乃一身阴阳之根本，肾精不足，百病由是而生。正如《景岳全书·虚损》云："肾水亏，则肝失所滋而血燥生；肾水亏，则水不归源而脾痰起；肾水亏，则心肾不交而神色败；肾水亏，则盗伤肺气而喘嗽频；……故曰：虚邪之至，害必归肾；五脏之伤，穷必归肾"。从 SLE 病位广泛，累及诸多脏器的病理机制来看，其虚无不"本于肾"。此论述说明了"肾水亏"是系统性红斑狼疮发病的根本原因。

同时，系统性红斑狼疮的发生有明显的年龄和性别特征，临床资料表明其多发于青年女性。"女子以肝为先天""以血为本"。"妇人之生，有余于气，不足于血，以其数脱血故也"（《灵枢·五音五味》），说明女子肝血易亏，肝阳易亢，相火易动。"肝肾同源"，肝之阴血不足，影响肾阴，导致肾阴亏虚；同时，肝阳上亢，久则下劫肾阴，亦可导致肾阴亏耗。系统性红斑狼疮的发病之本在于肾阴亏损，相火妄动，若再加上肝血数脱，肾水更加不足，相火更加失约，所以易动而为贼火。这说明肝肾精血亏虚是系统性红斑狼疮发病的基础。

外感六淫之邪毒，邪从热化，热盛伤阴，阴虚则相火无制而妄动。正如周慎斋所言："阳明接引，而燥金化为烈火，与肝木相并而焚，则一身上下三焦无非火矣"。故外感六淫是系统性红斑狼疮的外在诱发因素。内伤七情、劳逸过度及饮食失节也可化火生热，伤津耗液，致使阴亏火旺，这些是系统性红斑狼疮发病的内在诱因。

综上所述，SLE 的发病是由于先天肝肾阴虚，加之内外因素的引发，使相火妄动，毒热内生，藉三焦迅速蔓延，窜游于身体的上下内外，从而爆发系统性红斑狼疮病症。其基本病机为肝肾阴虚，相火妄动。

（三）"毒热内生，变证丛生"是 SLE 病理变化的特点

董燕平教授依据前人经验和理论，总结相火妄动致病有以下特点：相火妄动致病有以下特点：①相火易动；②相火妄动起病速，进展快，易传变；③相火发病，其势猛；④相火为病，其性毒烈；⑤相火为病，易耗伤元气；⑥相火妄动可煎熬真阴；⑦相火妄动可致毒、致瘀、致水结，虚实夹杂，变证丛生；⑧相火致病，难清难填，缠绵难愈，反复

发作。

根据以上论述,并结合临床,指出 SLE 之相火妄动证当属毒火证范畴。此毒火为内生邪毒,以三焦为通道,随血脉上下,窜游于全身脏腑、经络、五官、九窍、肌肤腠理。外则伤肤损络,内则侵及脏腑营血,导致本病的多系统损伤及虚实错杂、寒热互现的病理变化。首先,毒火攻冲,病位多变:毒犯皮肤血络,致皮肤红斑紫斑;毒犯关节遂致关节炎;毒犯肺脉则为狼疮性肺炎;毒犯心脉则为狼疮性心肌炎或心包积液;毒犯肾脉遂致狼疮性肾炎;毒犯脑脉则为狼疮性脑炎等。其次,病期不同,毒火传变,其证各异:急性活动期,毒邪内外相引,正邪相争,火毒燔灼,辨为热毒炽盛型;亚急性活动期,毒火势衰,正气也弱,辨为阴虚内热型;临床缓解期,由于毒火耗伤真阴真气,又可因毒致瘀,因毒水结,辨证气阴两虚、气虚兼瘀水互结;疾病终末期,可阴损及阳,阳损及阴,辨为肾阳虚或阴阳两虚。此毒火具有胶着难化的特点,又可与风、火、寒、湿、瘀等邪气相互胶着为患,表现为或风毒走窜,或火毒肆虐,或湿(寒、浊)毒内壅,或瘀毒互现等证候。故"毒热内生,变证丛生"是 SLE 病理变化的特点。

(四)董燕平教授治疗系统性红斑狼疮经验总结

董燕平教授根据多年的临床经验,总结出了系统性红斑狼疮的治则治法及基本方药。

1. "滋阴降火、培元祛毒法"的提出及基本方的制订

根据前文论述,精血亏虚是 SLE 发病的基础,肝肾阴虚,相火妄动是 SLE 的基本病机,毒热内生,变证丛生是 SLE 病理变化的特点。董燕平教授在总结前人经验的基础上,依据 SLE 的病因病机特点,并结合多年的临床经验,提出治以"滋阴降火,培元祛毒"为大法,并以此制订了培元祛毒方。培元者,滋补元阴为主;祛毒者,依毒势及兼邪不同,有清火解毒、清热解毒、祛风化毒、散寒解毒、化湿解毒、化痰解毒、祛瘀解毒、透毒搜毒及以毒攻毒之异。本方标本兼顾,扶正祛邪,使邪去正安,达到阴平阳秘,精神乃治。

2. 培元祛毒方组成

培元祛毒方有由六味地黄汤、升麻鳖甲汤、青蒿(秦艽)鳖甲汤、四物汤等经方化裁而来,用药精当,标本兼顾,具有滋阴降火、培元固本、抑毒祛毒之功效,经过多年的临床实践,具有较好的临床疗效。培元祛毒方药物组成:生地黄、山药、山茱萸、紫草、青蒿、鳖甲、升麻、天门冬、当归、白芍、生甘草等。

3. 培元祛毒方方解

君药:生地黄。重用生地为君,其味甘性寒,归心、肝、脾经。《本经》谓:"主治折跌,绝筋,伤中,逐血痹,填骨髓,长肌肉。作汤除寒热积聚,除痹。生者尤良。"《本草备药》谓:"生地大泻火,甘苦大寒,入心肾泻丙火,清燥金。消瘀通经,平诸血逆。干地

黄，补阴凉血，滋阴退阳，凉血生血。"生地黄甘寒质润多汁，既为清热凉血解毒之药，又为滋阴生津之佳品，善补心、肝、肾之阴，常用于热毒对人体阴液的耗伤。生地黄清热并兼有补阴的作用，为清补之品，且补阴血而不腻滞，阴虚火旺适用。系统性红斑狼疮急性发作期，常表现为相火妄动、热毒炽盛的证候。此时若以小剂量之滋阴降火药，犹如以水浇油，其火更燔，唯以峻药重剂，方能直折其火势。董燕平教授治疗系统性红斑狼疮时，常根据患者病情、体质及自己的临床经验，重用生地至 30 ~ 60g，既能大清火毒，又能峻补阴血，使相火降，毒势减，病情缓，而后再徐图之。然该品性寒凉，脾虚湿滞、腹满便溏者，不宜使用。正如清陈世铎所言："生地可多用而不可频用，可暂用而不可久用。当血之来，其势甚急，不得已重用生地，以凉血止血。"董教授强调，其服后应如仲景所言"大便当如漆"，此为中病之象，不可再服或减量使用。

臣药：山药、山萸肉、天门冬、鳖甲、当归、白芍。山药性平味甘，归肺、脾、肾经，有益气养阴，补脾肺肾之功。张景岳云："补肾水必君茱、地"。《本草新编》谓："山药，治诸虚百损，益气力……止泻生精。"山萸肉性微温、味酸涩，归肝、肾经，可补益肝肾。陈士铎谓："山茱萸补肾水，而性又兼涩……凡火动起于水虚，补其水则火自降，温其水则火自安……故山茱萸正治阴虚火动之药，不可疑其性温而反助火也。"鳖甲咸寒质重，入肝、肾经，为寒滋镇潜软坚之品。咸寒属阴，能直入阴分，以滋阴潜阳，既能滋肾水，又能重潜妄动之虚阳，使妄动之相火沉潜归位；又为介虫之类，蠕动之物，能入阴络搜邪，清深伏阴分之毒热。《本草正》谓其"此肝脾肾血分药也，能消癥瘕坚积，疗温虐，除骨节间血虚劳热。"天门冬甘、苦、寒，归肺、肾经，具有养阴润燥、清火、生津的功效。张景岳谓："天门冬，味苦缓甘，气大寒，入肺肾两经，除虚劳内热……退热滋阴，大润血热燥结，虚寒假热。"当归甘、辛、温，甘可补，辛温可走，有补血行血活血之功。《本草新编》有"当归味甘辛，气温，可升可降，阳中之阴，无毒。但其性甚动，入之补气药中则补气，入之补血药中则补血，入之升提药中则提气，入之降逐药中则逐血也。而且用之寒则寒，用之热则热，无定功也。"《本草正》称当归"其味甘而重，故专能补血，其气轻而辛，故又能行血，补中有动，行中有补，诚血中之气药，亦血中之圣药也。"白芍性凉，味苦酸，微寒，归肝、脾经，具有养肝血，敛肝阴，平肝阳，柔肝止痛等功效。《本经》谓："治邪气腹痛，除血痹，破坚积寒热，疝瘕，止痛，利小便，益气。"《本草备要》谓："补血泻肝，苦酸微寒，入肝脾血分，为手足太阴行经药。泻肝火，安脾肺，固腠理，和血脉，收阴气，敛逆气，散恶血，利小便，缓中止痛，益气除烦，敛汗安胎，补劳退热。"上药共为臣，可达滋补精血，潜阳降火之功。

佐药：紫草、青蒿、升麻。紫草性寒，味甘咸，归心、肝经，入血分，善凉血解毒，透疹化斑。《本草纲目》记载："紫草入心包络、肝经血分，治斑疹、痘毒，活血凉血，利大肠"。青蒿性辛，味苦寒，归肝、胆经。本品苦寒清热，辛香透散，有领邪逐秽开络之功，为清热透邪之要药。既能走于表，透发肌间郁热，以清热去暑；又能入于里，升发舒脾，使阴分伏热透达外散。二药相配，能清热凉血，解毒透毒。升麻辛甘微寒，辛可升散，寒可清热，轻浮上行，善透阳明气血之热毒以外解。金元以前历代医家均将其作为清热解毒药使用，如《本经》谓升麻能"辟瘟疫瘴气，邪气蛊毒。"《本草备药》有："升麻，升阳，解毒……治时气毒疠，头痛寒热。"《本草新编》记载："升麻能避疫气，散肌肤之邪热，止头痛，咽喉痛，化瘀点疱疹，实建奇功。"升麻与当归相配，可使升麻入血分而解脉中之毒邪。紫草、青蒿、鳖甲、升麻相配共为佐，既能凉血解毒消斑，又能透达阴分之邪毒，使毒邪外出。

使药：生甘草。甘，平，归心、肺、脾、胃经。补脾益气，和中缓急，润肺，解毒，调和诸药。《本经》："主五脏六府寒热邪气，坚筋骨，长肌肉，倍力"。《本草备要》云："有补有泻，能表能里，可升可降。味甘。生用气平，补脾胃不足而泻心火；炙用气温，补三焦元气而散表寒。入和剂则补益，入汗剂则解肌，入凉剂则泻邪热，入峻剂则缓正气，入润剂则养阴血。能协和诸药，使之不争。生肌止痛，通行十二经，解百药毒，故有国老之称。"

此方甘润、咸寒、辛温之药并用，既能滋阴降火，又能清热凉血，解毒透毒，使妄动之相火安于其位，火毒得祛，肾元得复，阴平阳秘，精神乃治。经过多年的临床实践，具有较好的临床疗效。

第三部分 临床经验

董燕平教授在50余年的医疗生涯中，强调明确疾病的诊断是第一重要的，而后才能有正确的治疗，他的诊断思维方式是辨病与辨证相结合，微观辨证与宏观辨证相结合，即首先明确疾病的诊断，再明确该病的证候（证型）诊断。下面我们遵循董教授这一诊疗思维模式，对常见心血管疾病和风湿免疫疾病，从辨病与辨证相结合的方法加以介绍：①辨病的重要性：医生的职责就是诊断疾病与治疗疾病，诊断疾病就是要明确患者患的什么病，任何一个疾病的明确诊断，包括对该患者的病史、症状、体征、辅助检查，如影像、X线、CT、MRI、内镜、心电图、超声、介入检查、病理及实验室检查等获取的全部临床资料进行分析综合归纳而得出病的诊断。没有病的诊断，就无从采取治疗措施，否则就会漏诊误诊，给患者健康造成危害及损失；②微观辨病的重要性：历代中医诊病多以抓主症，并以主症定为病名或证名，如头痛、胃脘痛、胸痹、水肿……在抓主症后再结合兼症、病史、舌象、脉象及体质、年龄、发病时令、地域等因素，进行综合分析而确定证型，证型确定后，方可予以治疗。这就是中医传统的辨证论治的全过程。微观辨证就是对应用物理、化学等现代检测手段所获取与疾病相关的资料，进行分析以明确疾病的诊断。现代这些检测方法所获取的资料与望闻问切四诊获取的宏观临床资料相对而言可谓是微观临床资料，对这些微观临床资料等进行分析，得出病的诊断就是微观辨病，微观辨病可获取疾病的真实病理状态，即揭示疾病的本质。如通过纤维胃镜及病理检查，可明确"胃脘痛"是一个什么样的病的诊断。冠状动脉造影可使"胸痹心痛""真心痛"的诊断更加明确，所以微观辨病对于诊断和指导治疗具有十分重要的意义；③辨证的重要性：证是中医所特有的概念。辨证论治是中医的特色治疗方法。证，即证候，是对疾病发生发展所处某一定阶段的病位、病因、病性及病势所作的病机概括。而证候（证型）确立，要应用中医学理论为指导，通过传统的望闻问切四诊的方法，对患者的各种临床资料进行分析综合的思维而获得。一种疾病可以有多种不同的证候，不能见病治病，应在明确该病所处的病理阶段，确定证候（证型），再予治疗才能恰中病情。如冠心病、心绞痛是处于稳定性心绞痛状态还是处于不稳定性心绞痛状态，还是已经形成心肌梗死，均应当认真检查明确诊断，方可采取适时符合病情的治疗措施。因此，在辨病的前提下进行辨证，是非常重要的。

一、心血管疾病

(一)慢性心力衰竭

1. 概述

慢性心力衰竭是各种心脏疾病导致心功能不全的一种临床综合征。按其发生过程可分为急性和慢性心力衰竭两种，在此讨论慢性心力衰竭。慢性心力衰竭是指在静脉回流正常情况下，由各种心脏病发展到严重阶段，引起的心排出量减少，不能满足组织代谢需要的临床症状群。心力衰竭时通常伴有肺循环和(或)体循环的被动充血，故又称充血性心力衰竭。按其临床、体征又可分为左心、右心和全心衰竭。中医历代文献，无心力衰竭病名，但与心力衰竭相关的记载有"心水""喘证""痰饮""水肿""心悸""怔忡"等病证，现多称为"心衰病"。

2. 病因病机

慢性心力衰竭是各种心脏疾病发展至严重阶段之后发生的。心力衰竭时心脏的结构和功能均发生了改变。即心脏本身，包括心肌受损、心腔结构，以及相关的动静脉血管，在形态结构和功能均发生了严重的变化，即心之体已先受损，随之心之用(功能)失调。其基本病机是心的气血阴阳均虚。尤以心气虚、心阳不振为心衰的始动病因，心气虚、心阳不振，而无力推动血液运行，则血液在心脏和脉管中运行无力，引起血液瘀滞，血液瘀滞则导致水饮停聚。即，如《金匮要略》水气病脉证并治"血不利则为水"之说法。

心气虚、心阳不振导致的血脉瘀阻，可累及其他脏腑，如：肺、肝、胃、脾、肾等，而引发本病。心之虚，血脉瘀阻至水饮停聚、水气凌心，症见：心悸、怔忡、脉促或结代。若水饮射肺，即肺之脉络瘀血内停(肺瘀血、肺水肿)症见：咳嗽、喘促、咯血、倚息不得卧等，若病累及脾、肾，因瘀血则水液潴留体内，症见：少尿、全身水肿，如胸水、腹水、四肢水肿等。若心气虚血脉瘀滞累及于胃肠的脉络，而致胃肠受纳腐熟水谷、传化水谷的功能失调，症见：上腹饱胀、恶心、呕吐、纳差、便溏等；若肝的脉络瘀血，即肝瘀血，则症见：肝大、压痛，如：颈部静脉血行瘀滞，症见：颈静脉充盈或怒张。其他的络脉血行瘀滞，舌诊见到舌体有瘀点或瘀斑，而唇发绀等。总之"心力衰竭"的病机可概括为心的气虚阳微，血滞水停，病位在心，并累及肺、脾、肾等脏腑，证属本虚标实。

3. 临床表现

(1)左心衰竭：主要表现为心排血量降低和肺循环瘀血所致的临床综合征。

1)症状：疲乏，有不同程度的呼吸困难，呈劳力性呼吸困难，或夜间阵发性呼吸困难，甚者端坐呼吸。咳嗽、咳痰和咯血。

2)体征：心率增快，心尖部出现舒张期奔马律，两肺底或全肺出现干啰音和(或)湿啰音。

3）辅助检查：心脏扩大、心功能不全及肺瘀血表现。

（2）右心衰竭：主要表现为体循环瘀血为主的综合征。

1）症状：上腹部饱胀，肝区胀痛，食欲不振，恶心，呕吐，黄疸，少尿，夜尿增多。

2）体征：发绀，颈静脉充盈或怒张，肝肿大和压痛，肝－颈静脉回流征阳性，全身水肿，胸、腹腔积液和心包积液。

3）辅助检查：右心或全心扩大，心功能不全。

（3）全心衰竭：多见于心脏病晚期，病情危重，同时具有左心衰竭、右心衰竭的临床表现。

4. 治法方药

慢性心力衰竭，心气虚、心阳虚是病之本，而心气虚、心阳虚导致的血脉瘀滞和水饮内停，为病之标，是本虚标实之证，故益气温阳以治本，化瘀利水以治标，是治疗心力衰竭的最基本治法。

（1）左心衰竭：是肺循环瘀血和心排血量降低所致的综合征。左心衰竭是因心气虚衰，无力推动血液在脉道中正常循行，而导致肺之脉络瘀滞，而宣发肃降失调，肺内水饮停聚（肺瘀血、肺水肿），即水饮射肺证。

证型：气虚血瘀，水饮射肺。

治法：益气活血，宣肺利水。

方药：

党参 30g　　丹参 20g　　川芎 10g　白术 15g

炙甘草 10g　茯苓 15g　　桔梗 10g　桑白皮 15g

杏仁 10g　　葶苈子 12g　车前子 15g[包煎]

方解：党参、炒白术、炙甘草补益心气，丹参、川芎活血化瘀，共以益气活血化瘀，桑白皮、杏仁宣肃肺气，茯苓、车前子利水，全方中药相配伍，共奏益气活血，宣肺利水之功。

（2）右心衰竭：是体循环（上、下腔静脉）瘀血为主的综合征，是继左心衰竭，病情进一步发展的结果。此阶段心气更虚，心阳愈加不振，导致血行瘀滞波及体循环瘀血。从而累及胃肠、肝、脾、肾等脏腑。

证型：气虚血瘀，阳虚水泛。

治法：益气活血，温阳利水。

方药：真武汤合五苓散加减。

党参 30g　　黄芪 30g　　炒白术 15g　丹参 20g

川芎 10g　　益母草 15g　桂枝 10g　　制附片 10g

茯苓 12g　　猪苓 15g　　泽泻 10g　　桑白皮 15g

大腹皮 10g　车前子 15g[包煎]

方解：方中党参、黄芪、炒白术补益心气，丹参、川芎、益母草活血化瘀，桂枝、制附片温心肾之阳气，茯苓、猪苓、泽泻、桑白皮、车前子、大腹皮利尿，以上诸药由传统治水肿病的效方，真武汤与五苓散组合而成，其对改善心力衰竭的水钠潴留和脏器瘀血有实际效果，故能缓解右心衰竭。

（3）全心衰竭：见于各种心脏病的晚期，病情危重。临床表现具有左心衰竭、右心衰竭的症状和体征。此时应结合左心衰竭和右心衰竭的病因病机综合分析，辨证治疗。但益气活血为最基本治法，以消除或减轻肺循环和体循环血液瘀滞状态为目的是谓治本，同时由肺循环瘀血而导致的肺内积水，即水饮射肺，或体循环因瘀血而致的全身水液潴留，即水湿泛滥，这些水液是标实之邪，若瘀血，水液标邪不去，则更加戕伤心气、心阳，而成难治性心力衰竭。因此，全心衰竭的治疗，应以益气温阳以治本，配以活血利水为治标之法。

5. 充血性心力衰竭验案

验案 1：

马某，女，39 岁。住院号 34385。主因心悸气短 10 年，双下肢浮肿 2 月，加重 10 天，于 1990 年 6 月 25 日入院。现主症：胸闷，心悸，气短，双下肢浮肿，舌质黯淡，苔薄白，脉象沉细。查体：体温：36.2℃，脉搏 80 次/分，血压 140/90mmHg。呈慢性病病容，颈静脉怒张，两肺底可闻及干湿性啰音，心界向左扩大，心律不齐，心率 80 次/分，心尖部可闻及 3 级收缩期杂音，肝在右肋缘下 4cm 可触及，肝－颈静脉回流征阳性，双下肢水肿。理化检查：B 型超声诊断为肝瘀血。心动超声示：风湿性心脏病，联合瓣膜病。

西医诊断：风湿性心脏病，联合瓣膜病，心力衰竭。

中医诊断：心气虚弱，心血瘀阻，心阳不振，水湿泛滥。

治法：益气温阳，化瘀行水法。

方用：

生黄芪 30g　　炮附子 10g　　丹参 24g　　泽兰 15g

泽泻 20g　　　茯苓 15g　　　防己 15g　　冬瓜皮 15g

琥珀 3g^(冲)

水煎服，日 1 剂，分早晚两次温服。

初服 3 剂后，诸症减轻，浮肿基本消失，肝回缩至右肋下 2cm，再继服 5 剂后病情明显好转，而后用益气温阳活血之剂共服用 20 剂（每天 1 剂）出院。

按语：此例为风心病联合瓣膜病，右心衰竭，其病机为心气虚、心血瘀阻，累及脾肾而阴水不化，潴留体内。故治用黄芪、附子益心气温心肾之阳，伍以丹参、泽兰以活血，共奏益气活血以治本，而附子配用泽泻、茯苓、防己、冬瓜皮、琥珀等利水之品使潴留体内的水分以尿液的形式排出，减轻了心脏的前负荷，故其疗效较好。

验案 2：

周某，男，69 岁，主因反复心悸、咳嗽、气促 3 个月，加重伴腹胀、上下肢浮肿 10 天，于 1993 年 12 月 10 日来我院，门诊以冠心病、陈旧性前壁心肌梗死收住院。患者于 1993 年 2 月 26 日因急性前壁心肌梗死住院治疗 28 天，病情稳定后出院。出院后坚持不断服用硝酸异山梨酯 10mg，每日 3 次，卡托普利 12.5mg 每日 2 次。近因劳累后自感胸闷气短，10 天前出现纳呆，腹胀，双下肢浮肿。

查体：T 36.5℃，P 106 次/分，R 25 次/分，Bp 95/60mmHg。神疲乏力，面色苍白，呼吸稍急促，颈静脉怒张，心脏向左扩大，心率 106 次/分，律齐，心尖部可闻及收缩期吹风样杂音，两肺底可闻及细湿性啰音。腹胀，肝大，于肋缘下 2cm，轻度压痛，肝 - 颈静脉回流征阳性。双下肢胫踝部轻度指凹性水肿。舌质淡黯，苔白滑，脉弦细数。胸片示心脏扩大，双肺瘀血。心电图示陈旧性前壁心肌梗死。

西医诊断：冠心病，陈旧性前壁心肌梗死，心力衰竭，心功能 3 级。

中医诊断：胸痹心衰病，阳虚水泛证。

治法：益气活血，温阳利水。

方药：

黄芪 30g	党参 30g	炒白术 15g	丹参 20g
川芎 10g	泽兰 10g	益母草 15g	猪苓 20g
车前子 15g（包煎）		桑白皮 15g	桂枝 10g
炮附子 10g			

日一剂，水煎取汁 300ml，分早晚 2 次温服。

连服 5 剂后，尿量增加，腹胀、气短、心悸减轻，双下肢水肿减轻，饮食稍增加，继以上方附子减为 6g，连服 10 剂，病情稳定出院。

按语：此例为冠心病、心力衰竭的病案，该病气虚阳虚为病之本，因气虚而致瘀血，阳虚而致水泛，瘀血、水液潴留是病之标，故本病是本虚标实之证，本虚则益气温阳，标实则化瘀利水，故应用上方而获效。

（二）血脂异常

1. 概述

血脂是指血浆中的胆固醇、三酰甘油和脂类的总称。与临床密切相关的血脂主要有胆固醇（TC）和三酰甘油（TG），循环血液的 TC 和 TG 必须与载脂蛋白（Apo）相结合成脂蛋白，才能运输至组织进行代谢。由于脂肪代谢和运转异常，使血浆中一种或几种脂质出现异常，称为血脂异常或脂质代谢紊乱。

2. 血脂检测的临床意义

胆固醇（TC）指血液中各种脂蛋白含胆固醇的总称。胆固醇升高可导致动脉粥样硬化。

三酰甘油(TG)指血液中各种脂蛋白所含三酰甘油的总称，其升高可导致动脉粥样硬化。

高密度脂蛋白(HDL)能把外周组织，如血管壁内的胆固醇转运至肝进行分解代谢，具有抗动脉粥样硬化作用，保护血管内皮。

低密度脂蛋白(LDL)能通过血管内皮进入血管壁内形成动脉粥样硬化斑块，是冠心病的危险因素。

载脂蛋白A(Apo A)与HDL成正相关，与HDL意义相同，抗动脉粥样硬化，不具增加冠心病的危险因素。

载脂蛋白B(Apo B)主要反应LDL水平，与其成正相关，临床意义与LDL相同，能增加冠心病的危险性。

3. 血脂异常的判断

血清总胆固醇(TC)：5.20mmol/L以下为合适范围。5.23～5.56mmol/L为边缘升高，5.72mmol/L以上为升高。

血清低密度脂蛋白(LDL-C)3.12mmol/L以下为合适范围，3.15～3.61mmol/L为边缘升高，3.64mmol/L以上为升高。

血清高密度脂蛋白(HDL-C)1.04mmol/L以上为合适范围，0.91mmol/L以下为减低。

血清三酰甘油(TG)1.70mmol/L以下为合适范围，1.70mmol/L以上为升高。

4. 血脂异常的诊断分类

高胆固醇血症：血清TC水平升高。高三酰甘油血症：血清TG水平升高。混合性高脂血症：血清中TC和TG水平均升高。低高密度脂蛋白血症：血清HDL-C水平减低。

若按病因分类可分为原发性高脂血症和继发性高脂血症(如糖尿病、甲状腺功能减退、肾病综合征)。

5. 病因病机

引起血浆脂蛋白水平升高的原因很多，如高脂饮食使胆固醇升高。体重增加，原发性肥胖和以肥胖及胰岛素抵抗为特征的代谢综合征是胆固醇、三酰甘油、低密度脂蛋白升高的原因。另外，随年龄的增长，血浆胆固醇可升高。女性绝经后，雌激素缺乏而使胆固醇升高。药物也可影响脂代谢，如长期服用糖皮质激素、噻嗪类利尿剂和β-受体阻滞药也是导致血脂异常的常见原因。不良的生活习惯如大量摄入单糖使血糖升高，进而导致胰岛素分泌增多，后者可促进肝脑合成三酰甘油和极低密度脂蛋白(VCDL)；高糖膳食可引起高三酰甘油血症。酒精可引起脂肪酸和TG合成增多。吸烟可使血浆TG升高。关于脂代谢异常的中医研究尚无系统完善的报道。脂代谢异常与中医辨证论治分型的关系尚有待深入研究。

6. 血脂异常的辨证论治

综合血脂异常，所导致的疾病的临床表现，属于中医痰浊和瘀血范畴。痰浊为湿聚所致，痰浊浸淫脉道，凝血成瘀，痰瘀互结，闭塞脉络，而引发以心、脑血管病为最常见的诸多疾病。

根据血脂检测的异常结果确定为血脂异常，并结合临床表现、病因，现今已知血脂异常可引起动脉粥样硬化，如冠心病、脑梗死等，血脂蕴结于某组织可引起相关的病变，如脂肪肝等，治当祛瘀化痰，通经活络。

（1）痰浊阻滞：此型多见于单纯高脂血症。

临床表现：形体肥胖，头重眩晕，心悸，胸闷气憋，或有肢麻沉重，苔滑腻，脉弦滑。

治法：祛痰通络。

方药：瓜蒌薤白半夏汤加减。

处方：

瓜蒌 10g　薤白 10g　半夏 10g　陈皮 10g

丹参 15g　郁金 10g　山楂 12g　石菖蒲 10g

茯苓 12g

（2）阴虚阳亢：此型多见于高血压病之血脂异常。

临床表现：头晕头痛，面红怕热，肢麻，或时有胸闷心痛，舌质红，苔红，脉弦有力。

治法：滋阴潜阳。

方药：天麻钩藤饮加减。

处方：

生地 15g　　白芍 10g　　天麻 10g　　钩藤 30g^(后下)

桑寄生 15g　牛膝 10g　　丹参 10g　　益母草 30g

泽泻 10g　　石决明 30g　何首乌 15g　山楂 10g

姜黄 10g

（3）气虚血瘀：此型多见于冠心病、缺血性脑血管病。

临床表现：胸闷气憋，或心前区疼痛（见于冠心病）或半身不遂，语言不利（见于缺血性脑血管病、脑梗死等）。两者均伴有面色不华，倦怠乏力，舌暗有瘀斑，脉涩。

治法：益气活血，化瘀通脉。

方药：补阳还五汤加减。

处方：

黄芪 40g　党参 30g　丹参 30g　川芎 10g

桃仁 10g　红花 10g　当归 10g　赤芍 10g

郁金 10g　地龙 10g　水蛭 6g

按语：当今在人群中血脂异常者非常多见，血脂异常是引起动脉粥样硬化的最主要危险因素之一。随着动脉粥样硬化发病率的增高，心脑血管疾病也日益增多。因此防治血脂异常，是防治心、脑血管疾病的主要措施之一。根据临床报道，及个人体会，以下方药具有良好的调脂作用。

具有调脂作用的中药分布在具有不同作用的类别中，举例如下。

解表药：葛根、柴胡、菊花。

清热药：苦参、黄芩、草决明、银花、白茅根。

温里药：干姜、吴茱萸。

泻下药：大黄、番泻叶。

利水渗湿药：茵陈、泽泻、虎杖、苍术、薏苡仁。

活血化瘀药：丹参、川芎、银杏叶、赤芍、姜黄、三棱、莪术、茺蔚子、益母草、五灵脂、鸡血藤、三七、海藻、昆布。

滋补药：黄芪、西洋参、甘草、当归、何首乌、旱莲草、女贞子、生地、山茱萸、枸杞子、灵芝、桑寄生、冬虫夏草、珍珠、黄精、五味子、白果、牡蛎、核桃、绞股蓝。

其他药：洋葱、大蒜、蚕蛹、槐米、荷叶。

方剂：清营汤、五苓散、茵陈五苓散、四逆汤、桃红四物汤、补阳还五汤、天麻钩藤饮等。

7. 验案

验案1：

王某，男，36岁。2014年3月16日初诊。主诉单位体检报告示血脂高，脂肪肝。胆固醇6.20mmol/L，三酰甘油6.12mmol/L，高密度脂蛋白0.9mmol/L，低密度脂蛋白4.22mmol/L。肝超声示中度脂肪肝。刻下症见形体肥胖，时感乏力，舌淡红，苔白滑腻，脉弦滑。

西医诊断：混合性高脂血症

中医诊断：脾虚痰浊

治法：健脾化湿，祛痰通络。

处方：

炒白术15g　半夏10g　　陈皮10g　　茯苓10g

茵陈30g　　薏苡仁20g　丹参20g　　郁金10g

泽泻10g　　山楂12g　　石菖蒲10g

14剂，日一剂，水煎300ml，分两次温服。

二诊：服药后无不良反应，并坚持每日2km中速行走，查舌淡红苔薄白，脉弦。继服上药加党参20g，荷叶10g，煎服法同前。

三诊：患者自述经服药配合体力活动，体重减轻10kg，感觉乏力症状消失，精力旺盛。患者要求继服上药30剂，煎服法同前。

四诊：复查血生化全部指标正常，胆固醇5.10mmol/L，三酰甘油1.60mmol/L，高密度脂蛋白1.22mmol/L,低密度脂蛋白3.14mmol/L。肝超声检查脂肪肝消失。

按:此例为混合性高脂血症,患者年轻体胖,血脂异常及脂肪肝。根据其脉症等中医辨证为脾虚痰湿聚集,形成痰浊证;故治宜健脾化湿、祛痰通络法。方中炒白术、薏苡仁健脾益气化湿;半夏、茯苓、陈皮为二陈汤成分而燥湿化痰;茵陈、泽泻、郁金、菖蒲芳香化浊以助前两者化湿祛痰,并另配用有肯定降浊化痰作用的丹参、山楂而获满意疗效。

验案2:

裴某,男,59岁,2014年8月10日就诊。患者诉有高血压病5年,冠心病史1年,经降压、扩冠等西药控制较好,唯血脂高服用他汀类、贝特类降脂药引起肌肉疼痛,肝酶升高,肝区隐痛。故转请中医予以降脂。刻下患者述时有头晕乏力,胸闷、气短,肝区隐痛,纳呆少食。舌红苔薄白,脉弦有力。查血:胆固醇5.60mmol/L,三酰甘油1.92mmol/L,高密度脂蛋白1.02mmol/L,低密度脂蛋白4.12mmol/L,血糖、肝肾功能正常。血压140/90mmHg,心电图示窦性心律,心率77次/分,$V_2 \sim V_5$ T波低平。超声心动检查示:心脏结构正常,舒张功能减低。

西医诊断:高血压,冠心病,高脂血症。

中医诊断:阴虚阳亢,痰瘀阻络。

治法:滋阴潜阳,祛痰化瘀。

处方:

天麻10g 钩藤30g^(后下) 何首乌30g 生地15g
丹参30g 葛根15g 山楂15g 川芎10g
姜黄10g 郁金10g 元胡10g 泽泻10g
水蛭6g

7剂,每日一剂,水煎400ml,分两次温服。

二诊:患者服用上药后胸闷气短,肝区隐痛减轻,治疗继用前方减掉元胡,加绞股蓝30g。30剂,煎服法同前。

三诊:患者自述服30剂后,体力增加,精神爽快,血压正常,心电图示:ST-T改善,复查血糖、血脂、肝肾功能均已正常,故停服以上中药,而后常以绞股蓝30g、丹参20g、山楂15g水煎代茶饮,血脂一直保持正常。

按:此例为高血压、冠心病、高脂血症。根据患者病史、症状、舌象脉象及理化检查以上诊断成立。证属中医眩晕、胸痹心痛病的范畴。病机为肝肾阴虚、肝阳上亢、痰瘀交阻;治宜滋补肝肾之阴以潜降上逆之肝阳;同时予以活血化瘀、祛痰降浊之剂。本例常年服用降压、扩冠西药,可控制血压在理想水平上,心绞痛得以控制。唯血脂服用西药降脂药而引起药物性肌炎肌肉痛及肝区疼痛、肝酶升高。此时中医诊治应以整体观念和辨证论治为指导。故选用天麻、钩藤以平肝潜阳以稳定血压,同时配伍具有良好降脂作用又是滋补肝肾之阴的何首乌、生地。而用丹参、川芎、葛根、姜黄、郁金、水蛭、元胡、山楂活血化瘀，疏通心脉，有利控制冠心病心绞痛的发作，现代研究及临床应用以上诸活血化瘀药又具有良好的降脂作用。更伍以泽泻、绞股蓝以益气健脾利湿，加大降脂之药力而收良效。为巩固疗效可用绞股蓝、丹参、山楂水煎代茶饮，有化瘀降脂作用，常服无任何不良反应。

（三）高血压病

1. 概述

高血压是一种以动脉压升高为主要表现的临床综合征，又称为高血压病。高血压可分为原发性高血压和继发性高血压两大类，原发性高血压是心、脑血管疾病的重要病因和危险因素，是全球范围内的重大公共卫生问题。高血压的标准采用1999年世界卫生组织高血压专家委员会确定的标准和中国高血压防治指南的规定，18岁以上成年人高血压定义为：在未服抗高血压药物情况下，收缩压≥140mmHg，或舒张压≥90mmHg。根据血压升高水平，可将高血压分为1、2、3级，并根据相关危险因素、靶器官受损及相关情况进行危险分层，可划分为低危、中危、高危、极高危（分别参见表3-1、表3-2）。

表3-1　高血压的标准

类别	收缩压	舒张压
理想血压	<120	<80
正常血压	<130	<85
正常高值	130～139	85～89
1级高血压	140～159	90～99
2级高血压	160～179	100～109
3级高血压	≥180	≥110
单纯收缩期高血压	≥140	<90

按危险分层，量化的估计预后。

表3-2　高血压危险分层

其他危险因素和病史	1级高血压 SBp 140～159或DBp 90～99	2级高血压 SBp 160～179或DBp 100～109	3级高血压 SBp≥180 或DBp≥110
无其他危险因素	低危	中危	高危
1～2个危险因素	中危	中危	很高危
≥3个危险因素或靶器官损害或糖尿病	高危	高危	很高危
并存临床情况	很高危	很高危	很高危

高血压临床表现有头晕、头痛、心悸、疲劳、视力模糊等，可并发高血压脑病、脑血管病、冠心病、心、肾衰竭等。本病隶属于"眩晕""肝风"范畴。

2. 病因病机

高血压发病有明显的遗传倾向，与先天遗传和遗传缺陷以及后天生活环境因素密切相关。董教授认为，高血压与患者的体质因素相关，如有的患者素体阳盛，肝阳上亢而发病；有的患者素体阴虚，尤以肾阴素亏，肝失所养，以致肝阴不足，不足以涵养与牵制肝阳，肝阳上亢而发病。后天环境因素，如长期忧郁恼怒，气郁化火，致使肝阴耗伤，风阳升动，上扰清窍（脑），而成本病。

3. 辨证论治

（1）肝阳上亢

症状：眩晕耳鸣，头痛头胀，急躁易怒，少寐多梦，或面色潮红，小便黄赤，大便干结，舌红苔黄，脉弦或弦细数。此型见于素体阳盛之高血压。

治法：平肝潜阳。

方药：天麻钩藤饮加减。

处方：

天麻 10g	钩藤 30g^{后下}	石决明 30g	栀子 10g
黄芩 10g	川牛膝 10g	杜仲 10g	桑寄生 12g
益母草 15g	夜交藤 30g	茯神 10g	

水煎服，日 1 剂，分早晚两次温服。

方解：方中天麻、钩藤、石决明平肝熄风；栀子、黄芩清热泻肝火；益母草活血利水；川牛膝引血下行，配合杜仲、桑寄生补益肝肾；夜交藤、茯神安神定志，全方共奏平肝潜阳，滋补肝肾之功。

加减：若见阴虚较甚，舌红少苔，脉弦细数者，可加生地、白芍等滋补肝肾之阴。若肝火亢盛，眩晕头痛较甚，加之耳鸣、目赤、口苦，舌红苔黄燥，脉弦数者，可选用龙胆草、夏枯草、菊花等清肝泻火。若眩晕较剧，呕恶，手足麻木或震颤者，有阳动化风之势，加珍珠母、生龙齿、生牡蛎、羚羊角等镇肝熄风之品。现代研究表明天麻钩藤饮具有降压、镇静和抗惊厥等药理作用，是中医治疗高血压的常用方剂。

（2）肝肾阴虚

症状：眩晕耳鸣，视力减退，两目干涩，心烦口干，神疲乏力，腰膝酸软，舌红苔薄，脉弦细。此型见于素体阴虚体质之高血压。

治法：育阴潜阳，滋养肝肾。

方药：六味地黄汤加减。

处方：

生地 30g   丹皮 10g   泽泻 10g   何首乌 15g

生龙骨 30g   生牡蛎 30g   桑寄生 15g   酸枣仁 15g

方解：生地、何首乌、桑寄生滋阴补益肝肾；丹皮、泽泻清热利水；生龙骨、生牡蛎育阴潜阳；酸枣仁养心安神，共奏滋补肝肾之阴，潜制肝阳以止头晕目眩。

（3）肝火上炎

症状：头晕且痛，目赤口苦，烦躁易怒，少寐多梦，舌红苔黄腻，脉弦数。此型见于情志不遂，气郁化火之高血压病。

治法：清肝泻火。

方药：龙胆泻肝汤加减。

处方：

龙胆草 10g   生栀子 10g   黄芩 10g   柴胡 10g

生地 20g   车前子 10g   泽泻 10g   当归 10g

甘草 6g

方解：方中龙胆草、栀子、黄芩清肝泻火；柴胡、甘草疏肝清热调中；泽泻、车前子清利湿热，生地、当归滋阴养血。

加减：若肝火扰动，失眠烦躁者，加生龙齿、珍珠母、琥珀清肝热安神志。肝火化风，肝风内动，症见肢体麻木，震颤，欲发中风者加全蝎、蜈蚣、地龙、僵蚕以平肝潜阳，清热止痉。也可用张锡纯的镇肝熄风汤。

4. 验案

柴某，女，70 岁，2013 年 9 月 20 日初诊。主诉高血压 10 年，一直服用西药降压药物。血压最高时 170/110mmHg，自觉头晕头胀，心烦燥热，时有胸闷气短，夜寐多梦，二便正常，舌暗红苔薄白，脉沉弦。查 Bp 160/100mmHg，血糖、血脂、肝肾功能正常、心电图示窦性心律，左室高电压。

西医诊断：高血压病 3 级。

中医诊断：眩晕，肝阳上亢型。

治法：平肝潜阳。

方药：天麻钩藤饮加减。

处方：

天麻 12g   钩藤 30g^(后下)   夏枯草 15g   生地 10g

白芍 10g   丹皮 10g   黄芩 10g   草决明 10g

葛根 10g   菊花 15g   夜交藤 30g   桑寄生 15g

怀牛膝 10g   益母草 20g   石决明 30g^(先煎)

7 剂，每日一剂，水煎 400ml，分早、晚温服。

二诊：服上药后头晕、头胀明显减轻，睡眠稍见好，Bp 140/96mmHg，脉弦。上方去丹皮，加丹参15g，7剂，同时加服西药苯磺酸左旋氨氯地平片2.5mg和氯沙坦50mg，每早服用。

三诊：经以上中西药配合应用7天后查血压Bp 130/80mmHg，以上临床诸症状均明显好转。

按：该例高血压病，中医辨证为肝肾阴虚不潜肝阳而上亢，从而致气血失调，阴阳失衡，是形成眩晕高血压病的基本病机。在此基本病机的基础上有夹痰、夹瘀、兼虚等，故先贤有无虚、无痰、无瘀不作眩之说法。我们认为，滋阴潜阳、平衡阴阳是治疗高血压病的最基本治法。若有夹痰、夹瘀或兼虚者，应在滋阴潜阳的基础上或兼以祛痰或化瘀或补虚。总之当今全球高血压病发病率高，是心脑血管病的最危险因素之一，治疗高血压必须达标即达到理想血压水平，才能阻止心脑肾眼底病变形成。当今控制高血压病中西医结合疗效好，西药钙拮抗剂和血管紧张素转换酶抑制剂（ACEI）或血管紧张素Ⅱ受体拮抗剂（ARB）确有良效，大多能使血压下降达标。若与中药伍用对于减轻消除高血压不适症状和保护靶器官更为有益。处方中，生地黄、白芍、桑寄生、怀牛膝补肝肾养阴以敛阳；夏枯草、黄芩、草决明、丹皮、菊花清肝泻火，清脑明目；更有天麻、钩藤、石决明平肝潜阳；以上诸药共奏滋补肝肾之阴，平肝潜阳达到阴阳协调平衡而治眩晕，降低血压达理想水平。方中夜交藤养心安神。现有研究证明葛根有扩张血管作用，与钩藤伍用可减少外周血管阻力，更有益改善肾之血流量而利尿减少回心血量，达到平稳降压止眩的目的。血压保持持久正常状态可阻止靶器官不受高血压的损害。

（四）冠状动脉粥样硬化性心脏病

1. 概述

冠状动脉粥样硬化性心脏病（coronary atheroticheart disease，CHD）简称冠心病，是指冠状动脉粥样硬化，使管腔狭窄阻塞，导致心肌缺血、缺氧而引起的心脏病，它和冠状动脉功能性改变（痉挛）一起，统称冠状动脉性心脏病（coronary heart disease），亦称缺血性心脏病。冠状动脉粥样硬化性心脏病临床上包括慢性稳定性心绞痛、不稳定性心绞痛和心肌梗死等。现就对冠心病心绞痛的诊断与治疗，从识病辨证角度加以讨论。

（1）冠心病心绞痛的定义：冠心病心绞痛是指由于暂时性心肌缺血引起的，以胸痛为主要特征的临床综合征，是冠心病最常见的临床表现。通常由于冠状动脉至少一支主要分支管腔直径狭窄在50%以上。在体力劳动或精神应激时，冠状动脉血流不能满足心脏代谢的需要，导致心肌缺血而引起心绞痛的发作。心绞痛临床分为稳定性心绞痛和不稳定性心绞痛。

（2）稳定性心绞痛与不稳定性心绞痛的区别：慢性稳定性心绞痛（SA）是指心绞痛发作的程度、频度及诱因在数周内无显著改变的患者。而不稳定性心绞痛（UA）较前者为重，但未达到心肌梗死的程度。表现心绞痛的程度重，发作频繁，时间延长，易发展为急性心肌梗死（AMI）或猝死。

（3）急性冠状动脉综合征（ACS）概念及发病机制：急性冠状动脉综合征是包括不稳定性心绞痛（UA）、非 ST 段抬高心肌梗死和 ST 段抬高心肌梗死的临床综合征。它们的共同病理机制，即冠状动脉硬化斑块破裂、血栓形成、血管痉挛，并导致病变血管不同程度的阻塞等多因素作用下导致的急性或亚急性心肌缺血、缺氧。UA 可发展为非 ST 段抬高心肌梗死，或 ST 段抬高心肌梗死。

2. 不稳定性心绞痛的临床表现

（1）静息性心绞痛：心绞痛发生在休息时，并且持续时间在 20 分钟以上。

（2）初发劳力性心绞痛：1 个月内新发心绞痛。

（3）恶化劳力型心绞痛：既往有心绞痛病史，近 1 个月内心绞痛恶化加重，发作次数频繁，时间延长。

（4）变异性心绞痛：也是 UA 的一种，通常是自发性。其特点是一过性 ST 段抬高，多数自行缓解，不演变为心肌梗死，但少数可演变成心肌梗死。动脉硬化斑块导致局部内皮功能紊乱和冠脉痉挛是其发病原因，硝酸甘油和钙离子拮抗剂可以使其缓解。

3. 不稳定性心绞痛的诊断

（1）临床表现：如同以上 UA 的 4 型表现。

（2）心电图：是主要诊断 UA 和非 ST 段抬高心肌梗死的重要方法。ST - T 动态变化是不稳定性心绞痛或非 ST 段抬高心肌梗死最可靠的心电图表现，UA 时静息心电图可出现 2 个或更多的相邻导联 ST 段下移≥0.1mV。静息状态下症状发作时记录到一过性 ST 段改变，症状缓解后 ST 段缺血改变得到改善，或者发作时倒置 T 波呈伪性改善（假性正常化），发作后恢复原来倒置状态更具有诊断价值，提示急性心肌缺血，并高度提示可能是严重冠状动脉疾病。发作时心电图显示胸前导联对称的 T 波深倒置并呈动态性改变，多提示左前降支严重狭窄。心肌缺血发作时偶有一过性束支传导阻滞。持续性 ST 段抬高是心肌梗死心电图特征性改变。变异性心绞痛 ST 段常是一过性抬高。非 ST 段抬高心肌梗死（NSTEMI）的心电图 ST 段压低和 T 波倒置比 UA 更明显而持久，并有系列演变过程，如 T 波倒置逐渐加深，再逐渐变浅。

ST - T 异常还可由其他原因引起，如 ST 段持久抬高应排除左室室壁瘤、心包炎、肥厚性心肌病等。

（3）实验室检查：做心肌损伤标记物检查，其目的可以帮助诊断 NSTEMI，或排除 NSTEMI 的诊断。见表 3 - 3。

表 3-3　心肌损伤标记物及检测时间

检测时间	肌红蛋白	肌钙蛋白		CK-MB
		cTnT	cTnI	
开始升高时间(h)	1~2	2~4	2~4	4~6
峰值时间(h)	4~8	10~24	10~24	18~24
持续时间(d)	0.5~1.0	5~10	5~14	3~4

注：cTnT 心脏肌钙蛋白 T，cTnI 心脏肌钙蛋白 I，CK-MB 肌酸激酶同工酶。

（4）冠状动脉造影：是诊断冠心病的金指标，可以直接显示冠状动脉狭窄程度、部位，对决定治疗策略有重要意义。

4. 中医学对冠心病病因病机的认识

冠心病可归属于中医学"胸痹心痛病""真心痛""厥心痛"等范畴。各种心绞痛的发作与胸痹心痛相一致，而急性心肌梗死则属真心痛、厥心痛范畴。关于冠心病心绞痛和心肌梗死，历代医家文献，多用胸痹心痛和真心痛、厥心痛之名。对其病因病机进行了不断的探索。《灵枢·五邪》提出"邪在心，则病心痛"。指出"邪"是心痛发生发展的主要致病因素。邪主要包括寒凝、气滞、痰浊、血瘀等。病机为邪实闭阻心脉（冠状动脉），导致心脉不畅或完全阻塞不通，不通则痛。或因患者素体禀赋不足，或年高体弱，脏腑气血虚损，心脉失于荣养，不荣则痛。

（1）不通则痛

1）寒凝心脉：寒性凝滞，寒凝血脉，血流凝滞不畅，不通则痛。如唐代孙思邈《备急千金要方·心腹痛》"寒气猝然客于五脏六腑，则猝发心痛胸痹"。明代徐春甫在《古今医经大全·心痛门》中提出心痛是寒邪引起，但真心痛是寒邪伤君，厥心痛为寒邪伤心包络。文中记录说"真心痛者，寒邪伤其君也，手足青至节，甚则旦发夕死，夕发旦死。厥心痛者，乃寒邪客于心包络也"。从历代医家文献记载及对冠心病流行病学调查，冠心病心绞痛、心肌梗死冬季寒冷发病率明显高于温暖的春夏季节，寒冷的北方发病率明显高于南方温暖地带。表明人体受寒，则筋脉拘紧，寒凝心脉则心血凝滞，心脉不通则痛，故寒冷可诱发心绞痛，或引发心肌梗死。

2）气滞心脉：气机不畅，心气郁结，而阻碍心血畅流，则血流滞塞，引起心脉痹阻，发为心痛。《金匮要略·胸痹心痛短气病脉证治》提到气机阻滞、胸阳不振则心痛。如"胸痹心中痞，留气结在胸……"清代沈金鳌《杂病源流犀烛·心病源流》明确指出"七情之由作心痛……除喜之气能散外，余皆足令心气郁结而为痛也"。以上论述了情志内伤导致气滞心胸、心脉瘀滞可引起心痛发作。这与精神应激时，冠状动脉血流不能满足心肌代谢的需要，导致心肌缺血，而引起心绞痛发作的说法是一致的。不过情志内伤、精神应激皆为诱发心绞痛或心肌梗死的诱因。

3）血瘀痹阻：血瘀阻滞、心脉（冠脉）不通则心痛。如《素问·举痛论》提出"经脉流行不止，环周不休，寒气入经而稽迟，泣而不行，客于脉外则血少，客于脉中则气不通，故卒然而痛"；"心痹者，脉不通"。这与冠状动脉粥样硬化，冠脉狭窄病变血管有不同程度的阻塞的说法相类似。再如，明代龚信《古今医鉴·心痛》："夫胃脘、心、脾痛者，或因身受寒邪、口食冷物，内有郁热，素有顽痰、死血。"虞抟《医学正传·胃脘痛》："有真心痛者，……又曰污血冲心"。日本丹波元坚《杂病广要·身体类·胸痹心痛》指出"古有患胸痹者，心中急痛如锥刺，不得俯仰，蜀医谓胸府有恶血故也。"以上诸家所云"死血""污血""恶血"皆可导致心痛。这便与现今冠状动脉粥样硬化斑块破裂，血栓形成而导致病变血管不同程度的阻塞说法相一致。

4）痰浊闭阻：痰饮是诸多原因所形成的一种病理产物，痰浊内聚，痹阻心胸，阻遏阳气，血运不畅，形成痰瘀交阻，导致心病。如隋代巢元方《诸病源候论》"心痛而多唾者，停饮乘心之络故也""夫心痛；多是风邪痰饮，乘心之经络"强调了痰饮致病。《金匮要略》认为心痛常为脾肾阳虚失运，痰饮水湿内停所致，制订多首化痰为主治疗心痛的方剂，如瓜蒌薤白半夏汤等。元代朱丹溪《丹溪手镜·心腹痛》指出"痰水停饮留结不散名胸痹"。明代秦景明《症因脉治·内伤痹症》："心痹之因……痰凝血滞，中焦浑浊，则闭食闷痛之症作矣"。以上各家均认为痰浊闭塞心脉，导致心痛。其机制是痰浊阻遏气机胸阳痹阻而发胸痹心痛。

（2）不荣则痛：冠心病患者大多年高体弱，脏腑亏虚，阴阳气血俱虚，心脉失养，不荣则痛，发为心痛。

总之，冠心病病位在心，具体在冠状动脉，是本虚标实之证。本虚乃人体阴阳气血脏器虚衰为病之本，即心脏冠状动脉血流受阻瘀滞不畅，不荣于心肌。在此病理基础上，常因七情、劳倦、暴食、受寒、吸烟等诱因，导致心脉（冠脉）挛急，血不荣心，发生心绞痛，若心脉完全闭塞不通，则发为心肌梗死。

5. 西医治疗冠心病的现状

冠心病心绞痛的治疗西医多以药物治疗为主，联合应用硝酸酯类、钙拮抗剂、β-受体阻滞药、血管紧张素转换酶抑制剂（或血管紧张素Ⅱ受体拮抗剂）和抗凝剂等，其对稳定性心绞痛（SA）的治疗目的是预防心肌梗死和猝死的发生，减轻症状和心肌缺血发作，改善生存质量。而对于不稳定性心绞痛（UA），要联合应用上述药物强化治疗。除此外，还应积极处理冠心病的危险因素。如高血压、高血脂、糖尿病、肥胖、吸烟等。当内科药物治疗无效，应及早的根据冠状动脉造影的检查结果，进行冠状动脉腔内成形术或冠状动脉旁路移植术。

识病辨证论治冠心病：识病即辨病，即根据临床表现（症状、体征）结合病史，及相关的检查，如心电图、超声心动图、心肌损伤标记物、冠状动脉造影等，以确定冠心病的诊断。然后根据中医学理论对冠心病（胸痹心痛、真心痛）的病因病机进行客观的分析，得出冠心病的证候(证型)的诊断,也即获得冠心病的病变部位,病因病机,证候属性,正邪盛衰的发展趋势。如此完成了识病辨证的全部诊断过程,诊断辨证明确即可采取治疗措施。血瘀阻滞心脉是冠心病最基本的病因病理。历代中医文献及历代名医对胸痹心痛、真心痛的病因病机、症状表现的记载与现今的冠心病心绞痛、心肌梗死的病因病理相类似。中医学认为心脉痹阻,不通则痛,是冠心病心绞痛的主因。而心脉痹阻不通的致病因素有血瘀、痰浊、气滞、寒凝等。正如《灵枢·五邪》所云"邪在心,则病心痛"。而真正导致心脉痹阻不通的是心脉内的血瘀之邪。历代医家皆云心脉中有顽痰、恶血、污血、死血而引起心痛之说,这与现今冠状动脉粥样硬化导致冠脉管腔狭窄,或内有斑块破裂和糜烂,并发血栓形成,或动脉斑块导致局部内皮功能紊乱和冠脉痉挛的认识是相一致的。故瘀血、痰浊阻滞心脉,心脉不通,不通则痛,是引发冠心病的最基本病因和病机。感受寒邪、情志失调、饮食不节、劳倦是冠心病的诱因。

(1)心血瘀阻

症状:心胸疼痛剧烈,如刺如绞,甚或心痛彻背,背痛彻心,或痛引肩背,伴有胸闷,日久不愈,常因精神刺激、情志不遂和劳累后诱发或加重,舌质暗红,或紫暗,有瘀斑,舌下瘀筋,脉弦涩或结、代、促。

此证型多见于初发劳累性心绞痛,此型 UA 是指初次发生的心绞痛,此型有两种转化趋势,一为病情稳定,成为稳定性心绞痛,二为病情逐渐恶化,甚至发生心肌梗死或猝死。本病发生主要由于动脉粥样硬化病变后,冠状动脉储备功能下降。在增加心肌耗氧的情况下,即发生心绞痛。心绞痛的出现提示冠状动脉硬化发展到了较为严重的程度,或病灶下不稳定,出现破裂、出血、血小板被激活、微小血栓形成等这一系列的病理改变,属中医血瘀的范畴,因此中医治疗时,应注重活血化瘀。

治法:活血化瘀,通脉止痛。

方药:血府逐瘀汤。

方解:本方用桃红四物汤合四逆散加桔梗、牛膝组成,四物汤,活血化瘀而通脉,柴胡、枳壳、桔梗、牛膝配伍调畅气机,行气活血。

加减:若瘀血痹阻重症,胸痛剧烈者,可加丹参、川芎、乳香、没药,或加用水蛭、土鳖虫、地龙等逐瘀破血之药,可加大通脉止痛之力,能获满意疗效。

若气虚血瘀痹阻可选用补阳还五汤加减,方中川芎、赤芍、当归、桃仁、红花为桃红四物汤去地黄,具有活血化瘀通心脉的作用,地龙通经活络止痛,重用黄芪益心气,心气充足,方以达到活血通脉之功。方中若加入人参、西洋参,其效更佳;若加入水蛭、三七化瘀通脉之力更强。对于恶化劳力型心绞痛有较好疗效。

(2)寒凝心脉:瘀血阻滞心脉是冠心病的基本病理,在此病理基础上感受寒邪或情志不遂、饮食不节,以及劳累等均是诱因可诱发心绞痛的发作和加重病情。

症状:猝然心痛如绞,或心痛彻背,背痛彻心,心悸气短,伴形寒、手足不温、冷汗自出、多因气候骤冷或骤遇风寒而发病或加重症状，苔薄白，脉沉紧。

此型多在素体阳虚，瘀血阻滞心脉的病理基础上，复感寒邪而诱发心绞痛。多见于静息性心绞痛，发生在休息时，与活动无明显关系，以夜间和凌晨发作多见。夜为阴时，凌晨阳气初生，阳虚生内寒，寒则血涩而不行或外受寒邪，心脉拘急，血流不畅或受阻，则发为心痛。

治法：祛寒活血，通脉止痛。

方药：当归四逆散。

方解：方中以桂枝、细辛温散寒邪，通阳止痛；当归、芍药养血活血，芍药与甘草相配，可缓急止痛，更以通草入经通脉；大枣养脾和营。此方温阳活血祛瘀并重。在心绞痛急性剧烈发作并伴有四肢不温，冷汗自出时，应立即含化具有芳香化浊，理气温通开窍之功效的苏合香丸或冠心苏合丸、麝香保心丸，可使心绞痛获得缓解，当心绞痛缓解后，应视患者素体阳虚之程度予当归四逆散中加入温补阳气之剂，如保元汤等。

（3）气滞心胸

症状：心胸满闷、隐痛阵发、时欲太息，多因情志不遂时诱发或加重，舌红苔薄白，脉弦细。

此证型是在血瘀心脉的病理基础上因情志波动而诱发心绞痛发作。情志过极，则心气虚损或心气郁结，心脉瘀阻而发为心痛。

治法：疏理气机，通脉止痛。

方药：柴胡疏肝散。

方解：本方由四逆散加香附、川芎、陈皮组成。四逆散疏肝理气，柴胡、枳实（或枳壳）可升降气机，白芍与甘草同用可缓急舒脉止痛。香附、陈皮以加强理气解郁之功，川芎为血中气药，既活血又能调理气机。诸药配合，共奏疏理气机，通脉止痛之功。临床上也有选用逍遥散或丹栀逍遥散加减调治的。

（4）痰浊闭阻

症状：胸部闷痛，肥胖体沉，痰多气短，倦怠乏力，纳呆，便溏，口黏，恶心，苔白腻或滑腻，脉滑。

治法：通阳泄浊，豁痰开结。

方药：瓜蒌薤白半夏汤加味。

方解：本方以瓜蒌、薤白化痰通阳，行气止痛；半夏、厚朴、枳实辛苦温，行气滞而化痰结；加用桂枝温阳化气通脉，配茯苓、甘草健脾利水；以干姜、细辛温阳化饮，散寒止痛。全方诸药配伍，共奏温阳化饮，泄浊化痰，散结止痛之功效。

若患者痰黏稠色黄，便秘，苔黄腻，脉滑数是痰浊郁而化热，治应选用黄连温胆汤以清泄痰热。

6. 体会

冠心病是严重威胁人类健康，引起死亡的主要疾病之一。近20多年来，冠心病发病率快速增长和心血管病谱的变化，预示着我国在未来几十年间面临心血管疾病，尤其是冠心病的发病率和死亡率快速增长的严峻形势，这将给人民健康造成严重威胁。根据我国国情，中西医团结协作，积极开展对冠心病的预防和治疗，以及对高血压、高脂血症、糖尿病等危险因素的干预，这对保护人民健康具有十分重要意义。

冠心病的诊断，除根据病史、症状、体征外，对心电图、超声心动图、心肌损伤标记物，及冠状动脉造影等理化检查的数据不可忽视，是诊断冠心病，判断病变部位，病情轻重预后及采取治疗对策的不可缺少的依据。如此诊断和治疗冠心病符合识病辨证，宏观辨证与微观辨证相结合的诊疗思维模式，也是当今中医、中西医结合、西医所形成的共识。

冠心病属中医"胸痹心痛""真心痛"范畴，病变部位在心脉（冠脉），病理变化是冠状动脉粥样硬化，冠状动脉内有斑块形成，导致冠脉狭窄，血流不畅，心肌缺血、缺氧，或者易损斑块破裂，并发血栓形成或冠脉痉挛终致冠脉狭窄形成心绞痛，甚者冠脉任何一支血管阻塞则成为心肌梗死。这与中医学血瘀阻滞心脉，心脉不通则心痛是一脉相承的。历代医家所云"死血，污血，恶血"阻滞心脉，心脉不通引致心绞痛，与冠脉粥样斑块，以及斑块的破裂并发血栓形成是相类似的，只是古今说法不同而已，实则所述之理是相同的。

本病多发生于中老年人，尤其是年老体弱，脏气衰微，心气不足，心阳不振，无力运血，冠脉瘀血积聚（恶血、污血、死血）。因此，病机为本虚标实，心气虚是本，血瘀心脉是标。治病求本，本病血瘀阻滞心脉导致心痛，故活血化瘀，通脉止痛是最基本的治法。常用方剂多以血府逐瘀汤为基本方化裁，根据我们多年的临床观察，认为血府逐瘀汤对稳定性心绞痛有较好疗效。而对不稳定性心绞痛作用稍逊。故常在方中加入水蛭、土鳖虫、地龙、山甲、三七等逐瘀活血药后，缓解或解除心绞痛作用良好。而对于年高体虚者，又常以补阳还五汤加入党参、水蛭、三七以增加益气和化瘀通脉之力，效果更佳。以上表明，水蛭、地龙、山甲、三七等药活血化瘀力著，通脉止痛效佳，对于介入性治疗后的再狭窄也有防范作用。至于感受外寒或素体阳虚之寒凝血脉，痰浊痹阻心脉，气滞心脉等证候的病因皆为诱因，治疗时应因人、因时、因地制宜，在活血化瘀为基本治法的基础上分别予以祛寒温经、通阳泄浊、豁痰开结、疏理气机治法。

（五）心律失常

1. 概述

心律失常（cardiac arrhythmias）是指心脏冲动的频率、节律、起源部位、传导速度与激动顺序的异常。按其发生机制，可分为冲动形成异常和冲动传导异常两大类。临床上常根据心室率的不同分为快速性及缓慢性心律失常。

心律失常多见于各种器质性心脏病，其中以冠心病、心肌病、心肌炎和风湿性心脏病等多见，尤以心力衰竭和急性心肌梗死时，更易引起严重的心律失常，可导致严重的血流动力学障碍，甚至死亡。非心源性疾病，如慢性阻塞性肺病、急性胰腺炎、急性脑血管病、妊娠高血压综合征等病情严重者，均可引发电解质紊乱和酸碱平衡失调，如高血钾、低血钾等亦可导致心律失常。物理和化学因素的作用与中毒，如中暑、电击伤、工业性毒物、农药、动物毒素（如蛇毒），有毒植物（如乌头）可引起心律失常，中毒甚者可致死亡。或因一些医疗药物，如阿霉素、洋地黄、肾上腺素、阿托品等使用不当或过量亦可引发心律失常。

心律失常有多种不同的发生机制，一为心脏激动起源异常，如窦性激动异常、异位激动异常、触发性激动异常；二为心脏激动传导异常，如折返激动、传导阻滞。

心律失常临床表现主要有心悸、头晕、晕厥、呼吸困难和胸痛等症状，可见数、疾、促、结、代、迟等脉象。在中医学中尚无相对应的病名，根据不同的临床表现，可分属中医的"心悸""怔忡""厥证"等范畴。

2. 病因病机

（1）心血亏虚：心主血，血赖心气的推动运行于周身，荣养脏腑四肢百骸，维持人体的生理功能。若先天禀赋不足，后天失于调养；或思虑过度，伤及心脾；或脾胃虚弱，气血生化乏源；或失血过多等，均可以导致心血亏虚，使心失所养而致惊悸、怔忡。诚如《丹溪心法·惊悸怔忡》所云："人之所主者心，心之所养者血，心血一虚，神气不守，此惊悸之所肇端也。"

（2）心气不足：心主阳气，心气为推动血液运行的动力，心气不足则不能推动血液的正常循行，亦致心失所养，而神气失摄而引起心悸。另外，心气不足，血行不畅，心脉受阻，亦可以导致惊悸、怔忡。心之阳气不足，气化不利，水液不得下行，停于心下，亦可导致心悸。

（3）痰饮水停：心阳之虚可累及脾肾阳虚，肾阳不足，影响膀胱气化功能，脾阳虚，脾失健运，水湿内停，因此脾肾阳虚，水湿失于运化和温化，而停聚成饮，寒饮上迫，上凌于心，心阳被遏，导致心悸；若火热内郁，煎熬津液而成痰浊，痰浊扰心则心悸。

（4）肝肾阴虚：肝藏血，肝阴不足，肝血亏耗，使心血亦虚，心失所养而发为心悸，是肝血虚而不能养心之故。肝阴不足，肝阳上亢，肝火内炽，上扰心神而为心悸。肝肾同源，肝阴不足亦可致肾阴不足，肾阴亏损亦可影响肝阴。肝肾阴虚可引起心阴不足，继而伤及心气，则易导致心悸、怔忡的发生。

（5）心脉瘀阻：心主血脉，若心气虚，心阳不振，温运血液循行的功能不利；或感寒邪，寒凝血脉，而血运不畅；或情志失调，而气机郁滞，影响血运而形成气滞血瘀。以上诸因素均可导致血脉运行不畅，心脉因之而瘀阻，引起惊悸、怔忡等心律失常的发生。

3. 诊断

心律失常在临床上最常见，可发生于有器质性心脏病的患者，也可以发生于正常人。引起心律失常的原因很多，发生的机制很复杂。对于心律失常的诊断，一定要明确其存在什么样的心脏病或为其他何种原因所引起。心律失常的主要临床表现除有原发病的表现外，主要有心悸、头晕、晕厥、呼吸困难和胸痛等。而心电图的异常图形对明确各种不同的心律失常具有特殊重要的意义，对于采取治疗措施具有指导性意义。

临床上根据心室率不同，可分为快速性心律失常和缓慢性心律失常。快速性心律失常包括窦性心动过速、房性心动过速、室性心动过速、心房扑动、心房颤动、心室扑动、心室颤动、预激综合征。缓慢性心律失常包括窦性心动过缓、窦性停搏、窦房阻滞、病态窦房结综合征、房室传导阻滞、室内传导阻滞。根据治病求本，审因论治的原则，董教授强调遇到心律失常的患者，首先应寻找病因，什么病引起的心律失常，然后依据患者的心电图的异常表现判断属于何种心律失常，再结合病因病机确定证型予以治疗。当今，对于急危重患者有严重心律失常者，要中西医结合，抓紧时机迅速处理。当今心律失常的非药物治疗迅速发展，室上性和一些室性心律失常可通过射频消融治愈，已被诊断明确的缓慢性心律失常可通过安装心脏起搏器而治愈，是当今医务工作者不应忽略的。

4. 辨病辨证论治

（1）快速性心律失常的诊断与治疗

1）过早搏动

A. 定义：过早搏动，即期前收缩，简称早搏，是指心脏某一部位较基础心律提前发放冲动而提前引起心脏的一部分或全部除极，是最常见的心律失常。按起搏部位的不同可分为窦性、房性、交界性、室性早搏，其中以室性早搏最为常见，房性、交界性早搏次之。

B. 临床表现：轻者可无症状，或者心悸，心前区不适。频繁或连续出现的早搏可引起心悸、胸闷、头晕、乏力，甚至心绞痛或呼吸困难。体征：听诊基础节律间期有提早搏动以及随后的较长间歇，脉象可见结代促。

心电图检查：根据心电图和 24 小时动态心电图的表现以明确早搏的性质和数量。

C. 分类

a. 房性早搏：提前出现 P' - QRS - T 波群，P' 波形态与窦性 P 波不同；P' - R ≥ 0.12 秒；代偿间歇不完全；P' 后 QRS 波群一般与窦性心律相似，如无 QRS 波时称房早未下传，可形成有较长间歇；有相关宽大畸形的 QRS 波群时称房性早搏伴室内差异性传导。

b. 交界性早搏：提前出现 QRS - T 波群，形态与窦性心律相同；在 QRS 波群之前、之中、之后可见逆行 P' 波，其中之前者 P' - R < 0.12 秒，之后者 R - P < 0.12 秒；代偿

间歇可完全或不完全；如交界性早搏有前传或逆传速度减慢时，则 P'－R 或 R－P 间期延长。

c. 室性早搏：提早出现宽大畸形的 QRS－T 波群，QRS 波时限≥0.12 秒；QRS 波群前后无相关 P 波；室性早搏后伴有完全性代偿间歇，ST 段和 T 波方向与 QRS 主波方向相反。

D. 辨证论治：以上各种早搏按如下证型予以治疗。

a. 心气不足

症状：心悸、气短、头晕乏力，自汗，失眠多梦。舌淡红，苔薄白，脉结代。

治法：补益心气，养血复脉。

方药：炙甘草汤加减。

处方：

炙甘草 10g　党参(或人参)30g　黄芪 20g　生地 10g

桂枝 10g　　阿胶 10g(烊化)　　麦冬 15g　炒枣仁 15g

生姜 3 片

方解：本方重用炙甘草配黄芪、党参补益心气，生地、阿胶、麦冬、炒枣仁养心阴以充养血脉，桂枝、生姜可温通心阳。

加减：早搏频繁，可加入生牡蛎、磁石等。

b. 心阳不振

症状：心悸、胸闷气短，面白，肢冷畏寒。舌淡，苔白，脉沉细无力而结代。

治法：温补心阳，安神定悸。

方药：桂甘龙牡汤加味。

处方：

炙甘草 10g　桂枝 10g　生牡蛎 30g　生龙骨 30g

附子 10g　　白术 10g　茯苓 10g　　远志 10g

方解：方中以炙甘草、桂枝、附子温补心阳，生牡蛎、生龙骨重镇安神，白术、茯苓、远志以健脾养心安神。

c. 心脾两虚

症状：心悸，头晕，倦怠乏力，面色不华，纳差少食，失眠多梦。舌淡，苔白，脉细弱或结代。

治法：补益心脾，安神定悸。

方药：归脾汤加味。

处方：

黄芪 30g　　人参(或党参)10g　白术 10g　炙甘草 10g

当归 10g　　龙眼肉 10g　　　茯神 10g　远志 10g

炒枣仁 15g　木香 6g

方解：方中黄芪、人参、白术、炙甘草益气以生血，当归、龙眼肉养血，茯神、远志、炒枣仁养心安神，木香行气。全方配伍，补而不滞。

d. 痰火扰心

症状：心悸，胸闷多痰，呕恶眩晕，失眠多梦，口苦咽干，大便秘结，小便短赤。舌红，苔黄腻，脉弦滑伴结代。

治法：清热化痰，安神定志。

方药：黄连温胆汤。

处方：

黄连 10g　半夏 10g　陈皮 10g　甘草 10g

枳实 10g　竹茹 6g　茯苓 12g　生姜 3 片

方解：黄连苦寒泻心火，半夏、陈皮、茯苓、甘草、生姜、枳实、竹茹祛痰化湿，理气和胃。全方清泻心火，化除痰湿，使心宁神安。

e. 心脉瘀阻

症状：心悸，胸闷或痛，时作时止，唇甲青紫。舌质紫暗或有瘀斑，脉涩或结或代。此型多见于冠心病各种早搏。

治法：活血化瘀，通脉止悸。

方药：血府逐瘀汤。

若气虚血瘀者，选用补阳还五汤（方药组成及方解参见冠心病的诊断与治疗）。

2）阵发性心动过速

A. 定义：阵发性心动过速包括阵发性室上性心动过速和阵发性室性心动过速。阵发性室上性心动过速，简称室上速，指室上性期前收缩连续 3 次或 3 次以上，是由希氏束分叉以上的心脏组织异常活动所致，包括窦房结、心房、房室结、希氏束部分，还包括心室肌参与所致的心动过速。其对血流动力学无明显影响。可见于青年人、无心脏病患者。亦可见于冠心病、风心病、甲亢性心脏病和洋地黄中毒等。室性心动过速，简称室速，是指发生在希氏束分叉以下的束支、浦肯野纤维、心室肌的快速连续性室性异位激动。自发者异位激动须连续 ≥3 个，程序电刺激诱发者须连续 ≥6 个，且频率 ≥100 次/分，其可严重影响血流动力学。90% 伴发于器质性心脏病，尤其见于冠心病、心肌炎和心肌病。10% 左右无器质性心脏病的证据，称为特发性室性心动过速。

B. 临床表现

a. 阵发性室上性心动过速：多见于无器质性心脏病的患者，发作方式呈突发突止。发作时感心悸，焦虑不安，多尿，眩晕，严重者晕厥，心绞痛，甚至心力衰竭、休克。听诊第一心音的强度恒定，心律绝对规则，脉疾速。心电图示心室率 150～250 次/分，节律规则；QRS 波正常，当伴室内差异性传导阻滞时，QRS 波增宽；P 波呈逆传型，可位于

QRS 波前、QRS 波之中或之后，P 波与 QRS 波有恒定关系；ST – T 有继发性改变。

b. 阵发性室性心动过速：多见于原有心脏病症状和体征的患者。大多数为阵发性，发病突然，经治疗或自限性突然消失。少数症状轻微，多数突发心慌、胸闷、恐惧、颈部发胀及跳动感、眩晕等症状，严重者可出现休克、呼吸困难、肺水肿、晕厥，甚至导致心室扑动、心室颤动而猝死。体征：心率波动在 150 ~ 220 次/分，节律多较规整。颈静脉波动强弱不等，间歇出现较强的颈静脉搏动。听诊第一心音强弱不等，有时可闻及与房室分离有关的炮轰音。可出现低血压。心电图表现：宽而畸形的 QRS 波连续出现≥3 次，节律基本规则，频率≥100 次/分，ST – T 与主波方向相反。P 波与 QRS 波无关系，形成房室分离；室率 > 房率，但因 P 波常融于 QRS 波中，难以辨认。完全性或部分性心室夺获；窦性激动可完全夺获心脏，表现窄 QRS 波，其前有 P 波 P – R > 0.12 秒；窦性冲动与异位激动同时兴奋心脏时表现为部分夺获，图形介于室性与窦性之间称室性融合波。

C. 辨证论治：本病的诊断依据是相应疾病的病史、症状和体征，及室上性心动过速和室性心动过速的心电图特点。应参照"心悸"辨证，中西医结合进行治疗。

a. 心阳虚脱

症状：心悸、气促、面色苍白，四肢厥冷，冷汗淋漓。脉微细数欲绝。

治法：温补心阳，益气救脱。

方药：参附汤加味。

处方：

人参 30g   附子 10g   黄芪 30g   白术 10g

炙甘草 10g   煅牡蛎 30g

方解：人参、黄芪、白术、炙甘草补气救逆，附子温补心阳，煅牡蛎敛肝阳止汗，共奏急救亡阳虚脱之证。

b. 气阴两虚

症状：心悸气短，倦怠乏力，汗多口渴，脉虚数。

治法：益气敛阴，养心安神。

方药：生脉散加味。

处方：

西洋参 30g^(先煎)   麦冬 20g   五味子 10g   山茱萸 30g

方解：方用西洋参补益元气，麦冬养阴，五味子、山茱萸敛阴止汗，四药合用，大补气阴，敛汗，生脉，可急救元气耗伤虚脱之证。

3）心房颤动

A. 定义：心房颤动，简称房颤，是临床上最常见的室上性心律失常，是由心房主导折返环引起许多小折返环导致的房律紊乱。主要危害，可诱发或加重心力衰竭，增加血栓栓塞的危险。发作方式呈阵发性或持续性。持续性房颤多见于各种器质性心脏病。高血压、冠心病、风心病、甲状腺功能亢进为最常见的病因。

B. 临床表现：心悸，气急，胸闷，初发者可感恐惧或焦虑，心室率极快者可出现心绞痛和心功能不全。体征：心室率一般为 100～160 次/分，听诊时心音强弱不等，心律绝对不规则，有脉搏短绌。心电图示：P 波消失，代之大小不一、形态不规则，间距不等，频率范围 350～600 次/分的 f 波。R－R 间距绝对不等，心室率一般为 100～160 次/分。

C. 辨证论治：根据引起房颤的基础病结合房颤的临床表现和心电图的特征性表现即可以明确诊断。治疗方面主要是控制心室率，改善血液循环，防止心力衰竭，并防止血栓栓塞。应中西医结合予以治疗。

a. 心虚胆怯

症状：心悸不宁，善惊易恐，坐卧不安，少寐多梦，易于惊醒，恶闻声响。苔薄白，脉弦细（此型多见于功能性心律失常和阵发性房颤）。

治法：镇静安神。

方药：安神定志丸加减。

处方：

龙齿 30g　紫石英 30g　生牡蛎 30g　人参 10g

茯神 10g　远志 10g　菖蒲 10g　琥珀 1.5g^{（冲服）}

方解：方中龙齿、紫石英、牡蛎、琥珀重镇安神，茯神、远志、石菖蒲养心安神，人参补益心气，共奏镇静安神，止悸除颤之功。

b. 心脉瘀阻

症状：心悸，胸闷，心绞痛，唇甲青紫。舌质紫暗，或有瘀斑，脉涩或结或代或促（此型多见于冠心病房颤）。

治法：活血化瘀，通脉止悸。

方药：血府逐瘀汤加减。

处方：

当归 10g　赤芍 15g　川芎 10g　丹参 30g

水蛭 6g　桃仁 20g　红花 10g　枳壳 12g

郁金 10g　元胡 10g　降香 10g　三七粉 3g^{（冲服）}

方解：方中以当归、赤芍、川芎、丹参、水蛭、桃仁、红花、三七粉众药活血化瘀，通脉止痛，抗凝血，防止血栓栓塞。枳壳、郁金、元胡、降香理气通脉。

若气虚者可应用补阳还五汤加减：黄芪 30g、党参 20g、川芎 10g、丹参 30g、葛根 15g、当归 10g、地龙 10g、水蛭 6g、三七粉 3g（冲服）。方中重用黄芪、党参补气以增加心气推动血液运行之力；川芎、丹参、当归、葛根、地龙、水蛭活血化瘀，通脉止痛，与黄芪、人参相配伍，具有雄厚的益气化瘀作用。

c. 心血亏虚

症状：心悸气短，头晕目眩，面色无华，神疲乏力，少寐多梦，健忘。舌淡红苔白，脉细弱而不齐。

治法：补血养心，安神定悸。

方药：归脾汤加减（参见过早搏动）。

d. 阴虚火旺

症状：心悸易惊，心烦失眠，五心烦热，口干，盗汗，伴耳鸣，腰酸，头晕目眩。舌红少苔，脉细乍疏乍缓，忽强忽弱。

治法：滋阴清火，安神定悸。

方药：黄连阿胶汤加减。

处方：

黄连 10g　　黄芩 10g　　白芍 12g　　阿胶 10g(烊化)

炒枣仁 20g　珍珠母 30g　生牡蛎 30g

方解：方中黄连、黄芩清心火，阿胶、白芍滋阴养血；炒枣仁、珍珠母、生牡蛎安神定惊。

e. 心阳不振（参见过早搏动）。

f. 水气凌心

症状：心悸、胸闷痞满，渴不欲饮，小便短少，下肢浮肿，形寒肢冷，恶心呕吐。舌淡苔滑，脉弦滑或沉细滑，脉律不整（此型多见于心力衰竭房颤）。

治法：振奋心阳，化气利水。

方药：苓桂术甘汤。

处方：

茯苓 15g　桂枝 10g　炙甘草 10g　白术 15g

方解：方中茯苓淡渗利水，桂枝、炙甘草通阳化气，白术健脾祛湿。

加减：若尿少肢肿者加泽泻、猪苓、防己、车前子、大腹皮以利水消肿；若咳喘、有肺水肿者加葶苈子、桑白皮、杏仁以宣肺泻肺利水；若兼瘀血者，加当归、川芎、泽兰、益母草；若因肾阳虚衰，不能制水，而水气凌心，症见心悸、咳喘，不能平卧，尿少浮肿，应选用真武汤以温肾助阳，化气行水，为治阳虚水泛重症之方剂。

（2）缓慢性心律失常的诊断与治疗

1）定义：缓慢性心律失常是指心率缓慢，不足 60 次/分，或伴有心律不齐。临床上包括窦性心动过缓、窦性停搏、窦房阻滞、病态窦房结综合征、房室传导阻滞、室内传导阻滞。以上缓慢性心律失常可见于多种疾病中，但共同特点为心率缓慢。临床多表现有心悸，胸闷气短，乏力，眩晕，严重者晕厥。脉见迟或沉细结等。结合心电图可以做出明确诊断。

2）病因病机：有关心律失常的病因病机前已阐述，但现今中医临床上认为缓慢性心律失常病机是心气虚、心阳不振而致心血瘀阻；或是因脾肾阳虚、水湿不化形成痰饮湿滞，故心肾阳虚是病之根本。心肾阳虚又可因虚致实形成的血瘀或痰湿是病之标。治当以温补心肾为最基本治法，或兼化瘀通脉，或兼化痰除湿通脉。

3）辨证论治

A. 心阳虚证

症状：心悸，眩晕，时或晕厥，气短乏力，面白，畏寒肢冷，失眠。舌淡，脉迟缓。

治法：温通心阳，益气活血。

方药：桂甘龙牡汤加减。

处方：

桂枝 10g　　炙甘草 10g　　龙骨 30g　　牡蛎 30g

炮附子 10g　党参 30g　　　黄芪 30g　　川芎 10g。

方解：方中桂枝、附子温心阳，炙甘草、党参、黄芪补益心气，川芎辛温活血，上药配伍，可提高心率、脉率，龙骨、牡蛎重镇止悸。

加减：若血瘀重者可加入丹参、当归、桃仁、红花等。

B. 心肾阳虚

症状：头昏，晕厥，心悸，喘息，耳鸣，失眠多梦，腰酸肢软，畏寒肢冷，夜尿频多。舌淡胖，脉沉迟而弱。

治法：温补心肾。

方药：

炮附子 10g　　桂枝 10g　　　淫羊藿 15g　党参 30g

黄芪 30g　　　炙甘草 10g　　当归 10g　　川芎 10g

补骨脂 10g　　麦冬 15g　　　五味子 10g

方解：方用附子、桂枝、淫羊藿、补骨脂温心肾，振奋阳气，伍以党参、黄芪、炙甘草补气；当归、川芎养血活血，调畅心脉；以麦冬、五味子养护心阴，兼制阳热性药物之燥热，诸药配伍具有温补心肾，振奋心阳，益气活血，温通经脉，而提升心率，缓解病情的作用。

加减：若气虚甚者，可加用人参；阳虚甚者加肉桂、干姜；阳虚寒凝加麻黄、细辛；夹痰者加瓜蒌、薤白；夹饮者加茯苓、白术。

（六）病毒性心肌炎

1. 概述

病毒性心肌炎（viral myocarditis）是指由各种病毒引起的心肌急性炎症和慢性炎症。各种病毒引起的心肌炎症大多有前驱病毒感染史。而以呼吸道和肠道感染的微小核糖核酸病毒最为常见。柯萨奇、埃可、流感、腮腺炎、风疹和腺病毒等为致病病原。病毒可直接，亦可通过毒素作用于心肌。细胞免疫和体液免疫也被认为是心肌损害的重要因素。病理表现为心肌细胞溶解、坏死、变性、肿胀等，以间质损害为主的心肌炎表现为心肌纤维之间和血管周围结缔组织中炎性细胞浸润。从病变范围可分为局灶和弥漫性心肌炎。病毒性心肌炎可见于各年龄组，儿童和青少年发病率高，是儿童和健康青年猝死的重要原因。

2. 病因病机

本病的发生是因人体正气虚弱，六淫等病邪乘虚侵袭，累及心系，内舍于心，心肌受损所致。病初外感六淫等邪毒，首先犯表，肺卫感邪，宣肃失司，症见：恶寒、发热、咳嗽、流涕等肺卫表证；继则淫邪化热，热毒淫心，损伤气阴，症见：胸闷、乏力、心悸怔忡等心律失常的表现。这与清代叶天士《温热论·温病大纲》所云："温邪上受，首先犯肺，逆传心包"的病程路径相类似。亦有继腹泻等肠道感染后，因湿热之毒侵淫心系，内舍于心，表现以上心肌炎的症状。心肌病损累及脾、肾，脾肾失于运化温化水液，故症可见浮肿、胸水、腹水等；水饮射肺可见咳嗽、气喘、倚息不得卧等心力衰竭之表现。若病情危重，症见大汗淋漓，肌肤湿冷，面色青灰，神疲乏力，脉微欲绝，是阴不敛阳，阳气外越，心源性休克的表现。

3. 临床表现

病毒性心肌炎的临床表现取决于心肌病变的广泛程度和严重性，故临床病情轻重程度相差悬殊，轻者因病变局限、微小和散在间质性心肌炎，可以完全没有症状，或仅有头晕、乏力、心悸、胸闷等。重者因心肌病变弥漫可并发严重心律失常、心力衰竭、心源性休克，甚至猝死。根据本病的临床症状，病程及转归分类，可分为以下五型。

(1)亚临床型心肌炎：病毒感染后无自觉症状，常规检查心电图发现有 ST－T 改变或房性早搏、室性早搏，数周后这些改变自行消失。

(2)轻症自限型心肌炎：病毒感染后 1～3 周可有轻度心前区不适、心悸、心电图可有 ST－T 改变，各种早搏，心肌酶呈轻度升高；但无心脏扩大，心力衰竭表现，经适当治疗 1～2 个月逐渐恢复。

(3)隐匿进展型心肌炎：病毒感染后有一过性心肌炎表现，数年后发现心脏逐渐扩大，表现为扩张型心肌病。

(4)急性重症心肌炎：病毒感染后 1～2 周内出现胸痛、气短、心悸等症状，心动过速、奔马律、心力衰竭、心脏扩大等体征，甚至出现心源性休克。此型病情凶险，可在数日内死于泵衰竭及心律失常。

(5)猝死型心肌炎：死前无心脏病表现，常在活动中猝死，尸检证明有病毒性心肌炎。

4. 辅助检查

(1)实验室检查:白细胞数升高、血沉增快,急性期或心肌炎活动期血清心肌酶 CK-MB、血清心肌肌钙蛋白 T、肌钙蛋白 I 的检测对心肌损伤的诊断具有较高的特异性和敏感性。

(2)心电图检查:对心肌炎诊断的敏感性高,但特异性低,心电图改变以心律失常,尤其是早搏最为常见,室性早搏占各类早搏的 70%。其次为房室传导阻滞(AVB)以一度 AVB 多见,有时伴有束支传导阻滞,表明病变广泛。多数传导阻滞为暂时性,经 1~3 周后消失,但少数病例可长期存在。约 1/3 病例表现为 ST-T 改变。

(3)X 线检查:约 1/4 患者有不同程度心脏扩大,搏动减弱,严重病例因左心功能不全可见肺瘀血或肺水肿征象。

(4)超声心动图检查:轻者无改变,重者可有室壁运动减弱,射血分数下降,心包积液。

5. 诊断

本病的诊断主要依据患者的前驱感染、心脏症状、病原结果、心肌损伤等临床资料综合分析,排除其他疾病诊断而做出诊断。

6. 治疗

一般治疗:急性病毒性心肌炎应尽早卧床休息以减轻心脏负荷。有严重心律失常、心衰的患者卧床休息 1~2 个月,半年内不参加体力活动。无心脏形态改变者休息 1 个月,3 个月内不参加体力活动。辨证论治如下。

(1)急性期:病毒性心肌炎的发生是由于人体正气虚弱,抗病能力低下,各种病邪(病毒)乘虚袭入,内舍于心损伤心肌而成。尤其体健之人因过度劳累疲乏,正气虚弱,而邪气乘人之虚而发病,寻问病史,大都有前驱病毒感染史,如上呼吸道感染和肠道感染等。表明人体已被外邪侵袭,当出现心脏症状和体征时,证明外邪(病毒)已侵淫心脏,此为病毒性心肌炎的急性期(心肌炎活动期)。这与中医温病学说中的"温邪上受,首先犯肺,逆传心包"的病程路径相类似。我们认为心肌炎急性期是人体正气虚弱,毒邪侵淫心脏(心肌)所致,这与现代认为心肌炎是嗜心病毒伤害心肌的说法是相一致的,故病毒性心肌炎急性期的治疗应该以扶正(保护心肌)与祛邪(抗病毒)为主要治法。

1)风热袭表,热毒侵心

临床表现:发热恶寒,头痛身痛,口渴咽痛,心悸,胸闷。舌红苔薄,脉浮数或疾或促或结代。

治法:疏风清热,透邪解毒。

方药:银翘散加减。

处方：

金银花 20g　　连翘 20g　　牛蒡子 15g　　板蓝根 30g

蝉衣 6g　　　桔梗 10g　　甘草 6g　　　薄荷 10g

竹叶 6g

2）风热外束，湿遏中焦

临床表现：寒热起伏，肌肉酸痛，恶心呕吐，腹泻，纳呆，心悸，胸闷。舌红苔薄腻，脉濡缓或结代。

治法：清热解毒，化湿运脾。

治疗：藿香正气散加减。

处方：

藿香 10g　　厚朴 10g　　陈皮 10g　　茯苓 10g

白术 10g　　白蔻仁 10g　银花 15g　　连翘 15g

黄连 10g　　滑石 10g　　甘草 6g

（2）慢性期：由于急性期邪毒太盛，病情严重或失治或调摄不当，日久转为慢性。我们认为病邪侵心，久之心的气血阴阳俱损，甚至可累及其他脏器而反复不愈，出现阴阳两虚、挟痰挟瘀等症。治当以扶正为主，兼以祛邪。

1）心阴虚损

临床表现：心悸胸闷，低热或手足心热，口干，盗汗，不寐。舌质红，苔少而干或花剥，脉细数或促。

治法：滋补阴液，养心安神。

方药：生脉散加味。

处方：

太子参 10g　麦冬 20g　　五味子 10g　丹参 15g

玄参 15g　　生地 15g　　炒枣仁 15g　柏子仁 10g

远志 10g　　炙甘草 10g　黄芪 30g　　灵芝 10g

2）心脾两虚

临床表现：心悸气短，动则加剧，倦怠乏力，面色苍白，纳呆。舌质淡，脉细弱或结代。

治法：养心健脾，补益气血。

方药：归脾汤加减。

处方：

黄芪 30g　　白术 10g　　茯苓 10g　　党参 15g

当归 10g　　龙眼肉 10g　远志 10g　　丹参 15g

炙甘草 10g

3）痰浊内阻

临床表现：胸闷喘息，胸背掣痛，心悸，或咳嗽痰多。舌质淡，苔白腻，脉濡滑或结代。

治法：化痰降浊，通阳宁心。

方药：瓜蒌薤白半夏汤加味。

处方：

瓜蒌 15g　薤白 12g　桂枝 6g　　半夏 10g

茯苓 12g　陈皮 10g　丹参 15g　炙甘草 10g

4）气虚血瘀，心脉痹阻

临床表现：胸闷心悸，气短乏力，心前区有时刺痛。舌质紫暗，脉细涩或结代。

治法：益气活血，化瘀止痛。

方药：补阳还五汤加减。

处方：

黄芪 30g　川芎 10g　当归 10g　桃仁 10g

丹参 15g　红花 10g　郁金 10g　枳壳 10g

檀香 6g　　青皮 10g　元胡 10g

7. 体会

病毒性心肌炎前驱有病毒感染史，相继因毒邪（病毒）内舍于心，损伤心之气阴，瘀阻心之脉络，扰乱心神，从而出现心之气阴两虚证，心脉痹阻和心神不宁等心脏证候。症见头晕、胸闷、胸痛、乏力、心悸、咳喘、水肿等。治疗本病应以益气养阴，活血安神为法。益气养阴是扶正和保护心肌的最佳措施；活血安神法是改善心肌脉络痹阻，消除心律失常的有力措施。董燕平教授自拟了心肌舒康方用来通治病毒性心肌炎及其后遗症，处方如下。

黄芪 30g　太子参 20g　炙甘草 10g　麦冬 20g

玉竹 10g　丹参 15g　　川芎 10g　　红花 10g

枳壳 10g　远志 10g　　炒枣仁 15g　郁金 10g

加减：心率快，早搏加黄连、甘松、茵陈、苦参；心率慢，有传导阻滞加补骨脂、桂枝、仙灵脾；有发热，肺卫症状加大青叶、柴胡、板蓝根、金银花。

8. 预后

病毒性心肌炎预后与其发病类型有关，大多数患者经过适当治疗后康复，但由于治疗不及时可能遗留心律失常等后遗症。极少数患者由于心肌弥漫性炎症和坏死，发生急性心力衰竭、心源性休克或严重心律失常而死亡。血清学证实柯萨奇 B 组病毒持续感染和抗心肌抗体阳性者，约 10% 演变为扩张型心肌病。

(七)扩张型心肌病

1. 概述

扩张型心肌病(DCM)是原发性心肌病中最常见的临床类型,DCM 是以左心室或双心室扩大,甚至全心扩大、收缩功能减低、射血分数降低的一种心肌病。临床表现有心室扩大、心力衰竭、心律失常、栓塞及猝死等。中医辨证分别隶属于心悸、怔忡、咳喘、水肿、中风、昏厥等证范畴。

2. 病因病机

扩张型心肌病的病因迄今未明,其致病因素可有多种,病机十分复杂。中医概括认为本病为先天禀赋不足和后天失于调养所致。先天禀赋不足多表现为心的气血阴阳虚损,加之后天的外邪侵袭,或饮食所伤,或思虑劳倦等因素,可导致心的气血阴阳受损,尤其是心气虚(或心阳虚),可致运行血液之力减弱,形成心腔及脉道中血液瘀滞不畅,久之心脏扩大,功能减退。心与脉之瘀滞,若累及肺脉血液瘀滞,则肺失宣发肃降功能,表现为呼吸困难、咳喘不能平卧等左心衰竭的症状及体征。心脉瘀血若累及肝、肾、脾、肠等经脉瘀血,临床上则会引起相关脏腑的症状和体征。如肝瘀血则肝肿大,胃肠瘀血则表现上腹饱胀及压痛。若影响脾肾的运化和温化水湿的功能,则见少尿、腹水、双下肢水肿等右心衰竭的症状及体征。

心主血脉,心藏神。当心之气血阴阳俱虚时,心脉失养,心神失藏,则症见心悸、怔忡、胸闷气短,脉象参伍不调,临床上常以各种心律失常的形式表现出来,如房颤、期前收缩、传导阻滞等,心电图和超声心动图可做出诊断。其中以房颤、左房扩大后极易导致心脉和相关脉络的瘀阻或栓塞,如脑梗死、肺梗死、肠系膜梗死等,而分别证见中风、胸痛、咯血、腹痛、便血等。病情严重时可因气血逆乱,阴阳离绝,而致昏厥或发生猝死。

3. 辨证方法

我们认为任何疾病的诊断,都要做到辨病与辨证,微观与宏观辨证的相结合。凡诊病首先要明确病的诊断。DCM 诊断的确立要有超声心动图检查的数据,以明确心脏结构和功能状态,其中心脏扩大,射血分数减少是必不可少的诊断依据,并结合有心力衰竭、心律失常等临床表现,并排除其他可以引起心脏扩大的心脏病后,本病方可确诊。以上从心脏形态结构和功能改变方面了解诊查病情,是微观辨病的方法和过程。DCM 的诊断成立后中医如何施以治疗,依据什么进行治疗,还需根据 DCM 的病理、症状、体征等表现,辨别心脏气血阴阳损伤的程度,以及病变过程中的病理产物,如瘀血、痰饮、水湿的蕴积部位和严重程度,这是宏观辨证的过程,是继微观辨病确立病的诊断之后,对该病进一步分析、综合归纳确定证型的过程,即宏观辨证的过程。以上微观辨病与宏观辨证相结合，即是辨病与辨证的相结合，是当今最为符合临床实际的思维方式和诊断模式，完全符合中医学辨证论治的原则和方法。

4. 辨证论治

扩张型心肌病病位在心，心病可累及肺、脾、肾等脏腑，病本是心之气血阴阳虚损，病标是血液和体液在体内的淤积和潴留，是本虚标实之证。治当扶正祛邪为最基本的治法。现分型论治如下：

（1）气阴两虚

临床表现：心悸气短，头晕、疲乏，颧红口干，心烦失眠，舌红少苔，脉细数。

治法：益气养阴。

方药：生脉散加减。

处方：

党参30g（或西洋参10g）　麦冬15g　五味子10g　玉竹10g

黄芪30g

（2）心阳不足

临床表现：心悸、气短息微，精神萎顿，畏寒肢冷，自汗，面色晦暗，舌淡苔白，脉细弱。

治法：益气温阳。

方药：四逆汤加减。

处方：

制附片12g^{（先煎）}　党参30g　黄芪30g　　干姜10g

茯苓15g　　　　白术10g　炙甘草10g

（3）饮邪犯肺

临床表现：喘促气短，不得平卧，咳嗽、咯血，心悸，烦躁，大汗淋漓，舌紫暗苔白腻，脉数。此型多为左心衰竭。

治法：益气活血，泻肺利水。

方药：苓桂术甘汤合葶苈大枣泻肺汤加减。

处方：

党参30g　　丹参20g　　川芎10g　　桂枝10g

茯苓12g　　白术10g　　桑白皮15g　杏仁10g

葶苈子10g　车前子15g^{（包）}

（4）脾肾阳虚，水湿泛滥

临床表现：少尿，肢体浮肿，甚则腹水，胸水，纳差，便溏，舌淡苔白腻，脉沉细。此型多为右心衰竭。

治法：益气活血，温阳利水。

方药：真武汤合实脾饮子加减。

处方：

党参 30g　　附片 10g　　茯苓 12g　　白术 15g

丹参 20g　　川芎 10g　　桂枝 10g　　猪苓 15g

泽泻 10g　　桑白皮 15g　大腹皮 10g　车前子 15g[包]

（5）血脉瘀阻

临床表现：胸胁满闷，胁下痞块，颈静脉怒张，面色晦暗，舌质紫有瘀点瘀斑，脉沉细涩。此型多见于血脉瘀阻及栓塞。

治法：益气活血，化瘀通脉。

方药：补阳还五汤加减。

处方：

黄芪 30g　　当归 10g　　丹参 30g　　川芎 10g

赤芍 15g　　水蛭 6～10g　地龙 10g　　牛膝 10g

益母草 30g　三七粉 3g[冲]

（6）厥逆证：DCM 主因心的阴阳气血俱虚，在虚的基础上导致心及脏腑诸脉瘀血或积水，五脏六腑严重受损，终致人体气血逆乱发生亡阴亡阳，气脱血竭之变，但临床上以亡阳表现为主。此型多见于危重病例及猝死患者。

1）阳气暴脱

临床表现：神志恍惚，面色苍白，汗出肢冷，气息微弱，舌淡苔薄白，脉微细欲绝。

治法：益气回阳固脱。

方药：参附龙牡汤加减。

处方：

人参 10g　　附子 12g[先煎]　煅龙骨 30g　　煅牡蛎 30g

山茱萸 30g

2）阴阳衰竭

临床表现：神志昏迷，口张目呆，气少息促，汗出如油，舌卷囊缩，四肢厥冷，身冷如冰，二便失禁。舌质淡，脉微细欲绝。

治法：回阳救逆。

方药：参附汤合生脉散加味。

处方：

红参 30g　淡附片 15g　麦冬 30g　五味子 10g

5. 体会

扩张型心肌病是一种严重危害患者生命的心肌疾病。该病患者的心肌结构、功能均发生严重改变，心力衰竭和心律失常是导致死亡的主要原因。中医学认为本病的病机是心之阴阳气血俱损，尤以心气虚损、心阳衰微为先导，使心腔和脉道中气血运行缓慢甚至瘀滞不畅，进而可累肺、肝、脾、肾等诸脏之脉也发生瘀血，在瘀血的影响下发生积水和水液潴留，而使病情更加严重。如心脉瘀阻累及到肺脉瘀阻则肺失宣发肃降，症见呼吸困难，听诊两肺有湿性啰音，是肺内瘀血积水的明证，即可诊断为有左心衰竭的存在。若病情进一步发展，瘀血累及到了体循环，出现颈静脉怒张，肝瘀血肿大，上腹胀满压痛，少尿，四肢水肿，甚至有胸水、腹水等右心衰竭的表现，是肝、脾、肾、肠等脏腑之脉瘀血和严重积水的明证，符合中医瘀血形成积水的理论。

DCM 虚是病之本，瘀血和积水是病之标，是一本虚标实之病证。针对病机，治当扶正祛邪，扶正即补益心之气血阴阳，而心气虚损和心阳衰微又是导致心脏和诸脏腑之脉瘀血积水的根本原因。故扶正以补益心气温心阳为最重要治法。祛邪即是要化除瘀血，消除积水，为治标实的最重要治法，否则瘀血不化积水不除，则心气心阳愈加受损而致病情愈加严重。因此，益气温阳、活血化瘀利水为治疗 DCM 的综合治法。如此治疗，可使心力衰竭缓解，心律失常消失。当瘀血积水消失后，善后的治法应是扶正，而当今以生脉散、炙甘草汤等方剂疗效为佳，可以提高本病患者的生存期和生活质量。

(八)肥厚型心肌病

1. 概述

肥厚型心肌病(HCM)是一种原发于心肌的遗传性疾病，以左心室和/或右心室肥厚为特征，常为不对称肥厚并累及室间隔，心室腔变小，左心室充盈受限，舒张期顺应性下降。典型患者左室容量正常或下降，常有收缩期压力阶差。形态学变化包括心肌细胞肥大和排列紊乱，周围区域疏松结缔组织增多，临床上常发生心律失常和早发猝死。根据肉眼解剖特点可将 HCM 分为均匀性肥厚型和非对称性肥厚型，后者又可为以室间隔心肌肥厚为主和心室其他部位某些节段心肌肥厚为主(如心尖肥厚型)两种。根据左室流出道有无梗阻可分为梗阻性肥厚型心肌病和非梗阻性肥厚型心肌病。前者又可分为持续性梗阻型、易变型(梗阻为暂时性或易变性)及隐匿型(需激发后才能诱发)。梗阻性病例主动脉下部室间隔肥厚明显，过去亦称为特发性肥厚型主动脉瓣下狭窄。

2. 病因病机

肥厚型心肌病病因，目前尚不清楚。现代研究资料证实，HCM 常有明显家族史，目前被认为是常染色体显性遗传疾病，此乃体质因素，是个体在生长发育过程中形成心肌肥厚，心内结构异常所致。有的在发育中心肌对儿茶酚胺反应异常而形成本病。由于 HCM 形态结构的变化导致了心室肥厚、心肌收缩力强、左室流出道压力阶差、舒张期迟缓和顺应性下降、二尖瓣反流、心肌缺血和心律失常的发生。情绪激动、精神紧张等因素而诱发或使病情加重。总之，HCM 发病机制是因心肌内结构异常，心内气滞血瘀，心血被阻遏于心；病久渐致心肌劳损，心气损伤，心气虚而无力运血，血阻于心内形成气虚血瘀之心血瘀阻症。若心血瘀阻加重，或因劳累、精神刺激，则血行瘀滞，血脉循行受阻则气血逆乱而不相顺接，脑元神失养而发生晕厥和猝死。纵观现代病因发病机制及临床表现，本病与中医学的气血瘀滞、心血瘀阻之胸痹证类似。本病晚期由于心血内阻，广泛心肌纤维化导致左、右心室收缩和舒张功能受损，射血分数下降，收缩末期容量扩大等病理生理表现又与中医学的气虚血瘀、心血瘀阻之痹症相类似。

3. 临床表现

本病在多数患者无症状或仅有轻微症状，大多数患者症状出现在 20～30 岁，男性多于女性，约 1/3 的患者有家族史。由于病理解剖不同和病理生理的多变，临床症状轻重不一，总的来说，症状与体征的严重程度与血流动力学分型密切相关。非梗阻性肥厚型心肌病常无症状，潜在梗阻型较重，梗阻型者最重。本病的临床症状主要表现为：

（1）呼吸困难：约有 90% 的患者会出现劳力性呼吸困难及阵发性夜间呼吸困难。

（2）胸痛：本病 70%～80% 患者会有胸痛，可呈典型的心绞痛或非典型的胸痛，多于劳累或体力劳动而诱发。

（3）晕厥和先兆晕厥：主要表现为一过性晕厥，或突然站立和运动后晕厥，及时躺下多可于片刻后自行缓解，约 1% 患者为首发症状。

（4）猝死：多发生在剧烈运动或其后发生，往往本病以猝死为第一表现。

（5）心悸：多与心律失常以及心肌收缩加强有关。

心力衰竭在本病早期、中期主要为心肌舒张功能不全。晚期由于广泛心肌纤维化，心室收缩与舒张功能均下降而出现严重心力衰竭而死亡。

4. 诊断

凡中青年患者有不典型胸痛、晕厥，体格检查发现心前区收缩期杂音或伴有第三心音和第四心音，心电图有缺血性 ST－T 改变和/或异常 Q 波，但临床上难以用冠心病、高血压和心瓣膜病来解释者，应考虑本病。通过超声心动图、心导管和磁共振成像等检查可对本病确诊。

（1）梗阻性肥厚型心肌病诊断

1）症状：眩晕及昏厥。

2）听诊：S_2 可有反常分裂。收缩期杂音在给予升压药、β－受体阻滞药情况下可减弱，给予降压药和 β－受体兴奋剂时增强。

3）超声心动图：可见室间隔非对称性肥厚及收缩期二尖瓣前叶异常前移，左室流出道明显狭窄，压力阶差增大。

4）心导管检查：左室腔与流出道收缩期压差大于 20mmHg。

（2）非梗阻性肥厚型心肌病的诊断

1）症状：呼吸困难、咽部压迫感、胸痛、心悸、倦怠等。

2）听诊：可有 S_4，非特异性收缩期杂音。

3）心电图：心电图示 ST－T 改变，左室电压增高，Q 波异常，QRS 时限延长。

4）超声心动图：室间隔肥厚，舒张期室间隔厚度与左室后壁厚度之比小于 1.3。左室流出道无明显狭窄，无压力阶差。

5）心肌活检：可见形态奇特、肥大的心肌细胞，细胞排列紊乱（非特异性）。

（3）心尖肥厚型心肌病诊断

1）心电图：心电显示巨大、倒置 T 波（大于 1.0mV），并有 QRS 电压增高（RV_5 大于 2.5mV 或 $SV_1 + RV_5$ 大于 3.5mV）。

2）超声心动图：心尖部室壁厚度大于 15mm 或心尖部和左基底部的比率大于 1.5，无左室流出道梗阻或阶差，并排除其他心室壁部位的心肌肥厚。

3）心导管检查：心尖部可有显著的向心性肥厚，但无左室流出道梗阻现象，右前斜位心室造影可在舒张末显示出左室呈"黑桃"样形状，以及收缩末心室腔闭塞。

5. 治疗

目前肥厚型心肌病尚无特效药物治疗。显著治疗的目的是减轻症状，预防并发症以及防止猝死的发生。主要治疗原则为：①缓解临床症状，减少回心血量，避免低血容量和低血压，避免心律失常；②预防猝死；③促进肥厚消退和减缓肥厚进展，减轻左室流出道狭窄。中医采用辨证分型论治。心血瘀阻是 HCM 的基本病机，本病早期多为气滞血瘀，心血瘀阻，病久渐进致心气损伤，严重者心气极虚，无力运血，而终成气虚而血瘀，心血瘀阻证。HCM 早期治疗应以行气化瘀法为主，晚期应以益气活血为基本治法。

（1）气滞血瘀

临床表现：胸痛、胸闷发憋、气短心悸，常于劳累或情绪激动而诱发或加重。舌质紫暗或有瘀点、瘀斑，脉数疾或涩或结代。

治法：宽胸理气，活血化瘀。

方药：血府逐瘀汤加减。

处方：

丹参 20g　当归 10g　赤芍 15g　　川芎 10g

桃仁 10g　红花 10g　瓜蒌皮 15g　薤白 10g

枳壳 10g　郁金 10g　香附 10g

（2）气滞血瘀兼痰浊阻滞

临床表现：胸痛、胸闷，甚则晕厥，伴痰多、恶心、呕吐等。舌质红边有瘀点，苔厚腻，脉弦滑或滑数。

治法：活血化瘀，祛痰泻浊。

方药：桃红四物汤合瓜蒌薤白半夏汤加减。

处方：

桃仁10g	红花10g	当归10g	赤芍15g
丹参20g	瓜蒌皮15g	薤白10g	半夏10g
陈皮10g	茯苓10g	枳壳10g	甘草10g

（3）气虚血瘀

临床表现：胸痛、胸闷、心悸、气短，呼吸困难，动则加甚，自汗出。舌质黯淡，舌体胖大有齿痕、瘀点、瘀斑，苔薄白，脉微细无力。

治法：益气活血。

方药：补阳还五汤合生脉散加减。

处方：

炙黄芪30g	麦冬15g	五味子10g	党参30g(或西洋参10g)
炙甘草10g	丹参20g	茯苓10g	当归10g
赤芍15g	川芎10g	水蛭10g	三七粉3g[冲]

（4）气阴两虚，心血瘀阻

临床表现：胸闷胸痛，气短乏力，口咽干燥，舌红少津，脉细数无力或结代。

治法：益气养阴，活血化瘀。

方药：生脉散加味。

处方：

西洋参10g	麦冬15g	玉竹10g	生地10g
元参10g	丹参15g	白芍15g	五味子10g
三七粉3g[冲]			

（5）心肺气虚

临床表现：神疲乏力，面色青灰，呼吸困难，短气自汗，动则加剧，咳嗽喘促，心悸怔忡。舌质淡或青紫，苔薄白，脉沉细或微弱。

治法：补益心气，宣肺利水。

方药：养心汤合生脉散加减。

处方：

人参10g	麦冬10g	五味子6g	黄芪30g
桑白皮12g	葶苈子10g	杏仁10g	猪苓15g
茯苓10g	丹参30g	甘草10g	远志10g
桂枝10g			

（6）心肾阳虚

临床表现：心悸气短，畏寒肢冷，少尿水肿，面色青紫，唇青舌暗，苔白，脉沉细无力或结代。

治法：温阳利水。

方药：真武汤合五苓散加减。

处方：

人参10g　炮附子10g　白术10g　白芍10g

干姜6g　桂枝10g　茯苓10g　猪苓15g

泽泻10g　车前子15g　丹参30g　益母草15g

（7）血厥：HCM晕厥的发生机制是心血瘀阻所致。久病心气更虚，无力运血，导致心气血运行不畅，血脉受阻，循行迟滞，瘀血内阻，痹阻心窍，阴阳气血不相顺接而致晕厥。

临床表现：突发昏倒，不省人事，牙关紧闭，面赤唇紫，舌红，脉沉弦或结代。此为血厥实证。

治法：活血化瘀，行气开窍。

方药：逐瘀煎加减。

处方：

当归15g　乌药10g　青皮10g　香附10g

木香10g　红花15g　菖蒲10g　郁金10g

加减：若症见突发晕厥，面色苍白，口唇无华，四肢震颤，目陷口张，自汗肤冷，呼吸微弱，舌质淡，脉芤或细数无力或迟缓结代是血厥虚证，应与以上血厥实证相鉴别。采取不同的治法。血厥虚证应治以益气养血之法，先以独参汤灌服（人参30g浓煎），病情好转，清醒后继服人参养荣汤。

人参10g　白术10g　黄芪20g　白芍10g

当归10g　熟地10g　五味子10g

针灸疗法：晕厥时可急刺人中、涌泉、十宣，强刺激持续留针20分钟，可令患者苏醒。艾灸足三里、三阴交、气海、关元穴。

6. 验案

杨某，男，43岁，入院时间2013年9月30日。

主诉：间断心悸、胸闷5年。

现病史：患者于5年前因劳累后出现心悸、胸闷，无胸痛及晕厥，就诊于某医院，诊断为肥厚型心肌病（非梗阻型）给与美托洛尔25mg，每日2次，维拉帕米40mg每日3次，缬沙坦80mg每日1次维持治疗。为求中西医结合治疗，经心电图、超声心动图检查以肥厚型心肌病收住院治疗。

查体：T 36.4℃，P 60次/分，R 18次/分，Bp 110/60mmHg。神清语利，巩膜无黄染，口唇无发绀，颈静脉无怒张，双肺呼吸音清，未闻及干湿性啰音，心前区无隆起，心尖冲动明显，扣心界向左侧略扩大，心率60次/分，律齐，各瓣膜未闻及病理性杂音，腹平软,未触及压痛及反跳痛,肝脾未触及,肝颈静脉逆流征阴性,双下肢无水肿。

辅助检查,心电图示:窦性心律,aVL 导联可见 Q 波,$V_3 \sim V_6$ 导联 T 波倒置,心脏超声示左心房38mm,左心室48mm,右心房36mm,右心室32mm,室间隔37mm,射血分数64%。符合肥厚型心肌病样改变,室间隔明显增厚,回声不均匀,运动减低,左心房扩大,左心室流出道内径正常低值,二、三尖瓣少量反流。

实验室检查:血常规,尿常规正常,心肌酶正常,总胆固醇6.99mmol/L,低密度脂蛋白5.10mmol/L。N端脑利钠肽前体(NT - proBNP)534pg/ml。

中医诊断:心悸(心血瘀阻证)。

西医诊断:

①肥厚型心肌病(非梗阻型)

②高脂血症

治疗:予美托洛尔25mg每日2次,维拉帕米80mg每日2次,缬沙坦40mg每日1次,辛伐他汀20mg每日1次。中药予瓜蒌薤白白酒汤合血府逐瘀汤加减。

处方:

瓜蒌 12g　薤白 10g　柴胡 10g　炒枳壳 12g

桔梗 10g　丹参 30g　赤芍 15g　当归 10g

桃仁 10g　红花 10g　牛膝 10g

水煎服,每日1剂,连服7剂后患者胸闷心悸症状消失,后又继服7剂,病情缓解带药出院。

按:本例经中西医诊断符合肥厚型心肌病。肥厚型心肌病特点为心肌肥厚,心室舒张功能障碍,心肌肥厚可见于室间隔和游离壁,以室间隔多见,其中以室间隔高度肥厚,向左心室腔突出,收缩时引起左心室流出道梗阻者,称肥厚型梗阻性疾病,因其极易出现胸痛,发生昏厥,乃至发生猝死,应高度予以重视。而本例室间隔与左心室游离壁对称性肥厚,心室收缩时,流出道无梗阻,但舒张功能减退,故诊断为肥厚型非梗阻性心肌病,根据心肌显著肥厚,心室舒张功能障碍,影响心腔血流状态,结合患者心悸胸闷乃至胸痛,是心与其脉气血瘀阻之表现,故治用瓜蒌、薤白宽胸理气,柴胡、枳壳、桔梗行气散结,以达气行则血行,以上诸理气药物,与活血化瘀作用的丹参、当归、赤芍、桃仁、红花相配伍,共奏行气活血散瘀,畅利心与心脉气血,从而达到缓解临床症状的治疗目的。

(九)糖尿病性心肌病

1. 概述

糖尿病性心肌病是指继发于糖尿病的心肌病,糖尿病患者在排除冠状动脉硬化、心脏瓣膜病、高血压、先天性心脏病及酒精性心脏病的情况下,发生心肌结构改变和心室功能异常乃至心力衰竭的疾病。

2. 病因病机

糖尿病性心肌病，是继发于糖尿病后的心肌病，是糖尿病患者心肌内微血管病变或心肌细胞自身功能障碍而诱发的心脏病变。糖尿病属于中医消渴病的范畴，其机制主要是阴津亏虚，燥热内生，而以阴虚为本，燥热为标，两者互为因果。病久可致气阴两虚，阴阳俱虚，而变证丛生。当诱发心肌病变后，早期可表现为劳累时气促，呼吸困难，心动过速或心律不齐，心脏扩大，或有心绞痛发作，是心肺气阴两虚或气虚血瘀所致，属于心悸、怔忡、喘证或胸痹证。晚期则有明显的充血性心力衰竭的表现，是因心肺气虚或阴阳两虚，因肺气虚而失于宣发和肃降导致气喘，心气虚运血无力而脉滞不畅，且神无所依。若心肺累及于脾肾，致脾失健运，水湿不化；肾阳虚则不能温化水湿而使水液潴留泛滥，则表现为咳喘、呼吸困难、尿少水肿等充血性心力衰竭的表现，则属于中医咳喘和水肿证。

3. 分期

糖尿病性心肌病没有特异性的临床表现，其临床表现与特发性心肌病类似。临床表现可分为三期，即临床前期、早期和晚期。

(1)临床前期糖尿病性心肌病：临床前期糖尿病性心肌病是指心功能、心脏体征、心电图及胸片上心脏大小均无异常发现，只是在行左室功能检查时才能发现异常，如左心收缩时间及收缩前期时间(PP)延长，左室射血分数(EF)下降，左室壁增厚，左室舒张期末径减少，收缩期末径增大。运动负荷试验时，心排血量不能相应增加，提示左心室有舒张期及收缩期功能障碍，这些功能障碍与糖尿病的病程长短无关，与高血压有关。心内膜下心肌活检证实有微血管病变。

(2)早期糖尿病性心肌病：早期糖尿病性心肌病表现为活动或劳累时有胸闷、气促、呼吸困难、心动过速等轻度心功能不全的表现，可伴有心律失常、脉搏短绌。心电图示心肌肥厚，ST-T异常，胸片示心脏扩大，左室造影有心肌肥厚和心腔缩小。早期糖尿病性心肌病可有心绞痛发作，但是冠状动脉造影无明显狭窄，心肌活检有微血管病变。

(3)晚期糖尿病性心肌病：指有明显的充血性心力衰竭。X线示心脏扩大、胸腔积液和肺瘀血。心电图示低电压、异常Q波和ST-T改变，可伴有心律失常。超声心动图可见左右室扩大、心包积液、左室射血分数和心排血指数明显下降。

4. 诊断

糖尿病性心肌病常有数年的无症状期，目前尚无统一的诊断标准，患者确诊糖尿病(尤其是1型糖尿病)，伴有心力衰竭的临床表现，结合辅助检查，心脏无扩大者有舒张期功能障碍，有心脏扩大者同时有收缩功能障碍。同时还需排除高血压性心脏病，冠心病及瓣膜病引起的心力衰竭。必要时行心内膜活检，发现微血管病变及PAS染色阳性可确定诊断。有微血管病变其他表现，如视网膜、肾脏病变者可间接支持诊断。

5. 辨证论治

糖尿病是糖尿病性心肌病的始动因素，控制血糖是治疗本病的基本措施。中医学认为糖尿病属于中医消渴病，病机以阴虚为本，燥热为标，故滋阴清热治法贯穿本病治疗的始终，即治病求本之法。糖尿病从瘀论治的观点已得到普遍的共识，尤其对心脏血管并发症的防治更是有积极地意义。因此从瘀治疗对改善心肌供血及心肌代谢，减轻心脏前后负荷均有实质性的防治作用。现根据本病的临床表现，辨证分型予以治疗。

（1）阴虚燥热

临床表现：烦渴多饮，消谷善饥，小便频数量多，形体消瘦，或心中燥热，口干心烦，舌红苔薄黄，脉数或滑数。

治法：清热生津，活血散瘀。

方药：玉女煎加减。

处方：

天花粉 30g　黄连 10g　生石膏 30g　知母 10g

生地 20g　　元参 10g　麦冬 15g　　丹皮 10g

赤芍 10g

（2）气阴两虚

临床表现：胸闷胸痛，心悸，气短乏力，心烦口干，舌红苔薄或少苔，脉虚细而数。

治法：益气养阴，活血清热。

方药：天王补心丹合生脉散加减。

处方：

生地 15g　　麦冬 15g　元参 15g　党参 15g

丹参 15g　　当归 10g　远志 10g　五味子 10g

山茱萸 10g　丹皮 10g

（3）瘀血阻滞

临床表现：胸闷胸痛，舌暗红紫暗，或有瘀斑，脉涩或结代。

治法：活血化瘀。

方药：血府逐瘀汤加减。

处方：

生地 15g　当归 10g　赤芍 10g　川芎 10g

桃仁 10g　红花 10g　桔梗 10g　牛膝 10g

柴胡 6g　　枳实 10g

（4）阴阳俱虚

临床表现：心悸气短，甚则咳嗽喘促，手足不温，冷汗出，少尿水肿，舌淡苔白，脉沉细无力。

治法：温阳化水，固摄肾精

方药：真武汤加减。

处方：

党参20g　　炮附子10g　白术10g　干姜10g

山茱萸15g　肉桂6g　　茯苓12g　白芍10g

丹参30g

加减：若咳嗽气短，不能平补，为痰湿阻肺，加葶苈子10g、杏仁10g、桑白皮10g以泻肺逐饮。若尿少水肿，是心肾阳虚，加车前子15g（包煎）、五加皮10g、冬瓜皮30g以利水消肿。

6. 验案

许某，女，67岁，2013年5月29日入院。

主诉：阵发性胸闷7年，间断气短，夜间不能平卧3年。

现病史：患者7年前无明显诱因出现阵发性胸闷，不伴胸痛、气短，持续数分钟不等，就诊于当地医院，诊断为"心肌缺血"，曾服用消心痛、美托洛尔、阿司匹林等，病情好转，相对平稳。3年前患者出现胸闷、气短、大汗出，不能平卧而于我院就诊，当时查心电图示：窦性心律，V_1导联QS波，$V_2 \sim V_3$导联呈rS波，心脏彩超示：LA 40mm，LV 50mm，RA 41mm，EF 19%，左心及右房增大，二尖瓣中量反流。诊断为：①冠心病 心功能Ⅳ级，心律失常（频发性室性早搏）；②高血压3级 极高危；③2型糖尿病。收住院治疗。给予扩血管、强心、利尿、抑制神经内分泌、降糖及活血化瘀治疗，20天病情减轻出院。为求进一步治疗，再次来我院治疗以"糖尿病性心肌病"收入院治疗。

查体：T 36℃，P 78次/分，R 18次/分，Bp 90/60mmHg。发育正常，体型肥胖，神清语利，查体合作。全身皮肤、黏膜无黄染、皮疹及出血点。口唇无发绀，咽部无充血，扁桃体不大，颈软，气管居中，甲状腺不大，双侧颈静脉怒张，颈动脉搏动无异常。胸廓对称无畸形，呼吸动度一致，两肺语颤均等，双肺叩清音，肺肝浊音界位于右侧锁骨中线第5肋间，双肺呼吸音粗，未闻及干湿性啰音。心前区无隆起，叩心界向左侧扩大，心尖冲动位于第5肋间左侧锁骨中线外1cm处，心率78次/分，律齐，二、三尖瓣听诊区可闻及收缩期吹风样杂音，$P_2 > A_2$。腹部稍膨隆，触之软，无压痛、反跳痛及肌紧张，肝脾未触及，肝颈静脉逆流征阳性，墨菲征阴性，无移动性浊音，肠鸣音正常存在，双肾区无叩击痛，双下肢无水肿。生理反射存在，病理反射未引出。中医查体：舌质暗，苔白，舌底脉络色暗红未见迂曲。脉象弦涩。

辅助检查：心电图：窦性心律，V_1导联QS波，$V_2 \sim V_3$导联呈rS波，心脏彩超示：LA 40mm，LV 50mm，RA 41mm，EF 19%，左心及右房增大，室壁运动幅度弥漫性减低，二尖瓣中度反流，三尖瓣少量反流，左室舒张、收缩功能减低；CT示：右侧胸腔积液（中等量），心影增大，左室显著。实验室检查：谷氨酰转肽酶 102.7U/L，尿素 9.57mmol/L，尿酸 515.3μmol/L，三酰甘油 2.52mmol/L，高密度脂蛋白 0.59mmol/L，C 反应蛋白 20.55mg/L，同型半胱氨酸 28.7μmol/L，葡萄糖 5.68mmol/L（因已注射胰岛素和口服阿卡波糖治疗）。N 端脑利钠肽前体（NT – proBNP）1980pg/ml。

西医诊断：2 型糖尿病，糖尿病性心肌病；高血压病。

中医诊断：消渴，心衰病，气阴两虚，瘀血阻滞证。

本例治疗采用了中西医结合治疗。西医予降糖、降脂、降压、抗凝、利尿、抽取胸腔积液等治疗。中医治疗如下：一诊：患者胸闷气短，自汗出，不能平卧，颈静脉怒张，舌质紫暗，舌下脉络瘀滞，脉弦涩。证属心衰病 心血瘀阻证。治以活血化瘀，方用血府逐瘀汤加减。

处方：

生地 15g　当归 10g　赤芍 10g　桃仁 10g

红花 10g　川芎 10g　枳实 10g　地龙 10g

3 剂，水煎服，日 1 剂，分早晚两次温服。

二诊：经中西医结合治疗后，患者胸闷、气短减轻，可以平卧。心力衰竭症状得到缓解，改用益气养阴、活血化瘀剂，处方以生脉散合天王补心丹加减。

处方：

太子参 30g　黄芪 30g　　麦冬 20g　五味子 10g

山茱萸 20g　丹皮 10g　　丹参 20g　远志 10g

生地 15g　　地骨皮 10g　鬼箭羽 15g

15 剂，水煎服，日 1 剂，分早晚两次温服。病情缓解，出院并带药以巩固疗效。

按：此例糖尿病性心肌病，因患有 7 年糖尿病史，又有心力衰竭的临床表现，故诊断为糖尿病性心肌病。但应注意除外其他原因的心脏病方可确立诊断。糖尿病心肌病属于中医消渴病范畴，基本病机为阴虚燥热，久之则出现多种并发症，糖尿病是因心肌发生微血管病变或心肌细胞自身功能障碍后形成的心肌病。此例初入院，基本病机为阴虚燥热，临床突出表现有胸闷痛、舌脉等心脉瘀阻诸征象，故先治以活血化瘀，急则治其标，而选用血府逐瘀汤加减；待心血瘀阻缓解后，又当固本，以益气养阴为主，活血化瘀为辅，而选用生脉散合天王补心丹加减调治并以巩固疗效。

（十）甲状腺功能亢进性心肌病

1. 概述

甲状腺所分泌的甲状腺激素对机体许多器官的代谢和生理活动都有不同程度的影响，其中对心血管系统的影响甚为突出。甲状腺功能亢进时，甲状腺激素分泌增多，体内 T3 和或 T4 持续升高，直接作用于心肌和周围血管，导致心脏传导系统和心肌细胞发生一系列的并发症，从而导致甲状腺功能亢进性心肌病。根据本病的主要临床表现属于中医学的心悸、胸痹、瘿瘤等范畴。

2. 病因病机

其病因可归纳为情志因素和素体因素两个方面。病之初起多因情志失调，肝失于疏泄条达，而肝气郁滞，甚至肝气横逆而致胸闷胁痛，若肝郁化火，上扰胸膈可致心神不安，心中动悸。或因饮食不节，过食肥甘厚味，或嗜酒过度以致脾胃受损，运化失职，聚湿生痰，痰随火升上扰心神以致心神不宁。症见心悸、不寐等症。以上诸因素形成气、火、痰、瘀壅结于颈前为基本病理，病变主要责之于肝，并可累及心、脾、胃，一般以肝火、痰瘀多见。病久火恐伤阴，或素体阴虚，尤以心肝肾阴虚为主，阴不济阳，形成阴虚阳亢，心火妄动而形成本病。

3. 临床表现

（1）症状

1）一般症状：甲状腺功能亢进患者常表现有怕热、多汗、手指颤抖、情绪易激动、食欲亢进、多食消瘦、肌无力及肠蠕动亢进等。

2）心悸，最常见窦性心动过速，与代谢率增加成正比，休息时心率增快。本病容易发生多种心律失常，以房性、室性、房室结性过早搏动最多见，亦常发生阵发性或持续性心房颤动或扑动。

3）呼吸困难，其发生与氧耗量大而肺活量少有关，为轻中度呼吸困难，这与因心力衰竭呼吸困难不同。病情严重者，可出现充血性心力衰竭的症状，如劳力性和夜间阵发性呼吸困难。

4）心前区疼痛，较少见，疼痛较轻，有时可呈典型的心绞痛。

5）心脏肥大与心衰，甲亢致心脏肥大，早期为肺动脉扩大，后为右心室、左心室和全心扩大。

（2）体格检查

1）甲状腺肿大：甲状腺呈弥漫性肿大。

2）突眼症：甲状腺功能亢进患者眼征包括凝视、眼裂增大，眼球突出，瞬眼滞后，上眼睑后缩，轻度巩膜充血。浸润性突眼多较严重表现，其特点是眼眶疼痛，流泪，异物感，怕光，眶后组织增生，突眼和眼外肌淋巴细胞浸润，产生眼肌无力致使复视。

3）血压变化：收缩期血压增高，舒张期略降低，脉压差增大，少数患者脉压差很大，故可见明显的周围血管征，包括点头征、水冲脉、股动脉枪击音等。

4）心率变化：表现窦性心动过速，心率通常为 100～120 次/分，甲状腺功能亢进危象患者可快至 180～200 次/分。

5）心脏变化：甲状腺亢进性心肌病时，由于心肌收缩力加强，体检时可见强烈搏动的心尖，重者可扩散至胸壁，可听到心尖区第一心音增强，出现心脏扩大，以左心室扩大为主，并出现心尖区收缩期二级至三级吹风样杂音。出现心功能不全时，可有肺底水泡音。当合并右心功能不全时，出现颈静脉怒张、肝脏肿大及下肢水肿等。

6）其他：皮肤湿热、肌肉震颤等对诊断甚为重要，但在有些甲状腺功能亢进性心肌病中，甲状腺功能亢进症状可不很明显，甚至无甲状腺肿大和突眼体征。

4. 诊断

已明确诊断的甲状腺功能亢进症，出现心脏增大（一侧或双侧），心律失常，如心房纤颤和房室传导阻滞，心力衰竭，除外其他原因的心脏病。治疗甲状腺功能亢进症奏效后，心肌病变可基本治愈。

5. 治疗

根据甲状腺功能亢进时表现的高代谢症群，神经血管等兴奋性亢进，以及心脏心肌损害的情况予以治疗。其中主要是控制甲状腺功能亢进。与此同时，应根据心脏心肌病变采取相应的治疗措施。

（1）肝郁气滞

临床表现：胸闷胁痛，心悸，精神抑郁，常因情绪波动而症状加重，或见甲状腺肿大，舌红苔薄，脉弦。

治法：疏肝解郁，养心安神。

方药：丹栀逍遥散加减。

处方：

柴胡 6g	丹皮 10g	栀子 10g	生地 10g
白芍 10g	浙贝母 10g	当归 10g	菖蒲 15g
生牡蛎 30g	炒枣仁 15g	夜交藤 15g	

（2）肝火亢盛

临床表现：瘿肿眼突，面部烘热，怕热多汗，头晕目眩，口苦面赤，心烦易怒，手指颤抖，舌质红，苔薄黄，脉弦数。

治法：清泻肝火。

方药：龙胆泻肝汤加减。

处方：

龙胆草 10g	黄芩 10g	栀子 10g	生地 15g
夏枯草 20g	泽泻 10g	白芍 10g	

加减：胃热盛，易饥者，可加黄连 10g、生石膏 15g 以清泻胃热。若急躁易怒，面红手颤者，加用珍珠母 20g、钩藤 15g 以平肝潜阳。大便秘结者，可加大黄 10g 以泻火通便。

（3）痰火扰心

临床表现：心悸不安，易惊，头晕目眩，痰多，口干苦，胸闷烦躁，舌红苔黄腻，脉滑数。

治法：清热豁痰，宁心安神。

方药：黄连温胆汤加减。

处方：

清半夏 10g　陈皮 10g　茯苓 10g　枳实 10g

竹茹 6g　　黄连 10g　甘草 6g

加减：若痰多者，加胆南星 10g 以祛痰浊，心悸甚者，加茯神 10g、炒枣仁 20g 以清热安神。

（4）阴虚火旺

临床表现：头晕目眩，颧红耳鸣，口干胁痛，心悸，汗出，怵惕不安，心烦不寐，舌质红，脉细数。

治法：滋阴降火，养心安神。

方药：天王补心丹加减。

处方：

生地 15g　　元参 10g　　麦冬 10g　天冬 10g

当归 10g　　五味子 10g　远志 10g　丹参 15g

炒枣仁 15g　柏子仁 15g　茯苓 10g

加减：心悸甚者，加龙齿 30g、生牡蛎 30g 以重镇安神。

（5）气阴两虚

临床表现：心动悸，消瘦少气，舌光质干少苔，脉象结代。

治法：益气养心，补血复脉。

方药：炙甘草汤加减。

处方：

炙甘草 10g　人参 10g　麦冬 10g　麻仁 10g

阿胶 10g　　大枣 5 枚　川芎 15g　桂枝 10g

生姜 3 片

（6）血虚肝旺

临床症状：身热或恶热，烦躁失眠，心悸，舌红苔薄白，脉弦细数或弦细。

治法：养血柔肝。

方药：四物汤合天麻钩藤饮加减。

处方：

当归 15g　　白芍 15g　生地 20g　川芎 10g

天麻 10g　　钩藤 30g　菊花 10g　生龙骨 30g

生牡蛎 30g

（7）心血瘀阻

临床表现：胸闷或心胸疼痛，心悸气短，舌质紫黯或有瘀点瘀斑，脉涩或结代。

治法：活血化瘀。

方药：血府逐瘀汤加减。

处方：

当归 10g　赤芍 15g　桃仁 10g　红花 10g

川芎 10g　生地 10g　枳实 10g　柴胡 6g

牛膝 10g

加减：若夹痰浊，胸闷显著，舌苔腻者，可加瓜蒌 15g、半夏 10g 以宣痹豁痰。

（8）心肺气虚

临床表现：短气，自汗，咳嗽喘促，心悸怔忡，舌质淡或青紫，脉沉弱或结代。

治法：补益心肺，止咳平喘。

方药：补肺汤加减。

处方：

人参 10g　黄芪 30g　茯苓 12g　　远志 10g

杏仁 12g　紫菀 10g　桑白皮 12g

（9）心肾阳虚

临床表现：面色青紫，唇青而暗，心悸气短，畏寒肢冷，乏力，尿少水肿，舌淡苔白，脉沉细或沉弱或结代。

治法：温阳利水。

方药：真武汤合五苓散加减。

处方：

人参 10g　制附子 10g　白术 10g　桂枝 10g

丹参 30g　茯苓 15g　　猪苓 15g　车前子 20g^{（包煎）}

6. 验案

牛某某，女，48 岁，已婚，2014 年 12 月 9 日入院。

主诉：突眼，颈部增粗 15 年，头晕乏力，胸痛 4 年，双下肢水肿 3 个月，加重伴尿少、咳嗽、咳痰 10 天。

现病史：患者缘于 15 年前出现突眼，颈部增粗，伴多汗、多食、急躁易怒，于当地医院诊断为"甲状腺功能亢进"，行甲状腺次全切除术，并服用他巴唑。2007 年检查发现房间隔缺损，于当地行修补术。2010 年 6 月 2 日因精神刺激出现晕厥一次，持续约 5 分钟，后自行苏醒，后感乏力、气短伴不能平卧，就诊于湖南某大医院，诊为：①弥漫性毒性甲状腺肿、甲状腺功能亢进性心肌病、心律失常(房扑、频发室性早搏);②缩窄性心包炎、心功能Ⅲ级。予强心、利尿、抽取心腔积液及对症支持治疗。经治疗病情好转出院。出院后一直检查治疗,并多次住院。本次住院情况:3个月前患者无明显诱因出现双下肢水肿,口服利尿药后水肿缓解不明显。10天前因受凉后出现胸闷、咳嗽、咳黄痰,以"甲状腺功能亢进性心肌病"收入院治疗。

既往史:否认高血压、风湿病、冠心病、糖尿病病史。否认肝炎、结核等传染病史。

查体:T 38.4℃,P 76次/分,R 16次/分,Bp 98/69mmHg。发育正常,营养中等,自动体位,查体合作,慢性病容,耳聋,全身皮肤、黏膜无黄染、皮疹及出血点,浅表淋巴结未触及。头颅无畸形,颜面无浮肿,双眼突出,反应略迟钝,结膜无充血,巩膜无黄染,瞳孔正大等圆,对光反射灵敏,无眼球震颤。口唇无发绀,咽部无充血,双侧扁桃体无肿大。颈软无抵抗,气管居中,颈前可见一长约10cm弧形手术瘢痕,甲状腺Ⅱ度肿大,质软,无触痛,无血管杂音。双侧颈静脉充盈,颈动脉搏动无异常。胸廓对称无畸形,呼吸动度一致,双肺叩清音,肺肝浊音界位于右锁骨中线第4肋间,双肺呼吸音低,未闻及干湿性啰音,未闻及胸膜摩擦音。心前区无隆起,心尖冲动弥散,叩诊心界向左侧扩大,心尖冲动最强点位于第5肋间左锁骨中线处,心率76次/分,心音低钝,律齐,二尖瓣听诊区可闻及3/6级收缩期吹风样杂音,未闻及心包摩擦音,P2 > A$_2$。腹部膨隆,腹软,无压痛、反跳痛及肌紧张,肝脾肋下未触及,肝颈静脉回流征阳性,Murphy征阴性,腹部移动性浊音阳性,肠鸣音正常存在。双肾区无叩击痛。双下肢可见多发迂曲静脉团,足踝上约10cm处皮肤暗红,皮温高,疼痛明显,双下肢中度指凹性水肿。生理反射存在,病理反射未引出。舌质暗,苔白,舌底脉络暗红,未见迂曲,脉弦涩。

辅助检查:心电图:窦性心律,心脏逆钟向转位;广泛导联ST-T改变。心脏彩超:LA 49mm,LV 46mm,RA 51mm,RV 49mm,EF 67%,左房室交界处心包增厚,房间隔缺损修补术后,双心房扩大,右心室扩大,二尖瓣前叶脱垂伴大量反流,三尖瓣大量反流,主动脉钙化伴少量反流,肺动脉高压(轻度),主肺动脉及分支增宽,肺动脉瓣少量反流,主动脉窦部及升主动脉增宽,左室舒张功能减低。双侧胸腔少量积液。腹部彩超:肝瘀血、肝大、胆囊壁增厚。甲状腺彩超:甲状腺弥漫性病变,多发结节,血流极丰富。

实验室检查:血常规:WBC 8.55×10^9/L,N 76.8%,RBC 3.35×10^{12}/L,PLT 145×10^9/L;尿常规正常;ESR 60mm/h,N端脑利钠肽前体(NT-proBNP)6785pg/ml;生化:白蛋白:37.21g/L,球蛋白 34.70g/L,TBIL 67.4μmol/L,DBIL 45.18μmol/L,IBIL 22.23μmol/L,GGT 133.21U/L,UREA 20.50U/L,CREA 156.24μmol/L,CCA 471/61μmol/L,血脂均偏低,血糖正常;TSH 1.10U/ml,T3 0.61ng/ml,T4 8.81ng/ml,FT 31.73pmol/L,FT4 8.8pmol/L,TPO 23.36%,TG(+)。

中医诊断:心力衰竭病

西医诊断:弥漫性毒性甲状腺肿　甲状腺功能亢进性心肌病　心律失常 心功能

Ⅲ级

治疗：采用中西医药物联合治疗。中药以活血化瘀补益心肺、温阳利水诸法治疗。

处方：

黄芪 30g	人参 10g	炒白术 15g	桂枝 10g
炮附子 10g	杏仁 10g	桑白皮 10g	茯苓 15g
猪苓 15g	车前子 20g	丹参 20g	川芎 10g
泽兰 15g	当归 10g	枳壳 10g	琥珀粉 1.5g^{（冲服）}

5 剂，水煎服，日 1 剂，分早晚两次温服。

二诊：经中西药治疗后，患者自觉头晕、乏力减轻，胸痛消失，下肢水肿明显减轻。故重用补益之品。

处方：

人参 10g	黄芪 30g	茯苓 12g	远志 10g
丹参 20g	川芎 10g	麦冬 15g	桑白皮 10g
炙甘草 10g	猪苓 10g	车前子 10g^{（包）}	

10 剂，水煎服，日 1 剂，分早晚两次温服。

三诊：病情好转，心力衰竭控制，要求出院，并携带上方继续服用以巩固疗效。

按：本例患者病程较长，病情前后迁延变化，病情复杂。甲状腺功能亢进对机体许多器官的代谢和生理功能都有不同程度的影响，其中尤其对心血管系统的损害较为突出。甲状腺功能亢进时，甲状腺激素分泌增多，可直接作用于心肌和周围血管，导致心脏传导系统和心肌细胞发生一系列的并发症。本例是由以上因素导致的甲状腺功能亢进性心肌病。中医认为甲状腺功能亢进，为阴虚阳亢证，病久可累及心、胃、脾、肝、肾诸脏腑，形成气虚阴虚为本，形成火、痰、瘀为标，共同构成本病的基本病理。此例临床表现，突眼、颈部增粗是痰瘀结于甲状腺（瘿瘤），刻下患者头晕、乏力、胸痛、双下肢水肿等症状及超声检查示双心房、右心室扩大，是心肺气虚、瘀血阻于心脉、肾失温阳化水等的甲状腺功能亢进性心肌病的心力衰竭临床表现。故治疗上要标本兼治，扶正祛邪，治以补益心肺之气、活血化瘀、温阳利水兼施。方用参芪术草补气，以杏仁、桑白皮宣肺止咳化痰，丹参、川芎、泽兰等活血化瘀，桂、附以温肾阳，猪苓、车前子等以利水，而获良效。以上痰、瘀等邪祛除后应以扶正为主，故用参芪术草、麦冬、丹参、川芎以巩固疗效，防止再次复发心力衰竭。

（十一）酒精性心肌病

1. 概述

酒精性心肌病是指长期大量饮酒或间断酗酒，引起心肌变性，心律失常和心力衰竭的酷似扩张型心肌病的一种继发性心肌病。

2. 病因病机

长期过度饮酒或间断酗酒,可引起肝病,胃肠病,脑病,心肌病等多种疾病。其中由于饮酒过度,酒精导致心肌损害,临床以心脏扩大,充血性心力衰竭,心律失常和栓塞为主要特征,称为酒精性心肌病,根据本病的临床表现,分属于中医学的心悸、喘症、痰饮、水肿、瘀血等范畴。

长期过度饮酒或间断酗酒,损伤脾胃,使其运化失调,正气虚弱,久之累及心肺脾肾虚损形成本病。心体阴而用阳,心脏体用俱损,则主血脉,养神功能失调。心体受损则心脏扩大,心用受损则运血无力则致充血性心力衰竭、心律失常,心血瘀阻、心脉不畅则易致各种栓塞。总之本病病位在心,心脏受损,心功能不全,病本为虚而病变过程中痰饮,水湿,瘀血的形成为标,故应视标本缓急予以分型施治。

3. 临床表现

酒精性心肌病的临床表现多样化,起病隐匿常无明显临床症状,多见于30~50岁男性,大量饮酒持续10年或更久者。也有突然发病者。

(1)心脏表现:心脏扩大、充血性心力衰竭、心律失常和栓塞是其主要特征。

1)心脏扩大:有些酒精性心肌病患者以心脏扩大为早期表现。心脏多是普遍增大,伴有心力衰竭者,室壁搏动明显减弱。可有心脏杂音。

2)充血性心力衰竭:由于乙醇导致心肌弥漫性损伤,导致心搏减弱,心排血量减低出现心功能不全。早期可有心排血量减低所致的疲乏无力,逐渐出现气短、劳累性呼吸困难,晚期则以充血性心力衰竭为主要表现。常有颈静脉怒张,肝瘀血,肝-颈静脉回流征阳性及下肢水肿,严重病例可有胸膜腔积液和腹水。听诊可有第三心音、第四心音,奔马律。

3)心律失常:约半数患者以心律失常为早期表现,主要表现为室性早搏,房性早搏,心房颤动及心脏传导阻滞。嗜酒者出现不能解释的心律失常则应考虑本病。个别患者虽无明显心脏增大,但在大量饮酒后可出现急性心律失常,如心房纤颤最常见,其次为心房扑动,房性心动过速,频发房性早搏,室性早搏或室性心动过速。酗酒者可发生猝死,恶性心律失常可能是其原因。

4)栓塞:在心脏明显扩大和心力衰竭患者,可有反复肺栓塞,或脑、心、肾、肠系膜及肢体动脉的栓塞。

(2)血压表现:尽管小量饮酒可引起动脉血压轻度急性降低,但长期大量饮酒可导致剂量依赖性血压增高。酒精性心肌病患者,血压增高是常见的,特别是舒张压增高,而收缩压正常甚或偏低。可持续数日,其机制可能与儿茶酚胺分泌增加有关。借此可以与原发性扩张型心肌病鉴别。

4. 诊断

临床上有充血性心肌病与持久性心脏扩大的症状和体征。除大量酗酒或长期过量饮酒史外，无其他心脏病病因。戒酒后（超过 6 个月）临床的充血性心肌病症状和体征可逆转。

5. 辨证论治

（1）心肺气虚

临床表现：面色青灰，神疲乏力，心悸气短，咳嗽喘促。舌质淡或青紫，苔薄白，脉沉细。

治法：补益心肺，止咳平喘。

方药：保元汤加减。

处方：

人参 10g　黄芪 30g　甘草 6g　桑白皮 10g

杏仁 10g　半夏 10g　陈皮 10g　茯苓 10g

当归 10g　川芎 10g　远志 10g　肉桂 10g

葛花 10g　枳椇子 10g

（2）心肾阳虚

临床表现：面色青紫，精神不振，畏寒肢冷，心悸气短，面少水肿。唇青舌暗，苔白，脉沉细无力或结代。

治法：温阳利水。

方药：真武汤和五苓散加减。

处方：

党参 20g　炮附子 10g　白术 10g　干姜 10g

桂枝 10g　泽泻 10g　　猪苓 15g　茯苓皮 30g

丹参 30g　车前子 15g^(包煎)

（3）气阴两虚

临床表现：气虚乏力，心悸怔忡，口干舌燥，失眠盗汗，舌红少苔，脉细数或结代。

治法：益气养阴，养心安神。

方药：炙甘草汤合生脉散加减。

炙甘草 10g　人参 10g　麦冬 10g　五味子 10g

白芍 10g　　桂枝 10g　远志 10g　炒枣仁 10g

（4）气虚血瘀

临床表现：心悸怔忡，胸胁胀痛，腹胀痞满，咳嗽气短，两颧暗红，口唇发绀，水肿少尿。舌质紫黯，或有瘀点、瘀斑，脉弦细涩或结代。临床上可有反复肺栓塞，或脑、心、肾、肠系膜或肢体动脉栓塞，则可分别表现不同部位的栓塞症状及体征。

治法：益气活血，行气化瘀。

方药：补阳还五汤或血府逐瘀汤加减。

处方：

黄芪30g　赤芍20g　川芎10g　当归10g

桃仁10g　红花10g　枳实10g　香附10g

郁金10g　水蛭6～10g

6. 验案

何某，男，51岁，2014年7月3日入院。

主诉：发现心脏扩大4年，间断咳嗽5个月，心悸、乏力2小时入院。

现病史：患者于4年前因饮酒后未及时进食，口服降糖药后出现乏力、头晕、汗出，无意识丧失及视物模糊。于当地医院急诊，查血糖3.4mmol/L，心电图异常，心脏彩超示心脏扩大，EF 42%，诊断为扩张型心肌病，给予对症治疗，症状缓解后出院。以后服用厄贝沙坦、比索洛尔、拜阿司匹林，并间断服用中药（具体不详）。2小时前患者旅行途中突发心悸、乏力、汗出遂来院急诊，收住院检查治疗。

既往史：10年前因消瘦明显被诊断为2型糖尿病。否认高血压病，否认肝炎、结核等传染病史。

个人史：饮酒史25年，最大量可达每天500ml白酒。2009年10月出现心脏扩大，戒酒后心脏恢复正常大小。而后又继续饮酒，2014年2月出现心力衰竭并戒酒至今。

查体：T 37℃，P 80次/分，R 18次/分，Bp 120/80mmHg。发育正常，营养中等，自动体位，慢性病容，查体合作。全身皮肤、黏膜无黄染、皮疹及出血点。口唇无发绀，咽部无充血，气管居中，甲状腺不大，颈静脉略充盈，颈动脉搏动无异常。胸廓对称无畸形，呼吸动度一致，两肺语颤均等，双肺叩清音，肺肝浊音界位于右侧锁骨中线第5肋间，双肺呼吸音清，未闻及干湿性啰音及胸膜摩擦音。心前区无隆起，心尖冲动明显，叩心界向左侧扩大，心率80次/分，心音低钝，律不齐，偶可闻及早搏，各瓣膜听诊区未闻及病理性杂音。腹平坦，无压痛，无移动性浊音，肠鸣音正常存在，双肾区无叩击痛，双下肢无水肿。生理反射存在，病理反射未引出。DR照片示：主动脉弓钙化，心脏室性增大。

辅助检查：心电图：窦性心律，室性早搏，V_1～V_5可见Qs波，Ⅱ、avF导联可见q波，Ⅰ、Ⅱ导联QRS波呈Qr型，V_4～V_6导联T波倒置；心脏彩超示：LA 41mm，LV 65mm，RV 22mm，EF 32%，左心增大，二尖瓣少量反流，左室收缩功能减低。化验检查：尿常规、肝肾功能未见明显异常，N端脑利钠肽前体（NT-proBNP）2581pg/ml。总胆固醇5.26mmol/L，低密度脂蛋白3.61mmol/L。

西医诊断：酒精性心肌病 心功能Ⅱ级，心律失常（室性早搏），2型糖尿病。

中医诊断：心胀病，气虚血瘀证。

治法：益气活血，养心安神。

方药：补阳还五汤合生脉饮加减。

处方：

黄芪 30g　　太子参 30g　　麦冬 15g　　当归 10g

赤芍 15g　　丹参 30g　　川芎 10g　　桃仁 10g

红花 10g　　远志 10g　　五味子 10g　　车前子 10g

7 剂，水煎服，日一剂。

按：本例患者有 25 年饮酒史且饮酒量多，从而引起心肌变性，而出现心脏扩大相继发作至心力衰竭和心律失常。并排除扩张型心肌病及其他心脏疾病，故诊断可以成立。长期过量饮酒可损伤脾胃，使人体正气虚损，久之累及心脏而成本病，导致心脏形态结构和功能发生变异和损害，心气虚则无力推动血液运行，使心脉瘀阻而症见心悸、乏力、气短、自汗等气虚血瘀之表现。故治疗用补阳还五汤以益气活血化瘀通脉，以生脉散益气养阴以营养心肌，并加用车前子、葛花、枳椇子利湿解酒。

（十二）围生期心肌病

1. 概述

围生期心肌病是一种在既往无心脏病妇女围生期发生的原因不明的心肌病，又称为围产期心肌病。临床表现为心力衰竭或扩张型心肌病样症状，为一种特发性、非缺血性阻塞性心肌病。本病应发生在分娩前 1 个月至产后 5 个月这样一个时间段。既往检查证实无心脏病，并且只有在无其他解释时才能作出诊断。

2. 病因病机

围生期心肌病与妊娠密切相关，是指在分娩前 1 个月或产后 5 个月内，首次发生的以累及心肌损害为主的一种心肌疾病，临床表现有呼吸困难，血痰，肝肿大，水肿等心力衰竭的症状，类似于扩张型心肌病。属于中医学的"咳喘""痰饮""水肿""子肿""瘀血"等症范畴。

中医认为本病患者素体禀赋虚弱，气血阴精虚损，或妊娠期气血阴精聚养胎元，或分娩期气血阴精损耗较甚，致使母体虚弱不堪。本病初起病变主要在心、肺，渐次累及脾肾。心脏受累，心血虚少，心阴不足，可症见心悸，心血衰少，血液难达四肢，加之妊娠血耗气滞，则发子肿，分娩之后，则阴血耗损，心阴愈亏，心阳愈虚，神不守舍，可致彻夜难眠，心病及肺，肺气失于宣发肃降，则症见呼吸困难，咳嗽，咳血。若病累及脾肾，脾阳虚水湿失于运化，肾阳虚则水湿失于温化，而症见尿少、水肿等症。总之本病病位在心，并累及肺脾肾，本病病本为虚，是气血阴阳均虚，在虚的基础上形成血瘀和痰浊、水饮等标实之证。

3. 临床表现

围生期心肌病的起病缓急不一，主要临床表现和其他心脏病左心衰相似，患者常表现为体循环、肺循环瘀血导致的症状和体征。可出现气短、咳嗽和水肿等症状,其他还可以出现胸腹胀痛,乏力,心悸,血痰以及少见的肺栓塞。由于心腔内附壁血栓的脱落,还可以出现冠状动脉、肺动脉或肢体动脉的栓塞,而表现相应的临床症状。还可以出现心律失常,以室性心律失常、室内阻滞、左束支传导阻滞多见,易发生猝死。

体检可发现心脏呈普大型,心界多向左下或双侧扩大。患者心率偏快,心音低钝,心尖部可闻及病理性第三心音或奔马律。两肺听诊有散在的湿性啰音。由于心排血量下降,脉压常减小,少数患者血压可升高。由于本病进展可出现右心衰竭,症见颈静脉怒张,肝脾大,腹水和周围性水肿。

4. 诊断

围生期心肌病目前尚缺乏特异性诊断方法,首先需要排除妊娠前就有的心脏病。根据 Demakis 等制订围生期心肌病的四项指标:①于妊娠最后 1 个月或分娩后 5 个月内出现心力衰竭者;②上述心力衰竭患者无确切病因者;③妊娠妇女延至分娩前 1 个月仍未能显示其存在基础心脏病者;④超声心动图显示射血分数降低,并符合左心室收缩功能不全者。可确诊本病。

5. 辨证论治

(1)心脾两虚

临床表现:面色萎黄,心悸失眠,倦怠乏力,自汗。舌淡,苔薄白,脉细弱或细结代。

治法:补益心脾。

方药:归脾汤加减。

处方:

党参15g　　黄芪15g　　炒白术10g　　炙甘草10g

炒枣仁15g　　当归10g　　龙眼肉10g　　茯神15g

远志10g　　木香6g

(2)心血瘀阻

临床表现:面色晦暗,心悸气促,口唇发绀,肝瘀血肿大,双下肢水肿,或咳嗽带血,小便短少,舌紫暗或有瘀斑,脉细涩或弦涩。

治法:补益心气,活血化瘀。

方药:参七散(自拟方)加味。

处方:

人参10g　　炒白术10g　　车前子10g^(包)　　当归10g

红花10g　　益母草15g　　三七粉3g^(冲服)

(3)气阴两虚

临床表现:心悸怔忡,气短自汗,虚烦不安,精神疲倦,喜卧懒言,口渴欲饮,舌质红，少苔而干，脉细数或无力或微细。

治法：益气养阴。

方药：生脉散加味。

处方：

西洋参 20g   麦冬 15g   五味子 10g   山茱萸 10g

生龙骨 20g^{（先煎）}   生牡蛎 20g^{（先煎）}

（4）心阳虚脱

临床表现：大量失血或大汗淋漓或暴泻不止，四肢厥冷，心悸不宁，精神萎靡，唇面发绀，爪甲末端青紫，呼吸表浅而促。舌质淡紫，苔白，脉微细欲绝或芤大或散乱急促。

治法：回阳救逆。

方药：参附龙牡汤加减。

处方：

人参 15g   熟附子 10g   甘草 10g   山茱萸 10g

龙骨 30g^{（先煎）}   牡蛎 30g^{（先煎）}

（5）心肾阳虚

临床表现：面色苍白，头额出汗，心悸气喘，不能平卧，四肢逆冷，腹胀，尿少，面目及四肢伴水肿，舌质淡胖，苔白，脉弦细无力。

治法：温补心肾，通阳利水。

方药：真武汤加减。

处方：

熟附子 10g   白芍 10g   茯苓 15g   白术 10g

人参 15g   猪苓 15g   车前子 15g^{（包）}   生姜三片

6. 验案

刘某某，女，29 岁，2015 年 6 月 15 日入院。

主诉：心悸、胸闷、气短 1 年 5 个月。

现病史：患者于 1 年 5 个月前产后出现心悸、胸闷、气短，伴腹胀、恶心、呕吐、活动耐力较前减低，上一层楼即需休息，无胸闷、头晕及一过性晕厥等不适，就诊于当地医院，查心脏彩超示：心脏扩大，诊断为围生期性心肌病。经服用美托洛尔、螺内酯、地高辛、盐酸曲美他嗪等药物，病情相对稳定。1 个月前因感冒后上诉症状加重，并出现咳嗽、痰中带血，双下肢水肿等不适，而来我院收住院治疗。

既往史：体健，否认高血压、糖尿病病史。否认家族遗传史及传染病史。

查体：T 37.2℃，P 80 次/分，R 19 次/分，Bp 118/70mmHg。发育正常，营养中等，自动体位，慢性病容，查体合作。全身皮肤、黏膜无黄染、皮疹及出血点。口唇无发绀，咽部稍充血，扁桃体不大，颈软，气管居中，甲状腺不大，颈静脉略充盈，颈动脉搏动无异常。胸廓对称无畸形，呼吸动度一致，两肺语颤均等，双肺叩清音，肺肝浊音界位于右侧锁骨中线第 5 肋间，双肺呼吸音清，未闻及干湿性啰音。心前区无隆起，叩心界向左侧扩大，心尖冲动位于左侧锁骨中线第 5 肋间，心率 80 次/分，律齐，心音稍低，二尖瓣听诊区可闻及收缩期杂音。腹平坦，无压痛，肝脾未触及，肝颈静脉逆流征阴性，无移动性浊音，肠鸣音正常存在，双肾区无叩击痛，双下肢轻度水肿。生理反射存在，病理反射未引出。舌紫暗有瘀斑，脉象细涩。

辅助检查：心电图：窦性心律，Ⅱ、Ⅲ、avF 导联可见 qRs 型，广泛 ST－T 改变；心脏彩超示：LA 32mm，LV 65mm，RA 26mm，EF 24%，左心增大，室间隔及左室后壁运动幅度弥漫性减低，三尖瓣少量反流，肺动脉高压（轻度），左室收缩、舒张功能减低。实验室检查：血、尿常规未见明显异常，肝肾功能正常，心肌酶正常。

西医诊断：围生期心肌病。

中医诊断：心力衰竭病，气虚血瘀证。

治法：补益心气，活血化瘀。

方药：

人参 10g　黄芪 30g　当归 10g　　炒白术 10g

泽兰 10g　红花 10g　车前子 15g^{（先煎）}　益母草 15g

三七粉 3g

7 剂，水煎服，日 1 剂。

二诊：经西医与上述中药联合治疗，7 天后自觉乏力减轻，胸闷、气短明显好转，脉弦细。继服上方加麦冬 15g、五味子 6g，14 剂，水煎服，日 1 剂。临床症状均缓解后出院。并带上药继续服用以巩固疗效。

按：本例患者产后出现胸闷、心悸、气短，心脏彩超示左心扩大，射血分数（EF）降低，左心室收缩功能不全，故确诊为围生期心肌病。患者症状、体征及舌脉均表现为产后气血两虚心肌失养，气虚心脉瘀阻，故用黄芪、人参、白术补益心气，配伍当归以补心血，用泽兰、红花、三七活化心血、通利心脉；用车前子利尿治疗水肿，而使心衰得到缓解。后因水肿消失，防止气阴两虚，故去掉车前子而加入麦冬、五味子与人参相配伍成生脉散有益气养阴、营养心肌之功效，以利恢复心功能，达到康复的目的。

（十三）周围血管病

1. 血栓闭塞性脉管炎

（1）概述：血栓闭塞性脉管炎是血管的炎性、节段性和反复发作的慢性闭塞性疾病。该病主要侵袭四肢中小动静脉，以下肢多见，好发于男性青壮年。受累血管常始于动脉，然后累及静脉，由远端向近端进展，活动期为受累动静脉管壁全层非化脓性炎症，管腔内有血栓形成，管腔呈现进行性狭窄以至完全闭塞，引起肢体缺血而产生疼痛，严重者肢端可发生不易愈合的溃疡及坏疽。属于中医学"脉痹""脱疽"等范畴。

（2）病因病机：本病确切病因尚未明确，现多认为与吸烟、感受寒凉与潮湿的生活环境，慢性损伤和感染有关。内在因素与自身免疫功能紊乱，性激素和前列腺素失调以及遗传因素有关。中医认为气血凝滞、血脉阻塞而生本病。脉管内瘀血（血栓）不去新血不生，肢体失养，症见皮肤、肌肉、爪甲发生营养障碍性改变；若瘀血化热，热盛积毒，热盛则肉腐或化脓，病延日久，正气耗损可出现气血两虚证候。

（3）临床表现：本病起病隐匿，进展缓慢，多次发作后症状逐渐明显和加重。表现为患肢畏寒，皮肤温度降低、苍白和发绀。患肢感觉异常及疼痛，逐渐加重，出现间歇性跛行或静息痛。严重缺血者，患肢末端出现缺血性溃疡或坏疽。患肢的远侧动脉搏动减弱或消失。

（4）诊断要点：①大多数患者为青壮年男性，多数有吸烟嗜好；②患肢有缺血性症状；③有标志性浅静脉炎病史；④患肢足背动脉或胫后动脉搏动减弱或消失，动脉造影可以明确患肢动脉阻塞的部位、程度、范围及侧支循环建立情况。患肢中小动脉多节段狭窄或闭塞是血栓闭塞性脉管炎的典型 X 线征象。最常累及胫前、胫后及腓动脉，后期可以波及腘动脉和股动脉。

（5）治疗：严格戒烟，防止受凉、受潮和外伤。中医多年来对本病有较好疗效。总的治法治则应以活血化瘀为主辨证论治。

1）寒湿凝滞，瘀血阻脉型

临床表现：患肢怕冷，皮肤温度低、苍白或发绀，局部动脉搏动减弱或消失。

治法：温经散寒，活血通脉。

方药：方用阳和汤加减。

处方：

熟地 10g	肉桂 10g	麻黄 6g	鹿角胶 10g
白芥子 10g	炮姜 6g	生甘草 10g	当归 20g
丹参 15g	乳香 10g	没药 10g	

2）血脉瘀阻型

临床表现：患肢感觉异常及疼痛，间歇性跛行或静息痛（夜间痛剧），渐至肢端缺血性溃疡或坏疽。患肢远侧动脉搏动减弱或消失。

治法：急以活血化瘀、通脉止痛法。

方药：方用活血通脉汤合血府逐瘀汤加减。

处方：

当归 30g	丹参 30g	赤芍 15g	川芎 10g
桃仁 10g	红花 15g	穿山甲 10g	水蛭 10g
地龙 10g	王不留行 10g		

3）热毒型

症状：患肢远端暗红灼热，溃烂腐臭，疼痛剧烈，舌红脉数。

治法：清热解毒，活血止痛。

方药：四妙勇安汤。

处方：

金银花90g　元参90g　当归30g　甘草15g

方解：方中重用银花90g，清热解毒；元参90g，泻热解毒，当归30g，活血养血散瘀；甘草15g，配合金银花加强解毒之作用。四药配合共收清热解毒，活血通脉之功，此方验之临床疗效确切，是治疗血栓闭塞性脉管炎坏死期的有效方剂。

4）气血两虚型

症状：多见于久病不愈，体质已虚者，症见头晕乏力，消瘦，脉细弱无力。

治法：益气养血，活血止痛。

方药：人参养荣汤加减。

处方：

黄芪30g　炒白术10g　当归20g　党参30g（或人参）

川芎10g　白芍10g　熟地黄10g　丹参20g

茯苓10g

若仍有余毒未清，可伍用四妙勇安汤，其效更佳。

本病已有肢体远端缺血性溃疡或坏疽时，应积极处理创面，选用抗生素治疗。若组织已发生不可逆坏死时，应考虑不同平面的截肢术。

总之，本病未出现缺血性溃疡、坏疽前的治疗，应积极活血化瘀、通脉止痛为要务，以使脉管通畅，疼痛消失为目的。药用水蛭、当归、穿山甲、丹参、川芎、赤芍、乳香、没药等。在出现肢体远端溃疡或坏疽时，又应在活血化瘀、通脉止痛的前提下配合并重用清热解毒药，如四妙勇安汤。并对坏死创面要妥善处理和应用抗生素治疗。

2. 下肢深静脉血栓形成

（1）概述：深静脉血栓形成是指血液在深静脉腔内不正常凝结，阻塞静脉腔，导致静脉回流障碍，全身主干静脉均可发病，尤其多见于下肢。属于中医血瘀之"脉痹"范畴。

（2）病因病机：现代认为静脉损伤，血流缓慢和血液高凝状态是导致本病的三大因素。临床观察该病多见于中老年患者、产后妇女、术后少动、久病卧床、恶性肿瘤等因素导致下肢深静脉血管损伤，血流缓慢瘀滞，为血栓形成造成了条件。下肢静脉血栓形成，下肢静脉阻塞不通则成本病。

（3）临床表现：患肢腹股区或小腿后肌群疼痛，患肢肿胀，沉重乏力，酸沉不适，休息患肢或抬高缓解，直立时加重，间歇性跛行，浅静脉曲张，足靴区色素沉着、树皮样变。结合多普勒、超声及下肢静脉造影显示静脉形态以做出诊断。

(4)治疗：下肢静脉血栓形成早期因血栓不稳定，容易脱落而致肺栓塞而危及患者生命。早期应积极溶栓或手术取栓，取栓应在血栓形成 3 天内进行，术后用抗凝治疗 2 个月，防止再发。早期中医治疗应以攻逐瘀血为主，治则为清热利湿、逐瘀通脉。方用四妙勇安汤加味。

处方：

金银花 30g	当归 30g	元参 30g	生甘草 10g
牛膝 15g	水蛭 10g	土鳖虫 10g	鸡血藤 20g
姜黄 10g	苏木 10g	刘寄奴 10g	防己 10g
冬瓜皮 20g			

加减：肿痛甚者加元胡 10g、乳香 10g、没药 10g。经早期治疗，一般肿痛渐轻，病势日趋稳定，久立和过度活动，患肢可出现轻度肿胀，休息或平卧后减轻。表明本病进入缓解期，治应以益气活血化瘀通脉法，方用补阳还五汤加味，药用黄芪 30g、党参 20g、桃仁 10g、红花 10g、川芎 10g、丹参 30g、赤芍 15g、当归 20g、甘草 10g、地龙 10g、水蛭 10g。

二、风湿免疫性疾病

（一）系统性红斑狼疮

1. 概述

系统性红斑狼疮(SLE)是自身免疫介导的，以免疫性炎症为突出表现的弥漫性结缔组织病。血清中出现以抗核抗体为代表的多种自身抗体和多系统受累是 SLE 的两大临床特征。本病好发于 15 ~ 45 岁育龄女性，女:男之比为(7 ~ 9):1。

2. 病因病机

系统性红斑狼疮病因不明，与①遗传；②环境因素，如"紫外线照射"；③药物诱发；④感染某些病原体、过敏；⑤雌激素水平有关。系统性红斑狼疮的发病机制也尚不明确。主要的病理表现是坏死性血管炎和结缔组织的纤维蛋白变性和黏液性水肿。

(1)病程分期：一般分四个阶段。

1)急性期：相火亢盛，外邪相引，火毒燔灼。

2)进展期：正邪相争，水、湿、热、瘀血、气郁留恋，互相胶着不去。

3)相对稳定期：阴精亏损，虚火内扰或脾肺气虚，外邪易扰。

4)末期：阴精衰竭，虚火浮越或阴损及阳证，脾肾两衰。

(2)病因病机分析

1)先天禀赋不足，肾元不充是疾病的体质因素。

系统性红斑狼疮好发于育龄期女性，若先天禀赋不足，肾精不足，肾阴本亏，阴不潜阳,阴阳失调,易致相火妄动。古人早就意识到先天之肾精真水对人体的重要,《素问·上古天真论》论述了肾精主宰着人的生长壮老:"女子二七,而天癸至,任脉通,太冲脉盛,月事以时下,故有子。"女子经带产乳又消耗阴血,《素问·阴阳应象大论》:"年四十,而阴气自半也,起居衰矣。"此阴气,即为肾之真阴。阴精易亏,阴血难成,《格致余论·阳有余阴不足论》"是有形之后,犹有待于乳哺水谷以养,阴气始成而可与阳气为配,以能成人,而为人之父母。古人必近三十、二十而后嫁娶,可见阴气之难于成"。对于人身之阴精,要守护而不可伤,《灵枢·本神》:"是故五脏主藏精者也,不可伤,伤则失守而阴虚;阴虚则无气,无气则死矣"。女子体阴而用阳,进入育龄期,天癸方至,精血随月经外泄,加之先天不足,在有诱因激发下,阴阳失调,相火易妄动。

2)六欲七情相激,劳逸过度,饮食失节是系统性红斑狼疮发病的内在基础。

少妇、少年正值年轻,相火旺盛之时,易为声色所感,不能节欲。《格致余论·阳有余阴不足论》:"温柔之盛于体,声音之盛于耳,颜色之盛于目,馨香之盛于鼻,谁是铁汉,心不为之动也?""心君火也,为物所感,则易动,心动则相火亦动。"相火动则伤阴精"动则精自走,相火翕然而起"若房劳过度,则损耗阴津,命相火动,水亏于下,火炎于上,阴火消烁,真阴愈亏。

五志过极亦会使相火亢盛而妄动。《局方发挥》:"相火之外,又有脏腑厥阳之火,五志之动,各有火气""大怒则火起于肝,醉饱则火起于胃,房劳则火起于肾,悲哀动中则火起于肺,心为君主,自焚则死矣。"(《金匮钩玄·火岂君相五志具有论》)

饮食失节,也会引起相火妄动。《脾胃论·饮食劳倦所伤始为热中论》有:"若饮食失节,寒温不适,则脾胃乃伤。喜、怒、忧、恐,损耗元气,既脾胃气衰……脾胃气虚,则下流于肾,阴火得以乘其土位""乃肾间受脾胃下流之湿气,闭塞其下,致阴火上冲"此阴火即为离位之相火。

3)外感六淫是系统性红斑狼疮的诱发因素:外感六淫之邪常使狼疮引发或加重。冬季有风寒外袭,由腠理而入与气血相合,阻滞脉络。邪入于阴则痹,邪伏阴分,耗伤阴液。董老师认为:痹阻具在阴分,久病伤阴,阴气、阴血、阴液、阴精均为郁火耗损。夏暑季节更有湿热交蒸,盛暑阳热灼人,暑热由皮肤而入,以致血热内盛,或面赤红斑,或壮热不退,或低热缠绵,甚则酿成毒热而危及生命。秋有燥气伤津,津亏血燥而致口眼干燥。如冒犯风暑燥火等时邪,阳热亢盛,阴津本亏,又遇消灼,阴虚火旺,故冬夏二季发病尤多。表证易解,却传之于里,邪入于阴则痹,痹阻先在阴分,内有真阴不足,外有六淫化火,外火引动内火,相火妄动,狼疮发作,如《相火论》"其发速也,火起于妄,变化莫测",或壮热或虚热,由三焦迅速传遍全身,外伤皮肤肌腠关节,内损营血脏腑。

4)肾之阴阳失调,水火失衡是本病的始动环节。

《内经》"阴平阳秘,精神乃治,阴阳离决,精气乃绝",各种因素导致阴精不足,火不守位;或君火独亢,不济肾阴;或阴寒下流,扰动肾阳等均是因为阴阳失去了原来的平衡状态，阴不潜阳，阳不伏于阴中，肾中水火失衡致使发病。所以肾之阴阳失调，水火失衡是相火妄动的始动环节。

5）肾元亏虚，相火妄动是系统性红斑狼疮的基本病机。

肾为水火之脏，肾元为肾中之原气，为肾精所化，包括肾阴肾阳。许多原因均可引起肾元亏虚，引起相火妄动：①先天肾阴不足或后天房劳过度，损伤肾精，阴不潜阳，相火妄动；②产后百脉空虚，精血耗失，肾水亏枯，相火无以为养，内火升浮燔灼，最易内热骤起，狼疮可突然暴发；③物有所感，心有所动，心火亢盛，不制相火，相火妄动，与阳明燥金相合，与肝木相并而焚；④六欲七情，五志过激，五脏厥阳之火煽动相火，兼有外邪引动，火热亢盛，充斥三焦；⑤脾胃元气不足，湿浊下流于肾，致相火离位，化为阴火上冲等。总归为相火之源被扰，肾元亏虚，阴阳失调，相火妄动。动则龙雷腾跃，其害甚大，"盖能燔灼焚焰，飞走狂越，消烁于物，莫能御之"。妄动之相火通过三焦、包络，迅速影响全身，出现皮肤红斑、关节疼痛或腰痛尿浊等症。所以肾元亏虚，相火妄动为本病的基本病机。

6）耗阴劫液，损伤元气是导致相火妄动的病理机制。

火热为病最易耗伤阴液。朱丹溪称之为"煎熬真阴，阴虚则病，阴绝则死"。系统性红斑狼疮最常见的是阴虚火旺一型，常常合并有口眼干燥、外阴干涩、大便秘结之干燥证。疾病本身因肾阴不足，阴不潜阳而起，火热燔灼更加耗伤阴津，使阴液益亏，病势加深加重。火热痹阻中焦，脾胃运化受阻，不能接受五脏六腑精悍之气，化而为营卫；妄动之相火不仅耗伤真阴津液，还耗伤元气"龙火一妄行，元气受伤，势不两立"，久之则脾肾阳气也受损，气虚不摄，精微下流，出现血尿、蛋白尿等，使病情更加棘手。所以相火妄动，耗阴劫液，损伤元气，是其最常出现的病理机制。

7）相火妄动，三焦郁闭，导致火毒、虚火、水饮、湿浊、气滞、血瘀、风湿等病理产物产生，使经脉痹阻，是疾病的病理表现。

相火源于命门，通过三焦，沿经络系统和腠理间隙循行全身，内而五脏六腑，外而肌肤腠理，无处不到。三焦的生理功能一是通行元气；二是运行水液。三焦为相火之使，因肾元亏虚，相火妄动，致使三焦阻塞。包络与三焦相表里，主行一身之血脉，火热燔灼，耗津动血，也可致包络血脉瘀阻。

A. 三焦阻塞，气火运行失调。

狼疮患者三焦阻塞，气血运行不畅，营卫失调。营卫不足，卫外失调，气虚易感。外火引动内火，火毒炽盛，三焦气火弥散，或气营热盛而壮热不退；或阴虚火旺而低热缠绵。津液精血被气火煎熬耗损，或上焦津液干涸而口干舌燥，渴喜冷饮。

B. 三焦痹阻，水液运行失调。

《素问·灵兰秘典论》"三焦者，决渎之官，水道出焉"。三焦是疏通水道，运行水液的器官。全身的水液代谢功能从脾胃吸收至渗入膀胱，排出汗液，通过三焦气化作用、通调作用并与脾胃、肺、大肠、小肠、肾、膀胱等许多脏器协同作用而完成的。红斑狼疮损伤三焦，水道阻塞，水液不能运行气化。"上焦如雾"，雾不散而聚水，上焦之水积聚，留于肺外，积于胁下而为悬饮；留于心外、包络内则为心包饮；积于目内则视物不明；积于耳内则眩晕如旋；积于颅内，则头痛神昏。"中焦如沤"，沤不利则为留饮，中焦之水饮积聚而成鼓胀腹水。"下焦如渎"，渎不利则小便难，下肢肿满，甚则腰酸，阴部水肿。如若三焦水液泛滥，上积巅脑两目，中聚胸腹，下溢腿股足跗，全身水液弥散积聚为水肿之重症。

C. 包络相火燔灼，可出现肌肉关节、五脏六腑血脉痹阻。

包络通行全身之血脉，相火燔灼，血与热结而成瘀血。瘀血阻络，脉络痹阻。急性发作期、慢性活动期患者大多有火旺内热之象，其瘀也必为血热。病后期阴损及阳，脾肾两虚，虚阳浮越，不能温煦血脉，可有瘀寒的表现。

经络是人体联络脏腑肢节，沟通上下表里，运行全身气血的通道，由三焦主宰。红斑狼疮患者经脉痹阻，气血运行不畅，而血脉瘀滞，阴阳失调，痹阻于体表经络，则双手瘀点满布。痹阻于四肢经筋腠理关节，关节肌肉酸痛肿胀。痹阻于脏腑而成五脏痹、六腑痹，久则五脏六腑虚损。

3. 诊断

（1）现代医学诊断标准：诊断依据临床症状和自身免疫证据。诊断标准一般依据美国风湿病学会 1997 年修订的 SLE 分类标准。

1）颊部红斑：固定红斑，扁平或高起，在两颧突出部位。

2）盘状红斑：片状高起于皮肤的红斑，黏附有角质脱屑和毛囊栓塞，可发生萎缩性瘢痕。

3）光过敏：对日光有明显的反应，引起皮疹，从病史中得知或医生观察到。

4）口腔溃疡：经医生观察到的口腔或鼻咽部溃疡，一般为无痛性。

5）关节炎：非侵蚀性关节炎，累及 2 个或更多的外周关节，有压痛，肿胀或积液。

6）浆膜炎：胸膜炎或心包炎。

7）肾脏病变：尿蛋白 > 0.5g/24 小时或 + + +，或管型（红细胞、血红蛋白、颗粒或混合管型）。

8）神经病变：癫痫发作或精神病，除外药物或已知的代谢紊乱。

9）血液学疾病：溶血性贫血，或白细胞减少，或淋巴细胞减少，或血小板减少。

10）免疫学异常：抗 ds - DNA 抗体阳性，或抗 Sm 抗体阳性，或抗磷脂抗体阳性（后者包括抗心磷脂抗体，或狼疮抗凝物阳性，或至少持续 6 个月的梅毒血清试验假阳性的三者中具备任何一项）。

11）抗核抗体：在任何时候和未用药物诱发"药物性狼疮"的情况下，抗核抗体滴度异常。

分类标准 11 项中，符合 4 项或 4 项以上者，在除外感染、肿瘤和其他结缔组织病后，即可诊断为 SLE。

（2）中医学诊断依据

1）肾虚证：乏力是所有系统性红斑狼疮患者均能见到的症状，可出现在各型各期。肾气不足，可能出现肾阴、肾阳两方面的不足，最多见于肾阴不足。肾阴不足证见：乏力，精神不振，面色暗黑，腰酸，双下肢沉重，手足心热，出汗多，舌红瘦，脉沉细或细数。久病之后，也可出现腰酸肢冷，面色苍白，午后烘热，乏力神疲，小便浑浊，夜尿多，下肢水肿，舌淡胖有齿痕，脉细软等肾阳虚症状。

2）相火妄动致火证：经云"邪气盛则实，正气夺则虚"。火证复杂，有虚有实，也有虚实夹杂。正如程钟龄所说："从来火字，《内经》有壮火、少火之名，后人则曰：天火、人火、君火、相火、龙火、雷火，种种不一，而朱丹溪复以虚实二字括之，可谓善言火矣。"（《医学心悟·火字解》）

A．相火妄动之实火：相火妄动之实火临床相对较少见。病情危重，相当于系统性红斑狼疮急性期，有两型可归为实火。

a．物有所感，心有所动，心火亢盛，不制相火，相火妄动，与阳明燥金相合，与肝木相并而焚，出现高热，神昏谵语，抽搐，或憋闷喘促，呼吸困难，咳吐血痰，面色青紫。大便燥结，腑气不通，舌红干燥起刺，苔黄厚而燥，脉沉实有力。见于狼疮危象，狼疮性脑病或狼疮性肺炎。

b．六欲七情，五志过激，五脏厥阳之火煽动相火，兼有外邪引动，火热亢盛，充斥三焦。可见高热 39℃以上，畏冷或不畏冷，满面红赤，蝶形红斑，两手红斑、皮疹、关节肌肉酸痛，口腔溃疡，咽干口渴，喜冷饮。或见便血吐血，色鲜红量多，舌红绛，苔薄白或薄黄，脉象滑数或洪数。本证见于 SLE 急性发作期，或撤减激素反应期。

B．相火妄动之虚实夹杂证：相火妄动产生的病机是肾气不足，肾元亏虚，正虚已经存在，且相火又最易损伤元气，耗伤津液，病症缠绵日久，虚证必然存在。疾病过程容易产生许多病理产物，故虚实夹杂是最常见的表现，多见于红斑狼疮进展期和稳定期。包括以下几种情况。

a．火热为患：先天肾阴不足或后天房劳过度损伤肾精，或产后百脉空虚，精血耗失，肾水亏枯，相火无以为养而妄动，内火升浮煽灼，最易内热骤起，狼疮可突然暴发。可见于阴虚火旺证、郁热入脑证、血热瘀滞和血虚郁热四证。①阴虚火旺：阴虚则阳病，可见长期低热或自觉内热，手足心热，面部蝶形红斑，光敏感；虚火灼络可见面红充血，或呈红斑点、皮疹，阴虚则引水自救，渴喜多饮；热伏于内则喜冷饮，虚火上炎则时有咽干咽痛，目赤齿衄，关节疼痛。相火病则君火不宁，心烦急躁，少眠不寐。舌质红，苔少或薄黄。脉象细数或濡数。本证多见于红斑狼疮早期、轻症或慢性活动期病情尚未完全控制，是 SLE 的基本类型；②郁热入脑：肾阴不足，髓海失养，虚火上扰清窍可见病久头晕头痛，耳鸣，听音不清，视物模糊，查脑电图异常，舌红苔薄白，脉弦细或沉细。见于病情相对稳定期，病情发展较慢。本证见于狼疮脑损害；③血热瘀滞：精血同源，因生产之后或月经过多，血液外流，营血衰少，不能滋养肾阴，阴病则阳亢，妄动之火流窜三焦包络，煎熬血液，使血液黏稠瘀滞，不能荣养脉络而为痹。朱丹溪有言"火极似水，血色紫黑，热盛于阴，发为疮疡"，临床可见手足掌面、背面瘀点累累、肿胀，肢端有溃疡，重者有干性坏死，两小腿有片状紫斑，双大腿网状青斑，关节痛。舌红苔薄，脉细数，或弦数。本证以手足栓塞性微血管炎为主，并发肢端溃疡；④血虚郁热：血液之生成，需要吸收水谷精微，经肺、肝、肾，阳加于阴，化赤为血，五脏六腑，皮肤肌腠，经络百脉均需其濡养。正如《素问·经脉别论》所言："食气入胃，散精于肝，淫气于筋。食气入胃，浊气归心，淫精于脉。脉气流经，经气归于肺，肺朝百脉，输精于皮毛。毛脉合精，行气于腑，腑精神明，留于四藏"阴血生成难，伤之则易，如朱丹溪《金匮钩玄·血属阴难成易亏论》："阳常有余，阴常不足。知此阴气一亏伤，所变之证，妄行于上则吐衄；衰涸于外则虚劳"。阴血已伤，血有伏火，虚火扰动，可见时有面赤，口渴饮冷，腿软无力，头晕，四肢皮下紫癜，不易消散，月经量多，淋漓不尽，龈衄，鼻衄，舌红苔薄，脉象濡数或细数。本证多见于SLE血小板减少症。

b. 水湿热为患：脾胃元气不足，湿浊下流于肾，致相火离位，化为阴火上冲；或肾阴不足，相火妄动，火熏三焦，三焦水液运行受阻，热与水饮相结则热郁积饮；热阻下焦，清阳不升而下流则郁热损肾；湿与热结，循三焦流注肌腠关节，痹阻不通则湿热痹阻。多见于红斑狼疮进展期。①热郁积饮：三焦为相火之使，相火妄动，损伤三焦，水道阻塞，水液不能运行气化。"上焦如雾"，雾不散而聚水，上焦之水积聚，留于肺外积于胁下而为悬饮，留于心外和包络内则为心包饮，症见胸闷胸痛，心慌，内热或低热，咽干口渴，舌红苔薄白厚腻，脉象滑数、细数、濡数，可有结代脉。本证相当于SLE引起的浆膜炎、心包积液或胸腔积液，少量积液可无症状，超声检查可明确诊断；②郁热损肾：相火妄动，损伤下焦，"下焦如渎"，决渎不利，则小便难，下肢肿满，甚则腰酸，阴部水肿。经云"阴在内，阳之守也，阳在外，阴之使也"。相火亢盛于外，肾阴不守于内而外流可见：尿检有蛋白、红细胞，时有腰酸。虚火上扰可见有高血压，面部可有红斑，头晕，面热。舌红苔薄白，脉象弦数，或弦细，或细数。本证相当于狼疮性肾炎；③湿热痹阻：饮食劳倦，情志所伤，损伤脾胃，脾胃元气不足，湿浊下流于肾，致相火离位，化为阴火上冲。或外感夏月湿热之邪，同气相求，湿热流注关节则发为四肢关节肿痛，湿为阴邪，其性黏滞，湿热痹阻关节血脉则晨僵，有雷诺征，两手背红斑肿胀，手掌红紫充血，湿热上蒸则面部红，隐隐可见蝶形红斑，湿热下流则两腿皮下有片状紫斑，尿中有蛋白。舌红苔薄，脉象细数或濡数。本证多见于SLE关节炎、血细胞轻度减少的慢性活动期患者。

3) 相火妄动之虚证：多见于脾肾阳虚证。

相火妄动，三焦郁闭，中焦升降运化失常，气血乏源；妄动之相火损伤元气，久病之后，津伤及气，阴损及阳，气血两亏、脾肾两衰。可见畏寒，时有午后烘热，面色苍白，时有潮红，小便短少，下肢浮肿，神疲乏力，腰酸，舌质红或淡，苔薄白腻，舌体胖或瘦，或有齿痕，脉象弦细，或弦数。病程久长，检查尿蛋白多、血清白蛋白低，肌酐轻度升高，血压偏高。本证见于慢性 SLE 轻度氮质血症、肾性高血压、肾病综合征。

4. 治疗

（1）现代医学治疗：治疗分为一般治疗、药物治疗、特殊治疗（如免疫球蛋白静脉点滴、血浆置换、免疫吸附等）、造血干细胞移植，以及妊娠生育期的治疗等。这里仅简单介绍药物治疗。

药物治疗 SLE 目前没有根治的办法，恰当的药物治疗可以缓解病情，减少损害。药物治疗分轻型 SLE 的治疗、重型 SLE 的治疗及狼疮危象的治疗。

1）轻型 SLE 的治疗

A. 非甾体类抗炎药（NSAIDs）：适用于有低热、关节症状、皮疹和心包及胸膜炎的患者，有血液系病变者慎用。

B. 抗疟药：氯喹或羟基氯喹，对皮疹、低热、关节炎、轻度胸膜炎和心包炎、轻度贫血和血白细胞计数减少及合并干燥综合征者有效，有眼炎者慎用。长期应用对减少激素剂量，维持病情缓解有帮助。主要不良反应为心脏传导障碍和视网膜色素沉着，应定期行心电图和眼科检查。

C. 糖皮质激素：短期小剂量应用短效糖皮质激素外敷治疗皮疹。小剂量激素（如泼尼松≤10mg/d）可减轻症状。

D. 权衡利弊：必要时使用免疫抑制剂：①环磷酰胺（CTX）；②硫唑嘌呤；③甲氨蝶呤（MTX）等。

2）重型 SLE 的治疗：分诱导缓解和巩固治疗两个阶段。

A. 糖皮质激素：可用甲泼尼龙（MP）冲击后改为泼尼龙 0.5～1mg/（kg·d）口服。

B. 环磷酰胺：对有严重狼疮性肾炎和血管炎患者，可使用环磷酰胺和激素联合治疗，一般用量 0.75～1.0g/m² 体表面积 3～4 周一次。

C. 硫唑嘌呤：对浆膜炎、皮疹效果较好。50～100mg/d，分 1～2 次口服。

D. 甲氨蝶呤：主要用于浆膜炎、肌炎、血管炎和皮肤损害为主的 SLE，一般用量 10～15mg，每周一次。

E. 环孢素：对狼疮性肾炎 V 型效果较好。3～5mg/（kg·d），分 2 次口服。

F. 霉酚酸酯：能有效控制狼疮性肾炎 Ⅳ 型活动。10～30mg/（kg·d），分 2 次口服。

3）狼疮危象：通常需要大剂量激素冲击治疗，对受累器官对症支持治疗。

A. 急进性肾小球肾炎：对症治疗的同时，甲泼尼龙冲击或泼尼龙≥2mg/（kg·d）口服，可加用环磷酰胺 0.4～0.6g，每 2 周一次冲击治疗。

B. 神经精神狼疮：应用抗精神类药物或抗癫痫药对症治疗，对中枢狼疮用甲泼尼龙

0.5~1g/d 加甲氨蝶呤0.4~1.0g 静脉点滴，每日一次，共2~3次。

4）对重症血小板减少症：可用大剂量激素冲击或加大激素剂量，或静脉注射大剂量丙种球蛋白（IVIG）0.4g/kg，连续5天一疗程。或用长春新碱1mg，每周一次，连续3~6周。

5）弥漫性出血性肺泡炎和急性重症肺间质病变：常合并有大量蛋白尿，预后差，治疗困难。可以试用 MP 冲击治疗，IVIG、血浆置换等。

6）严重的肠系膜血管炎：用泼尼龙≥2mg/（kg·d）控制病情。加强肠外营养，对症治疗。

（2）治则治法：如上所述，系统性红斑狼疮病因病机复杂，临床症状表现多样，病情轻重不一，虚实错杂。故治疗要分期分型，详辨寒热虚实。

1）分期治疗：系统性红斑狼疮分四期，在急性期要根据火热性质和部位，采用一切手段，控制病情，挽救生命，即急则治其标之法。在进展期和稳定期，细审疾病本源，缓则治其本。时时顾护肾气，尤其肾阴不能伤伐。疾病终末期，气血阴阳均不足，五脏俱衰，正气衰而邪实仍在，治疗要慎重斟酌虚实关系，详辨真假症状，避免虚虚实实。

2）清泻相火，时时不忘护养肾精：相火妄动引起的红斑狼疮虽然可见到"热入心包""气营两燔""阳明热盛"等类似症状，但温病发生是在正气不虚，感染疫疠之气的情况下产生的，而红斑狼疮发病基础是肾精不足，所以治疗要时时不忘护养肾精。

3）治火之法，灵活多样：承前所述，引起相火妄动的原因很多，治疗方法也应该灵活多样。

A. 滋阴降火以治肾阴不足，阴不潜阳之虚火：《内经》中说明了阴虚生内热的原因："帝曰：阴虚生内热，奈何？岐伯曰：有所劳倦，形气衰少，谷气不盛，上焦不行，下脘不通，胃气热，热气熏胸中，故内热"。丹溪言"阴虚火动难治"。人之真阴难填，兼有火热燔灼耗伤，所以阴虚火热证最难治。治疗阴虚火热，丹溪善用四物汤加龟板、黄柏、白马胫骨等。以四物汤补阴血，"补养阴血，阳自相附"。黄柏苦寒，善泻肾中伏火。郑钦安在《医理真传·卷二》言"夫黄柏味苦入心，禀天冬寒水之气而入肾，色黄而入脾，脾也者，调和水火之枢也，独此一味，三才之义已具"。龟板补阴，善补阴中之至阴，白马胫骨代黄芩、黄连泻伏火。亦可选用大补阴丸、三才封髓丹降阴火，补肾水。董老师在治疗红斑狼疮时善用培元解毒汤：生地黄30~60g、山药18g、山茱萸18g、天门冬12g、紫草10~30g、青蒿12g、鳖甲12g、升麻9g、当归9g、白芍12g、生甘草12g。生地黄、山药、山茱萸、天门冬、鳖甲滋补肾阴，当归、白芍养血柔肝，紫草、青蒿、升麻、甘草透邪热解毒，取丹溪之"郁火可散"之意。

B. 清热解毒泻火可治心火亢盛，五脏厥阳之火：对于心火亢盛或火热充斥三焦之实火，被认为是君火、人火，可以湿伏、水灭、苦寒直折，"若心火亢极，郁热内实，为阳强之病，以咸冷之剂折之，如大黄朴硝之属"。《金匮钩玄·火岂君相五志具有论》可选用黄连解毒汤等清泻火毒。若火热燔灼气营，也可选用清瘟败毒饮等血气两清之品。清热解毒多用生甘草、黄芩、黄连、黄柏、栀子、石膏、知母等，凉血解毒选水牛角、丹皮、赤芍、玄参等。在清热泻火药中首列生甘草，是因"火急甚重者，必缓之，生甘草兼泻兼缓……若投与冰水正治，立死"。清热解毒药中酌加温热散火药以防火热突遇寒凉产生剧烈反应："凡热盛者，不可骤用凉药，必用温散"《金匮钩玄·火》。火热盛，动风抽搐，蒙蔽清窍者，可加入羚羊角粉或紫雪丹。

C. 补血养血，清散血中伏火治疗血虚郁热证：血虚生火与阴虚火旺机制相同，均为阴不配阳，阳热独亢。《医学心悟·卷三·虚劳》有："朱丹溪从而广之，以为阳常有余，阴常不足，人之劳心好色，内损肾元者，多属真阴亏损，宜用六味汤加知母、黄柏，补其阴而火自降，此又以血虚为言也。论补血者，则宗丹溪。"丹溪善用四物汤加黄柏、龟板养血滋阴泻火，也可用黄连阿胶汤补血泻火，交通阴阳。董老师多选用生地、当归、龟板、旱莲草、山萸肉等补坎中之阴，知母、黄芩、黄柏、白花蛇舌草、虎杖等降离位之火，使阴生火降，阴阳之气自调。

D. 补血凉血，活血解毒治疗血热瘀滞痹阻经脉症：营血衰少，加上火热煎熬，使血液黏稠，流通不畅，痹阻经脉、关节，血脉痹阻，郁热更甚，故治疗时除养血活血凉血外，还需加入祛风散火药，取"火郁则发之"之意。如东垣的散火汤（升麻、柴胡、葛根、白芍、防风、甘草）。董老师擅长治疗血热郁滞痹阻之证，常选用药物生地、丹皮、赤芍、川芎、玄参，凉血活血，加入穿山甲、水蛭、全蝎、蜈蚣、桃仁、红花活血搜风通络，散风药常用葛根、柴胡、升麻、防风、蝉衣、僵蚕等，关节痛还可加入羌活、独活、威灵仙、忍冬藤、青风藤、秦艽、徐长卿等，按照痹阻经络、部位选择用药。

E. 清热祛湿，升阳散火治疗湿热痹阻症：湿热痹阻常常因为脾胃运化不利产生内湿，或夏月感受暑湿之邪影响脾胃运化，湿流于肾，致相火离位，化为阴火上冲。多用丹溪之二妙丸（苍术、黄柏）；单黄柏一味，即可"去肾经火，燥下焦湿，治筋骨软"。临床常用二陈汤、四妙散等加减。夏月还选用喜芳香行气化湿之藿香、佩兰、砂仁、豆蔻等。此证除健脾化湿之外，还需加用升阳散火药如柴胡、升麻、葛根、荆芥、防风、羌活之类，使湿去火散。

F. 清热利水，泻肺化饮治疗热郁积饮：相火妄动，三焦气化失司，水谷不化津，反积聚成饮，水饮停于胁下，上迫心肺。治宜养阴清热，利水蠲饮。我们应用生地石膏去饮方：生地黄、玉竹养阴生津，生石膏、黄芩清泻肺中郁火，葶苈子、白芥子、桑白皮化痰泻肺利水，薏米、猪苓、茯苓、甘草、大枣健脾化湿，郁金、枳壳行气化瘀，气行则水行。

G. 补土伏火治疗脾肾两虚，浮火外越之尿浊、水肿等火虚证：相火妄动，本身容易损耗元气，导致脾胃气虚，而脾胃气衰，又可致湿寒之气下流扰肾，导致相火离位，阴火上冲"乃肾间受脾胃下流之湿气，闭塞其下，致阴火上冲"（《内外伤辨惑论》）。清朝火神郑钦安在其《医理真传》进一步解释其原因："脾土太弱，不能伏火，火不潜藏，真阳之气外越"。提出补土以配火可治疗水肿"治病者不必见肿治肿，明知其土之弱，不能制水，即大补其土以制水，明知其元阳外越，而土薄不能伏之，即大补其土以伏火。火得伏而气潜藏，气潜藏而水亦归其宅"。故治疗脾肾两虚之证，可不拘于补肾固涩，淡渗利水之法，顾护脾土可收效更好。临床善用补土伏火之法，常重用黄芪健脾益气补土，白术、茯苓健脾利水，尿蛋白、水肿消除较快。

4）平调阴阳，引火归元是治疗的最终目的：经云："温者清之，衰者补之……各安其气，必清必静，则病气衰去，归其所宗""调气之方，必别阴阳，定其中外，各守其乡。……衰之以属，随其攸利，谨道如法，万举万全，气血正平，长有天命"（《素问·至真要大论》），即治疗要使阴阳气血调和。肾为水火之脏，水火相抱，阴平阳秘，百疾不生。水足则火藏于下，温煦脏腑，统领一身气化，健康无病。水亏火衰均能使相火离位妄动，若水亏于下，火失其制，古人喻为水浅不养龙，相火离位上奔。若肾火虚弱而不能温养肾水，水寒相火不安于巢，水火相离，古人称为水寒不藏龙，虚阳浮越。正如《医碥·卷一·杂症·水火说》："相火居于下焦，病则必干乎上，无论下焦为寒为热，热固上潜，寒亦上浮。"

红斑狼疮中，阴虚火旺证最多见，董老师善用三色化斑汤（生地、青蒿、炙鳖甲、山药、山茱萸、天冬、紫草、青蒿、益母草、当归、白芍、炙甘草等）治疗系统性红斑狼疮阴虚火旺证，此方为六味地黄丸、大补阴丸、青蒿鳖甲汤加减化裁而来，生地、山药、山茱萸、天冬、炙鳖甲滋阴补肾填精，青蒿、紫草、益母草清泻肾浊，泻肾中伏火，当归、白芍、炙甘草柔肝调肝，疏肝解郁。使阴生火降，引火归元。

5）化饮、祛湿、活血、理气，随症加减，祛邪不能伤正：基于红斑狼疮发病之根本病机，先天之肾元先亏，相火不安于位而妄动，致使三焦包络功能失调，产生如饮、湿、血瘀、气滞等诸多病理产物，祛除病理产物，使脏器功能恢复正常为其根本，祛邪不能伤正。

（3）辨证论治

1）气营热盛证

临床表现：高热39℃以上，恶寒或不恶寒，满面红赤，蝶形红斑，两手皮疹，关节肌肉酸痛，口腔溃疡，咽干口渴，喜冷饮。舌红绛，苔薄白或薄黄，脉象滑数或洪数。本证见于SLE急性发作期，或撤减激素反应期。

治法：清气凉营。

方药：

生地15g　元参10g　生石膏30g　知母10g
金银花15g　黄芩15g　生薏米30g　丹皮15g
赤芍15g

2）阴虚火旺证

临床表现：长期低热或自觉内热，手足心热，面部蝶形红斑，光敏感，或面红充血，或呈红斑点、皮疹，渴喜多饮，并喜冷饮，时有咽干咽痛，目赤齿衄，关节疼痛，心烦急躁，少眠不寐。舌质红，苔少或薄黄。脉象细数或濡数。本证多见于红斑狼疮早期、轻症或慢性活动期，以及服用糖皮质激素后，病情尚未完全控制，是 SLE 的基本类型。

治法：养阴清热，活血通络。

方药：生地 30g　　元参 10g　黄芩 15g　　茜草 15g

忍冬藤 30g　秦艽 15g　炙鳖甲 10g　白花蛇舌草 20g

青蒿 10g　　小蓟 30g　女贞子 15g　紫草 30g

3）瘀血痹阻证

临床表现：四肢关节肿痛，有晨僵，雷诺征，手掌红紫充血，面部红，隐隐可见蝶形红斑，两腿皮下有片状紫斑，舌红苔薄，脉象细数或濡数。本证多见于关节炎、血细胞轻度减少的慢性活动期患者，或者服用泼尼松、雷公藤减量后轻度反应。

治法：养阴清热，疏风通络。

方药：忍冬藤 30g　青风藤 15g　木瓜 15g　　威灵仙 10g

桑寄生 15g　秦艽 10g　　徐长卿 15g　薏米 30g

生地黄 20g

4）血热瘀滞

临床表现：手足掌面、背面瘀点累累、肿胀，肢端有溃疡，重者有干性坏死，两小腿有片状紫斑，双大腿网状青斑，关节痛。舌红苔薄，脉细数，或弦数。本证以手足栓塞性微血管炎为主并发肢端溃疡。

治法：养阴清热，活血祛瘀。

方药：元参 15g　　　生石膏 30g　黄芩 15g　忍冬藤 30g

鬼箭羽 15g　　槐米 10g　　牛膝 10g　生甘草 10g

水牛角 15g　　藕节 15g　　红花 10g　穿山甲 10g

白花蛇舌草 20g

5）热郁积饮证

临床表现：胸闷胸痛，心慌，内热或低热，咽干口渴，舌红苔薄白厚腻，脉象滑数、细数、濡数，可有结代脉。本证相当于 SLE 引起的浆膜炎、心包积液或胸腔积液，少量积液可无症状，超声检查可明确诊断。

治法：养阴清热，利水蠲饮。

方药：生地黄 20g　生石膏 30g　黄芩 15g　　玉竹 10g

白芥子 10g　薏米 30g　　桑白皮 10g　猪苓 15g

郁金 10g　　枳壳 15g　　甘草 10g　　大枣 10g

葶苈子 15g　茯苓 20g

6）血虚郁热证

临床表现：时有面赤、口渴饮冷，腿软无力，头晕，四肢皮下紫癜，不易消散，月经量多，淋漓不尽，龈衄，鼻衄，舌红苔薄，脉象濡数或细数。本证多见于 SLE 血小板减少症。

治法：养阴清热，凉血生血。

方药：

生地 20g　　生石膏 30g　知母 10g　　黄芩 15g

生藕节 10g　旱莲草 30g　水牛角 15g　制龟板 10g

陈皮 10g　　生甘草 10g　虎杖 10g　　槐米 10g

白花蛇舌草 15g

7）气阴两虚证

临床表现：狼疮经年不愈，面色不华，乏力、少寐，既怕冷又怕热，月经量多，淋漓不尽，冬天有雷诺现象，头发稀疏易折。舌红苔薄黄或有剥脱。本证见于 SLE 红细胞、白细胞减少。

治法：益气养阴，健脾生血。

方药：

熟地 15g　　山萸肉 20g　女贞子 15g　枸杞子 15g

制首乌 20g　黄芪 30g　　白术 10g　　茯苓 15g

白及 10g　　茜草 15g

8）瘀热损肾证

临床表现：时有腰酸，面部可有红斑，头晕，面热。舌红苔薄白，脉象弦细，或细数。本证相当于狼疮性肾炎。

治法：补肾养阴，活血利水。

方药：

生地 30g　　制龟板 10g　知母 10g　生石膏 30g

积雪草 15g　六月雪 10g　杜仲 15g　黄芩 10g

猪苓 10g　　茯苓 20g　　泽泻 10g　川断 10g

甘草 10g

9）脾肾两虚证

临床表现：畏寒，时有午后烘热，面色苍白，时有潮红，小便短少，下肢浮肿，神疲乏力，腰酸，病程久长。舌质红或淡，苔薄白腻，舌体胖或瘦，或有齿痕，脉象弦细，或弦数。本证见于慢性 SLE 轻度氮质血症、肾性高血压、肾病综合征。

治法：健脾补肾，活血利水。

方药：

黄芪30g	白术10g	生地20g	制龟板10g
杜仲10g	川断15g	菟丝子15g	猪苓10g
茯苓20g	桑白皮10g	泽泻10g	积雪草15g
川牛膝10g	陈皮10g	甘草10g	

5. 辨治用药特点

（1）时时不忘培元固本：肾之元气化为肾阴肾阳，内涵命门。张景岳称命门是元气之根，水火之宅，五脏六腑之阴阳均根源于此。系统性红斑狼疮之根本病机是肾元亏虚，相火妄动。肾之根本已经不稳。当代人的体质因素是阳常有余，阴常不足，相火容易妄动。朱丹溪所处年代和当今相似，为和平时期，人们生活安逸，饱暖思淫欲，他感慨当时人们"节欲者少，纵欲者多""阳常有余，阴常不足"。古人尚不能抵御"温柔之盛于体，声音之盛于耳，颜色之盛于目，馨香之盛于鼻"。更何况温柔之体，靡靡之音，馨香之味，迷乱之网络对现代人之诱惑力要强千百倍。现代人之体质更是阳常有余，阴常不足。心被物所感，君火已乱，不能制约相火。所以治疗要考虑普遍的社会因素、个人禀赋及体质因素，根据病情祛邪扶正，平衡阴阳，才能达到阴平阳秘。

（2）祛湿不能燥热太过：经云治水肿形盛之病，要"开鬼门、洁净府"，治以苦温，佐以甘辛。仲景发展了内经，提出湿病、水饮治疗需"发汗、利小便"。李东垣以寒凉、清燥之剂治疗湿热，并善用风药治疗风湿痹阻，朱丹溪在东垣基础上有所发挥，在治疗湿热痿证时，清燥除湿同时，加补肾坚阴之法如虎潜丸（黄柏、知母、龟板、熟地、白芍、陈皮、虎骨、锁阳、干姜），清火燥湿、滋肾坚阴。善用苍术除湿："《本草》：苍术治湿，上下具可用。常用加味二陈汤：二陈汤加酒芩、羌活、苍术散风之药，除湿最妙"《金匮钩玄·湿》虞抟秉承了朱丹溪的学说，临床诊疗思路清晰："丹溪言：六气之中，湿热为病，十之八九""湿在上，宜微汗而解……湿在中下，宜利小便，此淡渗治湿也。湿有因外而入者，又从内得者，阴雨湿地，皆从外治，宜汗散。久则疏通渗泄之。"《医学正传·卷之二·湿证》。

由上述治湿经验看，治湿不能过用温燥，外湿发汗要微似汗，如张仲景强调的"治风湿者，单微微似欲出汗者，风湿俱去也"。尤其合并有热，湿热夹杂，辛燥太过，容易伤阴，所以丹溪在治湿热痿证时，在苦辛燥湿之剂中，还加入龟板、熟地、白芍等滋阴酸敛之品。系统性红斑狼疮阴虚火旺，湿热痹阻经脉或关节证最多，治疗时应参考丹溪治湿热之法。董教授治湿热痹阻症常用生薏米、木瓜、威灵仙祛湿通络，忍冬藤、青风藤、秦艽、徐长卿祛风通络，佐用生地黄、桑寄生滋补肾阴防燥湿太过。

（3）治气郁不过用辛香温燥，根据气滞部位，随经用药：郁有六：气、血、痰、火、湿、食。气有余便是火。气属阳，升降出入失常，郁滞则易化火。人体之气不能郁滞，丹溪有"气血中和，万病不生，一有怫郁，诸病生焉"（《金匮钩玄·六郁》）之论。治疗气滞宜"结者散之""木郁达之"。一般使用理气药。理气药不可香燥太过，不可久用，否则助热生燥，燥伤阴津或蒸液成湿，炼液成痰。使用行气药要佐用伏火之剂。辛香太过耗散真气："升发太过，香辛散气，燥热伤气，真气耗散"还提出治疗气滞要分清部位与所属经络，随经用药："滞于何经，有上下部分藏气之不同。随经用药，有寒热温凉之同异。若枳壳利肺气，多服损胸中至高之气；青皮泻肝气，多服损真气。木香之行中下焦气、香附之快滞气、陈皮之泄气、藿香之馨香上行胃气、紫苏之散表气、厚朴之泻胃气、槟榔之泻至高之气、沉香之升降其气、脑麝之散真气，若此之类，气实可宜"。系统性红斑狼疮病程久长，难以治愈。患者难免情志抑郁，五志过极，出现气滞症状。再者三焦为元气通道，三焦受邪，气之升降出入受阻，加上火、饮、湿、血瘀等影响气机，多能见到气郁气滞症状。董老师在制方时喜用当归、白芍，取逍遥散之意，柔肝疏肝解郁；滋阴药中多用陈皮、砂仁理气消滞。有腹胀，痞满者，夏月加藿香、佩兰，冬月加厚朴、枳壳等理气消胀，并佐以甘平之百合、苦寒之郁金，理气又能生津活血，防止香燥辛热太过。

（4）肾浊下流可重用黄芪：脾胃元气不足，湿浊下流于肾，肾寒不潜相火，致阴火上冲为患，多见于红斑狼疮性肾炎。上可见发热，面部红斑，面红目赤，咽痛口疮，下可见腰酸腰痛，肢冷多汗，尿检有大量蛋白、红细胞、白细胞。舌红苔薄白，脉象弦数，或弦细，或细数。疾病之根本在于脾胃气虚，阴火扰动。所以治疗可选用李东垣之补中益气汤或补脾胃升阳散火汤，黄芪可用至30g以上。黄芪能补中益气，升举清阳，益卫固表，利水消肿，祛瘀生新。重用还有降压作用。在狼疮性肾炎的治疗中重用黄芪，益气健脾、补益肾元，兼以固卫实表敛汗。黄芪还可利水消肿，更切本病之病机。临证时常辅以丹参活血，更能祛瘀生新。

（5）辨证治疗要考虑西药的作用影响：系统性红斑狼疮进展期，尤其是狼疮危象患者，肯定会使用大剂量激素或免疫抑制剂。现代临床和药理研究显示，糖皮质激素属于"壮阳药"，大量使用后可出现面部烘热，心烦失眠，善食易饥，口干口苦，面部、后背痤疮，口舌生疮的"阳亢"表现，在撤减激素时又容易出现"阳虚"表现。而免疫抑制剂如环磷酰胺、甲氨蝶呤、环孢素等多属苦寒，所以在辨证选药时要考虑这些药物对疾病症状病机的影响。

6. 验案

验案1：系统性红斑狼疮性肾炎

患者高某某，女，19岁，就诊日期：2014-9-26，初诊。

主诉：面部、双上肢皮肤红斑，腰痛间断发作2年，加重20余天。

现病史：患者于2年前因发热、腰痛，就诊于某西医院，经免疫检查，肾活检，诊断为系统性红斑狼疮性肾病（LN-4型），经西药糖皮质激素、环磷酰胺、骁悉等治疗，肾中蛋白时多时少，皮肤红斑时有时无，无胸闷憋气，无关节疼痛。20天前外出旅游，疲劳加阳光照射皮肤红斑迅速增多，腰痛明显，辗转就诊于董老师处。现症：腰部酸痛、沉重，小腹坠胀，白带多，略带红色，双下肢水肿，面部、颈部、双手背皮肤红斑，色红，轻度瘙痒，不高出皮肤。乏力，无黏膜破损，无胸闷胸痛，无关节肿痛，晨起关节僵硬，持续 5～10 分钟自然缓解。近期无明显脱发。小便量可，无尿频尿急尿痛，大便干，2 日 1 次。纳食少，夜寐多醒。舌质暗红，苔薄黄腻，脉沉细。目前用泼尼松 20mg/d，骁悉 0.5g，每日 2 次。

既往史：儿时体弱，曾患肺部感染及过敏性疾病。

过敏史：青霉素类、花粉、海鱼。

体格检查：面部、颈部、双手掌皮肤红斑，脊柱关节无畸形肿大。心肺听诊（－），全身浅表淋巴结未触及肿大，腹软，小腹轻度压痛，无反跳痛及肌紧张。双下肢指凹性水肿，双肾区叩击痛。

辅助检查：尿常规：潜血（＋＋＋），白细胞（＋＋＋），尿蛋白（＋＋），亚硝酸盐（＋）。24h 尿蛋白定量 1.9g/L↑；血常规：WBC $3.7×10^9$/L，余正常；自身抗体系列：ANA 颗粒性 1：320↑，抗 ds－DNA（＋），抗 Sm（＋），抗 rRNP（＋），C3 1.11g/L，C4 0.09g/L↓；总胆固醇 6.8mmol/L↑，A/G 1.1↓；曾于 2012 年行肾活检示：Ⅳ狼疮性肾炎；肾功能正常。

中医诊断：红蝴蝶疮

证候诊断：相火妄动　瘀热损肾

西医诊断：狼疮性肾炎

治法：养阴清热，利水消肿。

处方：

生地 15g	制龟板 10g	知母 10g	盐炒黄柏 10g
黄芩 10g	积雪草 30g	猪苓 15g	茯苓 15g
六月雪 10g	泽泻 10g	生甘草 10g	杜仲 15g
川断 15g			

14 剂，水煎服，日一剂，避免阳光照射。

二诊：患者面部红斑减轻，双下肢水肿明显减轻，白带量减少，小腹坠痛消失，仍感腰痛，经期长，8～10 天。大便偏干，小便可。夜间醒次数减少。舌暗红，苔薄白稍腻，脉沉细。查尿常规：潜血（＋＋），白细胞（＋），尿蛋白（＋），亚硝酸盐（－）。24 小时尿蛋白定量 1.5g/L↑。嘱其减少泼尼松至 15mg/d，上方加砂仁 6g、三七粉 3g[冲] 14 剂。

三诊：面颈部、双手红斑未见新生者，陈旧斑暗淡，双下肢水肿减轻，仍感腰痛，大便可，小便可。夜寐好转。舌暗红，苔薄白，脉沉细。查尿常规：潜血（＋），白细胞（＋），尿蛋白（＋）。24 小时尿蛋白定量 1.6g/24h↑。减少泼尼松至 12.5mg/d，继用骁悉。

处方：

| 生地 15g | 制龟板 10g | 知母 6g | 盐炒黄柏 10g |

生黄芪 30g　　积雪草 30g　　猪苓 15g　　茯苓 15g

芡实 15g　　　泽泻 10g　　　生甘草 10g　杜仲 15g

川断 15g　　　砂仁 6g　　　　陈皮 10g　　桑寄生 15g

30 剂，嘱其预防感冒。

四诊：无新发皮疹，双下肢水肿基本消退，腰痛减轻，仍感腰酸，乏力。查尿常规：潜血（＋），白细胞（－），尿蛋白（±），亚硝酸盐（－）。24 小时尿蛋白定量 1.0g/24h↑。泼尼松减为 7.5mg/d，骁悉减为 0.25g，每日 2 次。上方去猪苓、泽泻，加炒白术 10g。20 剂后诸证消失。继续原方巩固治疗 3 个月。1 个月复查尿常规一次，停药观察 3 个月后回访，未复发。

按：董燕平教授治疗系统性红斑狼疮分阶段、分层次。系统性红斑狼疮多见于青年女性。青春期若肾气充，天癸至，月事以时下。若患者先天不足，肾精不足，不能涵养肾阳，阳不潜于阴，青春期为物所感，君火易动，导致君火不制相火，出现相火妄动，随三焦游行于全身。相火妄动，易耗气伤精。此患者已经患狼疮肾炎 2 年余，经过先期治疗，疾病时好时坏。此次因劳累、日晒等因素复见腰痛，尿常规异常，白带增多，跟患者本身体质加诱因诱发有关。患者素体不足，肾元亏虚，相火妄动，三焦为气血水之通道，火邪扰动三焦，郁闭包络。火热上炎，与"光毒"相合，毒邪郁闭于面、颈、手背脉络，则发为红斑。相火动则君火亦亢，扰动心神则失眠多梦。火扰三焦则水道失常，湿浊下流于肾，则腰痛水肿。第一步当养阴祛火，利水消肿。以生地、龟板咸、微寒，归肝、肾、心经。郑钦安说它"得水中之精气而生"，滋阴潜阳，益肾强骨。知母、泽泻泄肾浊，黄柏泻妄动相火，黄芩清上焦火热，茯苓、猪苓利水消肿，积雪草苦、辛、寒，归肝、脾、肾经，清利肾中湿热，解毒消肿。六月雪淡、微辛、凉，清热利湿，舒筋活络，善除白带。杜仲、川断补肝肾，强筋骨，壮腰脊。生甘草解毒，调和诸药。待热清后，天气转凉，激素减量，加用益气固肾之品。黄芪甘温，健脾补肾，升提元气，防肾精外泄。芡实味甘，气平，无毒，入脾、肾二经。主湿痹，止腰膝疼痛，益精。《本草新编》谓其："芡实不特益精，且能涩精，补肾至妙药也"。砂仁"辛温，能宣中宫一切阴邪，又能纳气归肾"。诸药合用，有补有泻，使邪去不伤正，补肾不敛邪，肾元固，相火安。

验案 2：红斑狼疮合并干燥综合征

白某某，女，48 岁，就诊日期：2014 - 3 - 7。

主诉：皮肤红斑伴口眼干燥间断出现 10 年，反复双下肢皮肤紫癜 3 年余，加重半月。

现病史：患者 10 年前出现颊部蝶形红斑，双眼干涩、口干，至和平医院检查，诊断为"系统性红斑狼疮"，用激素、羟氯喹等治疗近 2 年，病情稳定后停药。2010 年出现皮肤紫癜，先后就诊于省二院、和平医院，经系统检查提示为"系统性红斑狼疮合并干燥综合征"。用糖皮质激素甲泼尼龙 24mg/d，用药 1 年半后症状减轻逐步停药。近半个月劳累后出现双下肢皮肤紫癜,关节疼痛,遂来诊。患者现双手指关节肌肉疼痛,晨僵10分钟可缓解,双下肢皮肤紫癜,散在,色暗红,皮肤瘙痒,口眼干燥,无恶心呕吐,纳食可,夜寐安。大便干,小便可。舌暗红,少苔,脉沉细。

既往史:体健,使用激素期间曾有过血压升高,用硝苯地平缓释片控制可。停药后血压降至140/85mmHg,未用降压药。

过敏史:未发现。

体格检查:双下肢皮肤散在紫暗红色出血点,不高出皮面。结膜干,有皱褶,口腔无溃疡,双手指关节肿大,活动轻度受限。

辅助检查:自身抗体系列:抗dsDNA 1:320,ANA(+),抗Sm(-),抗nRNP(+),SSA(-),SSB(+),余项均阴性。

免疫球蛋白:IgG 19.00g/L(7.51~15.6),C3 0.44g/L(0.79~1.52),C4 0.12g/L(0.16~0.38),风湿三项 RF:73.90U/ml(<20),CRP 10.9mg/L(0~8),CCP(+),生化大致正常,血常规正常。

中医诊断:燥痹

证候诊断:气阴两虚

西医诊断:混合性结缔组织病

治法:益气养阴,生津润燥。

处方:

沙参麦门冬汤加减。

沙参10g	麦冬15g	石斛15g	丹皮10g
赤芍10g	白鲜皮30g	乌梅6g	地肤子10g
蛇床子10g	蝉衣10g	秦艽15g	制鳖甲10g

日1剂,水煎服,7剂。

复诊:4周后二诊:皮肤紫癜暗淡,未见新鲜出血点,皮肤瘙痒减轻,仍觉口眼干燥,关节肿胀晨僵稍减轻,大便干,小便可。舌暗红,少苔,脉沉细涩。改用生津布液汤。

生地30g	元参15g	天冬30g	沙参30g
石斛15g	秦艽10g	龟板15g	丹参30g
鸡血藤30g	当归15g	金银花12g	菊花15g
密蒙花15g

30剂,水煎服,日一剂,分早晚两次温服。

30剂后口眼干燥症状减轻。皮肤未见紫癜,仅留暗褐色斑点。继续加减上方3个月,间断服用半年后停药。随诊半年未复发。

按:混合性结缔组织病属免疫系统疾病,临床治疗效果差。该例患者不仅有干燥症状,还有关节不适、皮肤红斑、紫癜,曾经诊断过系统性红斑狼疮和干燥综合征,目前免疫系列检查有多项异常，董燕平教授根据其临床表现和免疫检查，定为混合性结缔组织病。患者因阴津不足，阴不敛阳，虚火扰动，动血，出现出血。肝肾不足，肝主筋，筋失濡润，导致关节僵硬，活动不利。所以以滋阴生津之沙参麦冬为君，恐阴津久耗，再加入血肉有情之制鳖甲补肾填精。石斛助沙参麦冬滋阴生津。乌梅与麦冬酸甘化阴。燥盛则干涩，血流不畅，加入赤芍、丹皮活血行血而不伤阴。蛇床子、地肤子、蝉衣止痒，秦艽祛风湿止痛。

二诊：虚风去，瘙痒止，去蛇床子、地肤子、蝉衣等祛风药，加重生地、元参用量，并加用金银花、菊花等芳香解毒。生地甘寒质润多汁，既能清热凉血解毒，又能滋阴生津，且补阴血而不腻滞，朱丹溪言"滋阴而火热自降"，故用大量生地为君，滋阴降火以治其本。龟板能滋阴潜阳，益肾强骨，养血补心。《药鉴》谓："此剂禀北方阴气而生，为阴中至阴之物，大能补阴"。龟板助生地滋补肾阴。天门冬甘、苦、寒，归肺、肾经，具有养阴润燥、清火、生津的功效。《本草汇言》："天门冬，润燥滋阴，降火清肺之药也。统理肺、肾火燥为病。如肺热叶焦，发为痿、痹，吐血咳嗽，烦渴传为肾消，骨蒸热劳诸症，在所必需者也。"鳖甲咸寒质重，入肝、肾之血分，既能滋肾水，又能重潜妄动之虚阳，两者为佐，与君药相合，使妄动之相火沉潜归位，则伏毒不生，火毒自灭。元参甘寒，既能滋阴，助生地滋补肝肾之阴，又能清热解血分毒。秦艽、金银花、菊花、密蒙花为佐使。秦艽味辛、苦，性微寒，归胃经、肝经、胆经。本品辛散苦泄，质偏润而不燥，为风药中之润剂。其性偏寒，兼有清热作用，对热伏阴份之痹，可透邪热，通经络，引邪外出。金银花、菊花、密蒙花辛香质轻，清热解毒，透达毒邪，养肝明目。诸药合用，能滋补肾阴，降火解毒，养血活血，祛瘀通脉。共使燥痹去，津液布。

(二)多发性肌炎、皮肌炎

1. 概述

多发性肌炎(PM)和皮肌炎(DM)是横纹肌非化脓性炎性肌病。其特点是以肢带肌、颈肌及咽肌等肌组织出现炎症、变性改变，导致对称性肌无力和一定程度的肌萎缩，并累及多个系统和器官，亦可伴发肿瘤。PM指无皮肤损害的肌炎，伴皮损的肌炎称DM。该病属自身免疫性疾病，发病与病毒感染、免疫异常、遗传及肿瘤等因素有关。我国PM/DM不少见，男女比例为1:2，本病可发生在任何年龄，呈双峰型，在儿童5~14岁和成人45~60岁各出现一个高峰。多发性肌炎与皮肌炎属于中医学"痹症""痿证"范畴。具体可为肌痹和皮肌痹证。

2. 病因病机

多因人体禀赋不足，正气亏损，腠理不固，风寒湿邪乘虚侵袭人体，客于皮肤肌腠，正气为邪所阻而不能运行，因而留滞，气血正气瘀滞，久而成痹。肺主皮毛，脾主运化，主肌肉，肺脾健旺，则皮润肉丰。若为邪所犯，痹着皮肤、肌肉，发为皮肤红斑，肌肉无力疼痛。若病久而不愈，精血内耗，肌肤失养而枯萎，五脏俱虚，呈正虚邪恋之候。

3. 临床表现

本病在成人发病隐匿，儿童发病较急。急性感染可为其前期表现或发病的病因。早期症状为近端肌无力或皮疹、全身不适、发热、乏力、体重下降等。

(1)对称性四肢近端肌无力以及颈肌、咽肌、呼吸肌无力，逐渐加重，可伴肌痛。

(2)典型皮疹，病初皮疹仅出现在眼内侧及鼻梁两侧，或有典型皮疹而无肌无力者应注意。

(3)PM/DM 患者发热并不少见，特别是并发肺损害者。

4. 辅助检查

(1)血清肌酶：绝大多数患者在病程某一阶段可出现肌酶活性增高，是诊断本病的重要指标之一。肌酶活性的增高表明肌肉有新近损伤，肌细胞膜通透性增加，因此肌酶的高低与肌炎的病情变化呈平行关系。可作为诊断、疗效监测及预后的评价指标。肌酶的升高常早于临床表现数周，晚期肌萎缩，肌酶不再升高。

(2)肌红蛋白测定：肌红蛋白仅存于心肌与横纹肌，当肌肉损伤、炎症、剧烈运动时肌红蛋白均可升高。多数肌炎患者的血清中肌红蛋白的水平增高，且与病情呈平行关系，有时先于磷酸激酶(CK)。

(3)自身抗体

1)抗核抗体(ANA)：PM/DM 阳性率为 20% ~30% ，对肌炎诊断不具特异性。

2)抗 Jo - 1 抗体：是诊断 PM/DM 的标记性抗体，阳性率 25% ，在合并有肺间质病变的患者中其阳性率可达 60% 。抗 Jo - 1 阳性的 PM/DM 患者，临床上常表现为抗合成酶抗体综合征，肌无力、发热、间质性肺炎、雷诺征和技工手。

(4)肌电图：几乎所有患者出现肌电图异常，表现为肌源性损害。

(5)肌活检：其病理改变：①肌纤维间质、血管周围有炎性细胞(以淋巴细胞为主)浸润；②肌纤维破坏变性、坏死、萎缩、肌横纹不清；③肌束间有纤维化，肌细胞可有再生，再生肌纤维嗜碱性，核大呈空泡，核仁明显；④血管内膜增生，皮肤改变无特异性。

5. PM/DM 的诊断标准

(1)对称性近端肌无力，伴或不伴吞咽困难和呼吸肌无力。

(2)血清肌酶升高，特别是 CK 升高。

(3)肌电图异常。

(4)肌活检异常。

(5)特征性皮肤损害。

具备上述(1)(2)(3)(4)者可确诊 PM，具备(1)~(4)中的三项可能为 PM，只具备 2 项为疑诊 PM，第(5)加(1)~(4)其中一项可诊为 DM。

6. 治疗

（1）一般治疗：急性期卧床休息，并适当进行肢体被动运动，以防肌肉萎缩，给予高热量、高蛋白饮食，避免感染。

（2）辨证论治：本病初期邪实偏重多为痹症的"肌痹"证，后期多因精血耗伤，肌肤失养可表现为"痿证"。临床上当分期论治。急性期多邪实，当按痹证论治，慢性期多正虚，当补虚起痿治之。

1）急性期

肺热伤津：起病较急，发热，肌肤红斑，近端肌头乏力痉挛，并见咳嗽咽干，心烦口渴，小便短赤，大便干结，舌质红，苔薄黄，脉细数。

治则：清热润燥。

方剂：清燥救肺汤加减。

沙参 15g　麦冬 15g　桑叶 10g　杏仁 10g

石膏 30g　银花 15g　连翘 10g　白花蛇舌草 20g

赤芍 15g　丹皮 10g　紫草 15g

脾湿化热：肢体萎软，或有发热，肌肤红斑，肌肉疼痛，胸胁痞满，厌食纳呆，大便溏薄，面色萎黄，苔腻，脉滑数。

治法：清热利湿。

方剂：二妙散加减。

苍术 10g　　黄柏 10g　薏苡仁 30g　牛膝 15g

茯苓 15g　　萆薢 15g　茵陈 15g　　威灵仙 12g

鸡血藤 20g　木瓜 10g

2）慢性期

肝肾亏虚：病程日久，肢体困倦，肌肤萎缩，活动不利，腰背酸软，卧床不起，舌红少苔，脉细数。

治则：补肝益肾。

方剂：健步虎潜丸加减。

熟地 15g　　枸杞子 15g　锁阳 15g　　牛膝 12g

桑寄生 30g　杜仲 15g　　鹿角胶 10g　鹿衔草 30g

当归 10g　　黄芪 20g　　菟丝子 10g　人参 6～10g

（三）干燥综合征

1. 概述

干燥综合征（sjogrens sundrome，SS）是一个主要累及外分泌腺体的慢性炎症性自身免疫病。临床因唾液腺和泪腺受损功能下降而出现口干、眼干及腺体外其他器官受累的多系统损害症状。其血清中则有多种自身抗体和高免疫球蛋白血症。干燥综合征可归属于中医学"燥证"范畴。

本病分为原发性和继发性两类，本病单独存在，为原发性干燥综合征，若出现在其他自身免疫疾病中，如继发于 SLE、类风湿性关节炎（RA）、硬皮病等自身免疫者，为继发性干燥综合征。原发性干燥综合征属全球性疾病，我国人群的患病率为 0.3% ~ 0.7%，本病女性多见，男女比为 1:（9 ~ 20），发病年龄多在 40 岁以上。

2. 病因病机

本病病理机制主要是由于自身免疫的过度应答反应，造成外分泌腺体大量淋巴细胞、浆细胞浸润，使腺体细胞破坏、功能丧失，从而出现以外分泌腺损害为主的一系列临床表现。本病属于中医"燥证"范畴。因阴血素亏或津液耗伤致干燥而发为本病。燥的来源有内生与外源之分。

（1）素体阴虚：多因内伤因素导致人体阴、血、津液亏损而致内燥。如情志过极，五志化火或久病所伤，或偏食辛辣燥热食品而致伤津耗液，阴血不足形成本病。

（2）外感六淫：易受温热时邪侵袭，温邪化燥，燥属火类，以及温热时邪伤人可化燥，消灼津液，久之必耗伤阴血致燥。燥则血涩，也可因燥致瘀，由瘀而成痹。瘀、燥两者互为因果，而本病症状错综复杂，缠绵难愈。

3. 临床表现

本病起病多隐匿，临床表现多样，病情轻重差异悬殊。

（1）局部表现

1）口干燥症：①严重口干，讲话时需频频饮水，进食固体食物时需有汤水送下，否则难以下咽；②猖獗性龋齿是本病的特征性之一。表现为牙齿逐渐变黑，继而小片脱落，最终只留下残根；③成人腮腺炎；④舌痛、舌面干裂、舌乳头萎缩而光滑；⑤口腔黏膜出现溃疡或继发感染。

2）干燥性角膜炎：眼干涩、异物感、泪少等症状，严重者痛哭无泪。部分患者有眼睑缘反复化脓性感染、结膜炎、角膜炎。

3）其他：如鼻、硬腭、气管及分支、消化道黏膜、阴道黏膜的外分泌腺体均可受累，分泌减少而出现相应症状。

（2）系统表现：除口眼干燥表现外，还可出现全身症状如乏力、低热等，约有 2/3 患者出现多系统损害。

1）皮肤：皮肤病变的病理基础为局部血管炎。表现为过敏性紫癜性皮疹，结节红斑和较轻的雷诺现象。

2）一过性骨骼肌肉，关节痛。

3）肾：国内报道的有 30% ~ 50% 患者有肾损害，主要累及远端肾小管，表现为因 I

型肾小管酸中毒而引起的低血钾性肌肉麻痹，严重者出现肾钙化、肾结石及软骨病。表现为多饮、多尿的肾性尿崩，亦常出现于肾小管酸中毒患者。小部分患者出现较明显的肾小球损害，临床表现为大量蛋白尿、低蛋白血症，甚至肾功能不全。

4）肺：大部分患者无呼吸道症状，轻度受累者出现干咳，重者出现气短。有肺纤维化及重度肺动脉高压者预后不佳。

5）消化系统：可出现萎缩性胃炎，胃酸减少，消化不良等非特异性症状。约20%患者有肝脏损害。

6）神经：5%的患者会出现周围神经损害，其发生多与血管炎有关。

7）血液系统：可出现白细胞减少、血小板减少。本病淋巴瘤的发生率约为正常人群的44倍。

4. 诊断标准

2002年干燥综合征国际分类（诊断）标准见表3－4。

表3－4　干燥综合征国际分类（诊断）标准

Ⅰ　口腔症状：3项中有一项或一项以上 　　（1）口干持续3个月以上 　　（2）成年后腮腺反复或持续肿大 　　（3）吞咽干性食物，需汤水辅助
Ⅱ　眼部症状：3项中有1项或1项以上 　　（1）每日眼干不能忍受3个月以上 　　（2）有反复的沙子进眼或摩擦感 　　（3）每日需要用人工泪液3次或3次以上
Ⅲ　眼部体征：下述检查任1项或1项以上阳性 　　（1）滤纸试验+（<5mm/5min） 　　（2）角膜染色（+）（≥10个）
Ⅳ　组织学检查：下唇腺病理示淋巴细胞灶≥1（4mm^{2}组织内至少有50个淋巴细胞聚集于唇腺间质者为1个灶）
Ⅴ　唾液腺受损：下述检查在1项或1项以上阳性 　　（1）唾液流率（+）（≤1.5ml/15min） 　　（2）腮腺造影（+） 　　（3）唾液腺放射性核素检查（+）
Ⅵ　自身抗体：抗SSA或SSB（+）

上述项目的具体分类：

（1）原发性干燥综合征：无任何潜在疾病的情况下，有下述2条则可诊断。

1）符合上表中4条或4条以上，但必须含有条目Ⅳ（组织学检查）和条目Ⅵ（自身抗体）。

2）条目Ⅲ、Ⅳ、Ⅴ、Ⅵ条中任意3条阳性。

（2）继发性干燥综合征：患者有潜在的疾病（任一结缔组织病），而符合上表的Ⅰ和

Ⅱ中任意1条,同时符合条目Ⅲ、Ⅳ、Ⅴ、Ⅵ条中任意2条。

(3)必须除外:颈头面部放疗史,丙肝病毒感染,淋巴瘤、结节病,抗乙酰胆碱药的应用(如阿托品、莨菪碱、溴丙胺太林、颠茄等)。

5. 治疗

(1)现代医学治疗:本病目前尚无根治方法。主要是改善症状,控制和延缓因免疫反应而引起的组织器官损害的进展及继发感染。

1)改善症状:①停止烟酒,避免使用引起口干的药物,如阿托品、颠茄等。保持口腔清洁,勤漱口,减少龋齿和口腔感染的可能;②干燥性角膜炎,可予人工泪液滴眼,以减轻眼干症状,并预防角膜损伤;③肌肉、关节痛者,可用非甾体类抗炎药以及羟氯喹;④低钾血症:纠正低钾血症的麻痹发作,可静脉补钾(氯化钾),待病情稳定后改服钾盐液或片,有的患者需终身服用,以防低钾血症再次发生。

2)系统性损害者,应根据受损器官及严重程度进行相应治疗。根据病情可给予肾上腺皮质激素。对于病情进展迅速者可合用免疫抑制剂如环磷酰胺、硫唑嘌呤等。出现恶性淋巴瘤者宜积极及时地进行联合化疗。

(2)辨证治疗

1)六淫化燥证

症状:身热,甚则高热,咽喉热病,或口干舌燥,舌红少津,脉浮数。

治法:清宣凉润,益肺养阴。

方药:桑杏汤加减。

桑叶10g 杏仁10g 荆芥10g 防风10g

沙参15g 麦冬10g 石斛10g 知母10g

陈皮10g 炙甘草6g

加减:热毒壅盛明显,有发热,咽喉肿痛者,可用普济消毒饮。咽喉疼痛加玄参、生地、玉竹;发热加柴胡、薄荷。

2)阴虚内热证:口干咽燥,眼目涩痛无泪,头晕,耳鸣,心烦燥热,失眠多梦。腰酸足软,大便秘结,舌红少苔,舌中有裂纹,脉细数。

治法:甘凉濡润清热,生津润燥。

方药:益胃汤加减。

生地30g 知母10g 天花粉15g 沙参30g

太子参30g 地骨皮10g 丹皮10g 赤芍15g

加减:眼干燥明显加青箱子、密蒙花;心烦、失眠者加酸枣仁、远志、生牡蛎、当归;腰膝酸软加熟地、桑葚子、女贞子、旱莲草;大便干结加火麻仁、黑芝麻、桃仁。

3)气阴两虚证

症状:面色无华,动则气急,腰膝酸软,胃呆纳减,口舌干燥,口渴喜饮,大便秘结,舌红少津，脉象细数。

治法：益气养阴，生津润燥。

方药：生脉散加减。

黄芪15g　麦冬20g　沙参20g　太子参30g(或西洋参10g)

石斛20g　黄精10g　白芍10g　五味子10g

生甘草6g　当归10g

自拟方：生腺布液汤。

麦冬20g　沙参30g　石斛20g　天花粉15g

丹参20g　当归10g　红花15g　白花蛇舌草20g

蝉蜕10g　桑叶10g　菊花15g　太子参30g(或西洋参6g)

生地(或元参)30g

6. 预后

本病预后较好，有内脏损害者经恰当治疗后大多可以控制病情达到缓解，但停止治疗又可复发。内脏损害中出现进行性肺纤维化、中枢神经病变、肾小球受损伴肾功能不全；恶性淋巴瘤者预后较差，其余系统损害者经恰当治疗大多病情缓解，甚至恢复日常生活和工作。

7. 验案

患者张某某，女50岁，口眼干燥一年，起初未注意，吃饭时需用水送下，后逐渐发展为口干燥，水不离口，否则不能说话。胃脘灼热，饥饿时加重。唾液试验，角膜试验均提示分泌液减少，口腔黏膜活检阳性，ANA 1∶320，SSA(＋)，SSB(－)，RF(＋)，诊断为原发性干燥综合征(PSS)，中医：燥痹 肺胃阴虚。予滋阴生津治疗。

生地10g　麦冬20g　沙参30g　石斛10g

菊花10g　青葙子10g　天花粉10g　丹参15g

红花10g　密蒙花10g

14剂后症状减轻不明显，生地改为15g，加用藤梨根15g，熟地10g，女贞子15g，旱莲草15g，继用14剂，效果仍不明显改为下方。

生地30g　　元参10g　　麦冬30g　　沙参30g

石斛30g　　辛夷10g　　地骨皮10g　青风藤15g

秦艽10g　　积雪草15g　六月雪10g　鬼箭羽15g

天花粉30g　菊花10g　　丹皮15g　　赤芍20g

14剂后患者症状有明显改善。

体会：患者虽然一派肺胃阴虚，津液不足，不能濡润之象。但用养阴生津，兼用活血药效果仍不理想，加用养阴后改用具有调节免疫力的益阴方，之中有调节免疫作用的青风藤，青风藤除了祛风通经络作用，现代研究发现它有较强的免疫抑制作用。还有秦艽，秦艽功能：①苦燥湿，辛散风，去肠胃之热，益肝胆之气，养血荣筋；②利大小便。主治：①治风寒湿痹，通身挛急，虚劳骨蒸；②黄疸，酒毒，肠风，泻血，口噤，牙痛，湿胜风淫之证。为治疗风湿痹痛的要药。现代研究发现秦艽抗风湿作用类似于皮质激素，还能提高痛阈，据有关资料记载它作用比水杨酸钠强。积雪草为伞形科植物积雪草的全草。甘淡辛，寒。入心、肺、脾、胃、大肠五经。积雪草性寒，具有清热的作用，治疗咽喉肿痛、口舌生疮、头痛、身热、口渴等症。积雪草还具有活血化瘀的功效，用于跌打肿痛，虫蛇咬伤，关节红肿，有消肿止痛的作用。并有抗菌消炎作用，治疗因病毒或者细菌引起的带状疱疹，痢疾，湿热黄疸，水肿，淋证。也可用于丹毒，瘰疬，疮疡肿毒。干燥综合征虽然病因未完全明确，但与病毒感染后引起免疫异常有关，肾小球肾炎，尤其是 IgA 肾病，许多医家应用积雪草单药或复方取得疗效。六月雪具有清热利咽的作用，现代药理研究发现它也有调节免疫的作用。燥结日久，津枯血瘀，热毒壅盛，该方除了滋阴润燥外，还加了寒凉之鬼箭羽、积雪草、六月雪等，能清热解毒，助丹皮、赤芍活血化瘀，助地骨皮、青风藤、秦艽祛风通络，透邪祛痹。诸药合用，使顽疾得解。

（四）系统性硬化

1. 概述

系统性硬化（SSc）是一种原因不明的，临床上以局限性或弥漫性皮肤增厚和纤维化为特征的结缔组织病。除皮肤受累外，也可影响内脏。该病病因表明，可能与遗传、环境因素或感染导致的免疫系统激活，微血管功能障碍、胶原增生有关。根据其临床表现属于中医"皮痹"范畴。若皮肤病变累及内脏的属于"脏腑痹"范畴，如肺痹、肾痹等。本病女性多见，发病率大约为男性的 4 倍，儿童少见。分类如下。

（1）弥漫性硬皮病：除面部、肢体远端和近端外，皮肤增厚还累及躯干。

（2）局限性硬皮病：皮肤增厚限于肘膝的远端，但可累及面部、颈部。进展缓慢可长达数十年之久，又称 CREST 综合征（C 代表钙质沉着，R 代表雷诺现象，E 代表食道功能障碍，S 代表指端硬化，T 代表毛细血管扩张）。

（3）无皮肤硬化的硬皮病：临床上无皮肤增厚的表现，但有特征性的内脏表现和血管、血清学异常。

（4）重叠综合征：以上三种情况中任何一种与诊断明确的 RA、SLE、PM/DM 同时出现。

（5）未分化结缔组织病：雷诺现象伴系统性硬化的临床或血清学特点，但无系统性硬化的皮肤增厚和内脏异常。

2. 病因病机

由于素体气血虚弱，卫外不固，腠理不密，风寒湿邪乘虚而入，客于肌肤腠理，凝于肌表,气血痹阻,皮肤腠理失养,以致皮肤硬化、增厚或萎缩而形成本病。若久病不已,精血内耗,内损及脏腑,可见诸般虚损证候。如《素问·痹论》:"皮痹不已,内舍于肺",清代喻昌《医门法律》:"皮痹不已,日久发展为肺痹,则当以治肺为主。"均说明皮痹久病,肺气不足,复感于邪则致肺痹。皮痹发病常与脾肾阳虚有关;同时皮痹久而不已,必病及脾肾,形成肾痹等。皮痹的基本病理为血瘀,血凝于肤为痹。如《素问·五脏生成篇》"出而风吹之,血凝于肤者为痹",认为皮痹与血行瘀滞有关。总之历代医家认为皮痹的病因病机为风寒湿阻络、肺脾肾虚弱、瘀血阻络,且三者相互影响,夹杂为病。

3. 临床表现

(1)症状体征

1)早期症状:最常见的是雷诺现象和隐匿性肢端和面部肿胀,并有手指和皮肤逐渐增厚。多关节病也是突出的早期症状。胃肠功能紊乱(胃烧灼感和吞咽困难)或呼吸系统症状等,偶尔也是本病的首发表现。患者起病前可有不规则发热、胃纳减退、体重下降等。

2)皮肤:几乎所有病例皮肤硬化都从手开始,手指、手背发亮、紧绷,手指皱褶消失,汗毛稀疏,继而面部、颈部受累。面部皮肤受累可表现为面具样面容。口周出现放射性沟纹,口唇变薄,鼻端变尖。受累皮肤可有色素沉着或色素脱失。

3)骨和关节:多关节痛和肌肉痛常为早期症状,也可出现明显的关节炎。约29%可有侵蚀性关节病。X线表现关节间隙狭窄和关节面骨硬化、骨质疏松。

4)消化系统:消化道受累为硬皮病的常见表现,仅次于皮肤受累和雷诺现象。消化道任何部位均可受累,其中食道受累最为常见(90%),肛门、直肠次之(50%~70%),小肠和结肠较少(40%和10%~50%)。①口腔:张口受限,舌系带变短,牙周间隙增宽,齿龈退缩,牙齿脱落,牙槽突骨萎缩;②食道:食道下部括约肌功能受损,可导致胸骨后灼热感,反酸。长期可引起糜烂性食管炎、出血、下食道狭窄等并发症。下2/3食管蠕动减弱可引起吞咽困难、吞咽痛。组织病理示食管平滑肌萎缩,黏膜下层和固有层纤维化,黏膜呈不同程度变薄和糜烂。食管的营养血管呈纤维化改变。1/3硬化病患者食管可发生狭窄和腺癌;③小肠:常可引起轻度腹泻、腹痛、体重下降和营养不良。偶可出现假性肠梗阻,表现为腹痛、腹胀和呕吐;④大肠:可有便秘,下腹胀满,偶有腹泻。如肛门括约肌受累,可出现直肠脱垂和大便失禁。CREST综合征者可发生胆汁性肝硬化。

5)肺部:在硬化病中肺脏受累普遍存在。病初症状为运动时气短,活动耐受量减少;后期出现干咳。肺部受累呈进行性发展,对治疗反应不佳。

6)心脏:病理检查80%患者有片状心肌纤维化。临床表现为气短、胸闷、心悸、水肿。可有室性奔马律、窦性心动过速、充血性心力衰竭,偶可闻及心包摩擦音。超声心动图显示约半数病例有心包肥厚或积液,但临床心肌炎和心脏压塞不多见。

7)肾脏:硬皮病的肾病变以叶间动脉、弓形动脉及小动脉为最著,其中最主要的是小叶间动脉。血管内膜有成纤维细胞增生，黏液样变，酸性黏多糖沉积及水肿。血管平滑肌细胞发生透明变性。血管外膜及周围间质均有纤维化。肾小球基底膜不规则增厚及劈裂。硬皮病肾病变临床表现不一，部分人有多年皮肤及内脏受累而无肾损害；有些在病程中出现肾危象，即突然发生高血压、急进性肾衰竭，如不及时处理，常于数周内死于心力衰竭及尿毒症。

（2）实验室检查

1）免疫学检测：血清 ANA 阳性率达 90% 以上，核型为斑点型和核仁型。在 CREST 综合征中，50% ~90% 抗着丝点抗体阳性，在弥漫性硬皮病中仅 10% 病例阳性。抗着丝点抗体阳性患者往往倾向于有皮肤毛细血管扩张和皮下钙化沉积。20% ~40% 系统性硬化病患者血清抗 SCL－70 抗体阳性。约 30% 病例 RF 阳性，约 50% 病例有低滴度的冷球蛋白血症。

2）病理及甲皱检查：硬皮病活检见网状真皮致密胶原纤维增多，表皮变薄，表皮突消失，皮肤附属器萎缩。真皮和皮下组织内可见淋巴细胞大量聚集。甲褶毛细血管显微镜检查显示毛细血管袢扩张与正常血管消失。

4. 诊断标准

1980 年美国风湿病学会（ARA）系统性硬化分类标准。

（1）主要条件：近端皮肤硬化，手指及掌指（跖趾）关节近端皮肤增厚、紧绷、肿胀。这种改变可累及整个肢体、面部、颈部和躯干。

（2）次要条件

1）指硬化：皮肤改变仅限于手指。指尖凹陷性瘢痕，或指垫消失；由于缺血导致指尖凹陷性瘢痕，或指垫消失。

2）双肺基底部纤维化：在立位胸片可见条状或结节状致密影，以双肺底为著，也可呈弥漫斑点或蜂窝状肺。

3）判定：具有主要条件或两个以上次要条件者，可诊为系统性硬化。此外雷诺现象、多发性关节炎或关节痛，食道蠕动异常，皮肤活检示胶原纤维肿胀和纤维化，血清有 ANA，抗 SCL－70 抗体和抗着丝点抗体均有助于诊断。

5. 辨证论治

本病尚无特效药物治疗。皮肤受累范围和病变程度为诊断和评估预后的重要依据，而重要脏器累及的广泛性和严重程度决定它的预后。早期治疗的目的在于阻止新的皮肤和脏器受累，而晚期的目的在于改善已有的症状。中医分型治疗如下。

（1）风寒湿阻络证

临床表现：多见于皮痹（硬皮病）水肿期，症见雷诺现象，手指、面部皮肤肿胀逐渐增厚，或有多关节疾病，脉弦或紧，舌淡苔薄白。病机为风寒湿邪客于皮肤肌腠、经络气血凝滞致痹，治宜祛风散寒除湿，活血通络。

方药：九味羌活汤合桃仁四物汤加减。

羌活 10g　　防风 15g　　苍术 10g　桂枝 10g

细辛 3g　　　生地 10g　　白芷 10g　川芎 10g

当归 10g　　赤芍 10g　　桃仁 10g　红花 10g

白鲜皮 20g　地肤子 10g

加减：皮肤损害硬化期，可加丹参 30g、皂刺 10g、积雪草 20g。

（2）肺气虚弱证

临床表现：硬皮病中肺脏受累普遍存在。病初症见气短，活动耐量减低；后期症见干咳、喘息。治宜补肺气法。

方药：四君子汤加味。

人参 10g　白术 15g　甘草 10g　半夏 10g

茯苓 10g　陈皮 10g　紫苏 10g　浙贝母 12g

百合 10g　紫菀 10g　冬花 10g　百部 15g

（3）脾肾阳虚证

临床表现：硬皮病（皮痹）与脾肾阳虚有关，且本病病程长，久病必及脾肾。症见呈弥漫性皮肤增厚变硬，并见脾肾阳虚等证候表现。治宜温补脾肾。

方药：

附子 10g　　桂枝 10g　仙茅 10g　　淫羊藿 15g

人参 10g　　白术 10g　茯苓 10g　　黄芪 30g

丹参 30g　　川芎 10g　威灵仙 10g　鬼箭羽 15g

积雪草 30g

（4）自拟处方：启膝消痹饮。

方药：

丹参 30g　　赤芍 15g　　姜黄 10g　　红花 15g

浙贝母 15g　积雪草 30g　白芷 10g　　皂刺 15g

白芥子 10g　白鲜皮 30g　地肤子 10g　桂枝 10g

加减：气虚加人参、黄芪；血虚加当归、鸡血藤；阳虚加附子、细辛；阴虚热毒炽盛减桂枝，加生地、白花蛇、舌草、虎杖、忍冬藤。

6. 预后

本病表现多样，病情可发生变化，且不能预料，通常呈缓慢发展。多数患者最终出现内脏病变，如果疾病早期发生心、肺、肾损害，则预后不良。硬皮病患者出现肾损害症状为恶兆。硬皮病伴肾损害者 10 年内病死率为 60%。CRSEST 综合征患者可长期局限而不发展，预后良好。

（五）类风湿性关节炎

1. 概述

类风湿性关节炎（RA）是一种原因不明的自身免疫性疾病。主要表现为对称性、慢性、进行性多关节炎。关节滑膜的慢性炎症、增生形成血管翳，侵犯关节软骨、软骨下骨、韧带和肌腱等，造成关节软骨、骨和关节囊破坏，最终导致关节畸形和功能丧失。本病多见于中年女性，我国的患病率为 0.32% ~0.36% 。

类风湿性关节炎病属"痹症"范畴，历代有尪痹、筋痹、骨痹、历节风、鹤膝风等名称。痹是痹阻不通之意。外邪侵袭正虚之体，导致血脉痹阻，气血不通为痹。痹阻部位不同，内舍脏腑差别，名称各异。《素问·痹论》"风寒湿三气杂至，合而为痹也。其风气胜者为行痹，寒气胜者为痛痹，湿气为胜者着痹也"。

风寒湿等邪气由经脉入脏腑，成脏腑痹。《素问·痹论》"五脏皆有合，病久而不去者，内舍于其合也。故骨痹不已，复感于邪，内会于肾；筋痹不已，复感于邪，内会于肝；脉痹不已，复感于邪，内会于心；肌痹不已，复感于邪，内舍于脾；皮痹不已，复感于邪，内舍于肺；所谓痹者，各以其时重感于风寒湿之气也。"

2. 病因病机

感受邪气后病与不病，与正气盛衰有关。"荣者水谷之精气也，和调于五脏，洒陈于六腑，乃能入于脉也。故循脉上下贯五脏，络六腑也。卫者水谷之悍气也。其气慓疾滑利，不能入于脉也。故循皮肤之中，分肉之间，熏于肓膜，散于胸腹，逆其气则病，从其气则愈，不与风寒湿气合，故不为痹。"

类风湿性关节炎的发病以人体肝肾亏虚，气血不足，正虚为本，加之风寒湿外邪痹阻经络，形成风寒湿痹，若从阳化热形成热痹。痹邪乘肝肾之虚，气血不足而入侵筋骨，留而不去，久之气血津液受阻，则气滞血瘀，津停为痰，痰瘀互结，留着关节，终致筋骨痿弱，关节畸形，屈伸不利，疼痛剧烈。若病及脏腑可引起相应脏腑的病变。

3. 临床表现

（1）症状体征：病情和病程有个体差异，从短暂、轻微的少关节炎到急剧进行性多关节炎均可出现。受累关节以近端指间关节、掌指关节、腕、肘、肩、膝和足趾关节最为多见；颈椎、颞颌关节、胸锁和肩关节也可受累，并伴活动受限；髋关节受累少见。关节炎常表现为对称性、持续性肿胀和压痛，常伴晨僵。最为常见的关节畸形是腕和肘关节僵直、掌指关节的半腕位、手指向尺侧偏斜和呈"天鹅颈"样及纽扣花样表现。重症患者关节呈纤维性或骨僵直，并因关节周围肌肉萎缩、痉挛失去关节功能，生活不能自理。除关节症状外可出现类风湿结节和心、肺、肾、周围神经及眼等内脏病变。

（2）实验室检查：多数活动期患者有轻中度正细胞性贫血，白细胞数大多正常，有时可有嗜酸性粒细胞和血小板增多,血清免疫球蛋白 IgG、IgM、IgA 可升高,血清补体水平多数正常或轻度升高,60% ~80% 有高水平 RF,但 RF 阳性也见于慢性感染(肝炎、结核等)、其他结缔组织病和正常老年人。而抗角蛋白抗体(AKA)、抗核周因子(APF)、抗环瓜氨酸多肽(CCP)等自身抗体对类风湿性关节炎有较高的诊断特异性,敏感性在 30% ~40% 。

(3)X 线检查:为明确诊断、病期和发展情况,在病初应包括双腕关节和手(双)双足 X 线片,以及其他受累关节的 X 线片。RA 的 X 线片早期表现关节周围软组织肿胀,关节附近轻度骨质疏松,继之出现关节间隙狭窄,关节破坏,关节脱位或融合。

(4)诊断标准:类风湿性关节炎的诊断主要依靠临床表现、自身抗体及 X 线改变。

1)活动性判断:判断 RA 活动性的项目包括疲劳的严重性,晨僵的持续时间(至少持续 1 小时,病程≥6 周),关节疼痛肿胀的程度(至少有一个关节肿胀病程≥6 周、关节压痛、关节功能受限制程度以及急性炎症指标,如血沉、C 反应蛋白和血小板)。

2)缓解标准:RA 临床缓解标准有:①晨僵时间低于 15 分钟;②无疲劳感;③无关节痛;④活动时无关节痛或关节压痛;⑤无关节或腱鞘肿胀;⑥血沉女 <30mm/h,男性 <20mm/h。符合五条或五条以上并连续 2 个月者考虑为临床缓解,有活动性血管炎、心包炎、胸膜炎、肌炎和近期无原因的体重下降或发热,则不能认为缓解。

4. 治疗

(1)治疗原则:董燕平教授一直强调辨病和辨证相结合,治疗中西医结合,使用最优化方案的原则。在当今,类风湿性关节炎不能被根治的情况下,防止关节破坏,保护关节功能,最大限度的提高患者的生活质量是我们的目标。同时治疗时机非常重要。抗风湿药(DMARDs)可改善和延缓病情,应及时使用。早期积极合理使用 DMARDs 治疗是减少致残的关键。类风湿性关节炎一经诊断即开始 DMARDs 治疗。推荐首选甲氨蝶呤(MTX),来氟米特,也可选用柳氮磺吡啶或羟氯喹。

(2)辨证论治

1)风寒湿痹

症状:见于 RA 活动期,症见关节疼痛肿胀,渐至僵直畸形,发热或微发热,舌红,苔白腻,脉濡缓。

治法:祛风胜湿,通阳行痹。

方药:桂枝芍药知母汤加减。

桂枝 10g　白芍 15g　茯苓 15g　知母 10g

白术 10g　防风 10g　羌活 10g　青风藤 15g

2)风湿热痹

症状:见于 RA 活动期,病势较急。症见关节红肿热痛,痛甚不可忍,是从小关节累及大关节,肿胀变形,屈伸不利,身热不已,舌质红,苔黄腻,脉滑数。

治法:清热散风,除湿通络。

方药：白虎加桂枝汤加减。

生石膏 30g　知母 10g　桂枝 10g　生地 15g

青风藤 15g 忍冬藤 30g　防己 10g　海桐皮 10g　全蝎 6g

3）痰阻血瘀

症状：关节肿胀畸形，屈伸不利，痛有定处，面色晦暗，肌肤干燥无华，舌质紫，苔白腻，脉细涩。

治法：化瘀搜痰，疏通经络。

方药：

桃仁 10g　　红花 10g　　僵蚕 10g　　地龙 10g

白芥子 10g　全蝎 10g　　蜈蚣 10g　　露蜂房 10g

稀莶草 30g

4）肝肾亏虚

症状：形体消瘦，关节变形，腰背疼痛，肌软无力，舌淡红，脉象细弱。

治法：补益肝肾，通经活络。

方药：独活寄生汤加减。

独活 10g　　桑寄生 15g　川芎 10g　　当归 12g

熟地 10g　　白芍 10g　　茯苓 10g　　细辛 5

秦艽 10g　　防风 15g　　桂枝 10g　　杜仲 10g

牛膝 10g　　黄芪 15g　　党参 15g　　炙甘草 10g

仙灵脾 15g　狗脊 15g　　全蝎 10g　　地龙 10g

5. 预后

痹症的预后，与正气有关，与感受邪气类型和痹阻部位、时间有关。岐伯曰："痹在于骨则重；在于脉则血凝而不流；在于筋则屈不伸；在于肉则不仁；在于皮则寒。故具此五者，则不痛也。凡痹之类，逢寒则虫，逢热则纵。""其入脏者死，其留连筋骨间者疼久，其留皮肤间者易已。"

大多 RA 病情迁延，RA 头 2～3 年的致残率高，如不及时合理治疗，3 年内关节破坏达率 70%。积极正规的治疗可使 80% 以上的 RA 患者病情缓解，只有少数最终致残。

6. 验案

路某某，女，31 岁，河北正定人。于 2012 年 6 月冒雨涉水后出现发热，体温 39.5℃，双膝关节红肿疼痛，全身骨节酸痛，至县医院检查，血沉 110mm/h，抗链"O"阳性，予青霉素类抗生素治疗 1 周，热势已降，仍关节疼痛，来诊。患者四肢关节疼痛，呈游走性，双膝以下肿胀，双手关节肿胀疼痛，咽痛，口渴，喜冷饮。查体温 37.6℃，双侧扁桃体肿大，心率 102 次/分，律齐。血沉 68mm/h，C 反应蛋白阳性，X 线检查：双膝关节关节腔积液，稍显狭窄。舌红，苔薄黄腻，脉弦数。西医诊断：风湿性关节炎；中医诊断：痹症，风湿化热。治疗祛风化湿，宣痹止痛，兼以清热，予桂枝芍药知母汤加减。

| 桂枝 10g | 赤芍 15g | 知母 15g | 防风 10g |

| 忍冬藤 30g | 生白术 10g | 生姜 10g | 川牛膝 6g |

| 玄参 10g | 射干 10g |

5 剂，水煎服，日 1 剂，分早晚两次温服。

二诊：患者热退，全身关节痛减轻，咽痛消失，仍有双膝关节肿胀，疼痛减轻，有压痛，舌淡红，偏暗，苔薄黄，脉弦滑。上方改防风为防己 15g，穿山龙 10g，独活 10g，7 剂。

三诊：患者双膝关节微肿，疼痛明显减轻，易汗出，汗出后恶风，舌淡红，苔薄白，脉浮。患者湿热渐去，正气未复，卫表不固，改用防己黄芪汤固表祛湿。

| 防己 10g | 黄芪 15g | 生白术 15g | 炙甘草 6g |

| 生姜 10g | 大枣 6 枚 | 桑寄生 10g | 牛膝 10g |

| 独活 10g |

7 剂。药后来诊，告知减轻，嘱其巩固治疗 20 天，诸症消失。化验室检查指标基本正常。

（六）强直性脊柱炎

1. 概述

强直性脊柱炎（AS）是一种慢性进行性疾病，主要侵犯骶髂关节、脊柱骨突、脊柱旁软骨组织及外周关节，并可伴发关节外表现。严重者可发生脊柱畸形和关节强直。强直性脊柱炎属中医痹症范畴，在中医古典医籍中有"骨痹""顽痹""历节风""大偻"等记载，与强直性脊柱炎具有颇多相关之处。

2. 病因病机

强直性脊柱炎的病因未明，从流行病学调查发现，基因和环境因素与本病的发生相关。已证实本病的发病和 HLA-B27 密切相关，并有明显家族发病倾向。但不是本病唯一致病因素，还有其他因素参与发病，如肠道细菌及肠道炎症。

中医认为外感风寒湿热等外邪侵袭足太阳膀胱经及足少阴肾经是引起腰痹病的常见病因。而肾督空虚是引起腰背痹痛的根本，肾督空虚，腰为肾府，与督脉关系密切，肾虚则腰痛，肾藏精，因精血互化，肾精亏虚，则气血必虚，不能荣养筋骨肌肉、百骸，即不荣则痛。若病变久不愈则痰瘀内阻，使病情加重，临床应以辨证清楚最为紧要。由此可知外感风寒湿热，痰瘀内阻为本病之标，肾虚是本病之本。

3. 临床表现

本病起病隐匿。患者逐渐出现腰背部或骶髂部疼痛或发僵，半夜痛醒，翻身困难，晨起或久坐后起立时腰部发僵明显，但活动后减轻。有的患者感觉臀部钝痛或骶髂部剧痛。咳嗽、打喷嚏或突然扭动腰部疼痛加重，随着病情进展由腰椎向胸、颈部脊椎发展，则出现相应部位疼痛、活动受限或脊柱畸形。查体：骶髂关节和椎旁肌肉压痛为本病早期的阳性体征。随病情进展可见腰椎前凸变形，脊柱各方向活动受限，胸廓扩展范围缩小，枕壁试验阳性：枕壁距离扩大，指距扩大（正常为 0），胸廓扩张度 < 2.5cm；按压骨盆可引起骶髂关节疼痛；下肢"4"字试验阳性。影像检查骶髂关节 X 线或 CT 分 4 期：1 期：关节骨质可呈现硬化、模糊。2 期：关节面骨质局限性侵蚀、硬化、关节间隙稍狭窄。3 期：关节面骨质明显侵蚀、硬化、囊性变，关节间隙明显狭窄。4 期：关节面骨质疏松脱失，骨性融合，脊柱关节见椎体方形变，骨突小关节模糊，融合，椎旁韧带钙化，骨桥形成，两侧骨桥连接成典型的竹节样变。实验室检查可见血沉增快，C 反应蛋白增高及轻度贫血，类风湿因子阴性和免疫球蛋白轻度升高。大部分患者 HLA – B27 阳性。

4. 诊断标准

1984 年修订的纽约标准，具备下列临床指征 1 条加放射学指征 1 条。

临床指征：腰痛、僵硬 3 个月以上，胸廓扩张度低于同龄正常人，腰椎屈仰、侧弯受限。

放射学指征：骶髂关节 X 线单侧 ≥3 级或双侧 ≥2 级。

5. 辨证治疗

强直性脊柱炎古今医家认为其病机为外感风寒湿热久羁足太阳膀胱经、足少阴肾经及脊柱督脉，导致阴阳气血瘀滞，痰瘀互结，督、肾亏损，脊柱腰背失于气血荣养，久之发生脊柱畸形和关节僵直。

治疗本病应以治痹症之法，初期阶段应以祛风、散寒、除湿、清热、疏通经络为治法，可根据外邪之轻重分别选用羌活胜湿汤、独活寄生汤或二妙散等加减治疗。若病久，腰背部或骶髂部疼痛或发僵时应以补肾经、督脉为主，选用独活寄生汤为主方加减调治。该方既补肝肾，又祛风湿。若肾、督阳虚，加入附子、肉桂、骨碎补、淫羊藿、肉苁蓉、鹿角胶、狗脊。肾阴虚，加入熟地、天冬、知母、黄柏、制龟板。若气虚应加入黄芪、白术等。晚期严重者脊柱畸形、关节僵直，是因本病日久，正气虚衰，邪气入于经络，伏踞筋骨，痰瘀互结，而致腰背畸形、关节变形。治应补肾强督脉与祛瘀化痰并举。并选用虫类药搜剔窜透，才能解除痰瘀，使伏邪外达。处方如下。

黄芪 40g	当归 10g	川芎 10g	赤白芍各 15g
地龙 15g	桃仁 10g	红花 10g	炮山甲 10g
熟地黄 20g	续断 15g	狗脊 15g	青风藤 20g
鸡血藤 20g	露蜂房 10g		

（七）贝赫切特病

1. 概述

贝赫切特病（Behcet disease），习惯称为白塞病，是一种全身性、慢性血管炎症性疾病。主要临床表现为复发性口腔溃疡、生殖器溃疡、眼炎及皮肤损害，也可累及血管、神经系统、消化道、关节、肺、肾、附睾等器官。

2. 病因病机

本病病因未明，目前认为与病毒感染、自身免疫和遗传等因素有关。本病属于中医"狐惑病"范畴。多因禀赋不足，脏腑失调，湿热邪毒为患。若情志不遂，肝失疏泄，郁而化火而生热；若饮食不节，脾虚失运，此湿之所成；又肾藏精，内寓命门相火，若肾受戕伤，元阳衰弱，则命门之火不能温煦于脾，脾失健运而生湿，若肾阴虚，则肾中精气不能涵养肝木而化热。以湿之与热，蕴久成毒，或向上侵蚀于眼、口，或向下损伤二阴，或内入营血而伤及五脏而成本病。

3. 临床表现

（1）口腔溃疡：几乎所有患者均有复发性、疼痛性口腔溃疡，多数患者为首发症状。溃疡可以发生在口腔的任何部位，多位于舌缘、颊、唇、软腭、咽、扁桃体等处，可单发，也可成批出现，呈米粒大小，圆形或椭圆形，边缘清楚，深浅不一，底部有黄色覆盖物，周围为边缘清晰红晕，1~2周自行消退而不留瘢痕。重者溃疡深大愈合慢，偶可遗有瘢痕。复发性口腔溃疡是诊断本病最基本症状。

（2）生殖器溃疡：约75%患者出现生殖器溃疡，病变与口腔溃疡相似。但出现次数少。溃疡深大，疼痛剧烈愈合慢。受累部位为外阴、阴道、肛周、宫颈、阴囊和阴茎处。有患者可因溃疡深而致大出血或阴囊静脉壁坏死破裂出血。

（3）眼炎：约50%左右的患者受累，双眼均可累及。眼部病变可以在起病后数月甚至几年后出现，其表现为视物模糊、视力减退、眼球充血、眼球痛、畏光流泪、异物感、飞蚊症和头痛等。通常表现为慢性、复发性、进行性病程。眼受累致盲率可达25%，是本病致残的主要原因。最常见和最严重的眼部病变为色素脱失。虹膜睫状体炎则是影响视力的主要原因。眼球其余各组织均可受累。

（4）皮肤病变：皮损发生率高，可达80%~98%，有结节性红斑、疱疹、丘疹、痤疮样皮疹、多发性红斑、环形红斑、坏死性结核疹样损害、大泡性坏死性血管炎等。一个患者可有一种或一种以上的皮损。而特别有诊断价值的皮肤体征是结节样皮损和对微小创伤（针刺）后的炎症反应。

（5）关节损害：25%~60%的患者有关节症状。表现为相对轻微的局限性、非对称性关节炎。

（6）神经系统损害：又称神经白塞病，发病率为5%～50%。常于病后数月、数年后出现，少数可为首发症状。中枢神经系统受累较多见，可有头痛、头晕、癫痫、共济失调、瘫痪、失语、截瘫、尿失禁、感觉障碍、意识丧失、精神异常等。周围神经受累少见，表现有四肢麻木无力、周围型感觉障碍等。

（7）消化道损害：又称肠白塞病。发病率10%～50%，从口腔到肛门的全消化道均可受累，溃疡可为单发或多发，深浅不一，可见于食管下端、胃部、回肠远端、回盲部、升结肠，但以回盲部多见。临床表现为上腹饱胀嗳气、吞咽困难、中下腹部胀满、隐痛、阵发性绞痛、腹泻、黑便、便秘等。严重者可有溃疡穿孔，甚至可因大出血等并发症而死亡。

（8）血管损害：本病的基本病变为血管炎，全身大小血管均可累及，10%～20%患者合并大中血管炎，是致死致残的主要原因。动脉系统被累及时，动脉壁纤维破坏及动脉管壁内膜纤维增生，造成动脉狭窄、扩张或产生动脉瘤，临床可见头晕、头痛、晕厥、无脉。主动脉弓及其分支上的动脉瘤有破裂的危险性。静脉系统受累多于动脉系统。20%左右患者发生表浅或深部的迁移性血栓性静脉炎及静脉血栓形成，造成狭窄与栓塞。

（9）肺部损害：肺部损害发生率低，5%～10%，但大多数病情严重。肺血管受累时可有肺动脉瘤形成，瘤体破裂可形成肺血管－支气管瘘，致肺内出血；肺静脉血栓形成可致肺梗死；肺毛细血管周围炎可使内皮增生纤维化影响换气功能。肺受累时可见咳嗽、咯血、胸痛、呼吸困难等。大量咯血可致死亡。

（10）其他：肾损害少见，可有蛋白尿、血尿，肾性高血压，肾病理检查可有IgA肾小球内膜增生性病变或淀粉样变。

心脏受累少见，可有心损、传导障碍、心包炎等。心脏内可有附壁血栓形成，少数患者有心脏扩张、缩窄性心包炎表现。

附睾炎发生率4%～10%，较具特异性。急性起病，表现为单侧或双侧附睾肿大疼痛和压痛，1～2周可缓解，易复发。

妊娠期可使多数患者病情加重，可有胎儿宫内发育迟缓，产后病情大多加重。

4. 辅助检查

（1）实验室检查：本病无特异性异常。活动期可有血沉增快，CRP升高，部分患者冷球蛋白阳性，血小板凝集功能增强。HLAB27阳性率57%～88%，与眼、消化道病变有关。

（2）针刺反应试验：用20号无菌针头在前臂屈面中部斜行刺入约0.5cm，沿纵向稍捻转后退出，24～48小时后局部出现直径大于2mm的毛囊尖样小红点或脓疱疹样改变为阳性。此试验特异性较高，且与疾病活动相关，阳性率60%～78%，穿刺或皮肤创伤后出现类似皮损具有同等价值。

（3）特殊检查：神经白塞病常有脑脊液压力增高，白细胞数轻度升高。脑CT及磁共振检查对脑、脑干及脊髓病变有一定帮助,急性期 MRI 的检查的敏感性高达 96.5%,可以发现在脑干、脑室旁白质和基底节结的增高信号,MRI 可用于神经白塞病诊断及治疗效果随访观察。

胃肠钡剂造影剂及内镜检查,血管造影,彩色多普勒有助于诊断病变部位及范围。

肺 X 线片可表现为单侧或双侧大小不一的弥漫性渗出或圆形结节状阴影,肺梗死时可表现为肺门周围的密度增高的模糊影。高分辨率的 CT 或肺血管造影、放射性核素、肺通气灌注扫描等均有助于肺部病变诊断。

5. 诊断标准

(1)反复口腔溃疡:1 年内反复发作 3 次。

(2)反复外阴溃疡。

(3)眼部病变:前或后色素膜炎,裂隙灯检查时玻璃体内有细胞出现或由眼科医生观察到视网膜血管炎。

(4)皮肤病变:结节性红斑,假性毛囊炎或丘疹性脓疮;或未服用糖皮质激素的非青春期患者出现痤疮样结节。

(5)针刺试验阳性。

(6)有反复口腔溃疡并有其中 4 项中 2 项以上者可诊断为本病,但需排除其他疾病。

6. 治疗方法

(1)辨证论治

1)脾胃虚弱,邪毒内蕴

临床表现:口眼、二阴赤烂,不思饮食,恶闻食臭,沉默欲眩,卧立不安,舌淡红,苔黄,脉细。

治法:补脾益胃,清热解毒。

方药:甘草泻心汤加减。

炙甘草 10g　党参 15g　　黄连 10g　干姜 6g

半夏 10g　　板蓝根 15g　茯苓 12g

2)邪毒上犯

临床表现:恶寒发热,口眼、二阴赤烂,咽喉不利,口渴喜饮,舌质红,苔黄,脉浮数。

治法:清热解毒,疏风散邪。

方药:普济消毒饮加减。

黄芩 10g　　黄连 10g　　元参 15g　　连翘 15g

板蓝根 15g　马勃 10g　　牛蒡子 15g　僵蚕 10g

升麻 6g　　　陈皮 10g　　生甘草 10g

3）湿热内蕴

临床表现：目赤目痒，口舌溃烂，咽喉及二阴赤烂，声音嘶哑，口苦，心烦，小便短赤，舌质红，苔黄腻，脉弦数。

治法：泻肝利胆，清热利湿。

方药：龙胆泻肝汤加减。

龙胆草 15g　柴胡 10g　泽泻 10g　车前子 10g[包煎]

生地 15g　　当归 10g　栀子 10g　黄芩 15g

4）热盛血瘀

临床表现：身发热，汗自出，颜面黧黑，目赤，口舌唇蚀如疮，咽喉及二阴溃烂，舌质红，脉数。

治法：清热解毒，凉血散瘀。

方药：黄连解毒汤加味。

黄连 10g　党参 10g　黄柏 10g　栀子 10g

生地 15g　元参 15g　麦冬 10g　当归 10g

生薏米 10g

（2）局部治疗

1）外阴溃烂：蛇床子 15g、当归 15g、威灵仙 15g、苦参 20g、大黄 15g、白鲜皮 20g、地肤子 10g，水煎，外洗患处。

2）口舌溃烂：锡类散、珠黄散、双料喉风散、冰硼散等可分别少许吹于口腔内患处，每日 2~3 次。

（3）董燕平教授自拟治疗白塞病方

黄连 15g　　黄芩 15g　生甘草 10g　黄柏 10g

浙贝母 12g　丹皮 10g　赤芍 15g　　五倍子 10g

白鲜皮 30g　蝉蜕 6g　白及 10g

上药水煎取汁 300ml，分早晚两次温服。

加减：若湿热蕴结、毒热炽盛者，上方加元参 15g、栀子 10g、板蓝根 15g、金银花 20g、连翘 15g；若湿气偏盛者，上方加生苡米 30g、土茯苓 30g、苦参 15g、龙胆草 10g；若病久体虚者，上方加黄芪 30g、当归 10g。

7. 验案

刘某，女，30 岁，2010-4-5 入院，初诊。

主诉：患白塞病 3 年，现舌缘有 2 块溃疡，外阴部溃疡 2 块，均剧烈疼痛，不思饮食，心烦不安，舌淡红，苔黄，脉细微数。

证型：脾胃虚弱，毒热内蕴。

治法：补益脾胃，清热解毒。

方药：

黄连 15g　黄芩 10g　黄柏 10g　浙贝母 12g

丹皮 10g　赤芍 10g　五倍子 10g　白鲜皮 30g

7 副水煎服，日一剂，分早晚两次温服。

二诊：患者诉口腔溃疡及外阴部溃疡疼痛明显减轻，口腔溃疡趋于愈合。为促进溃疡面愈合，提高抗病能力，于前方加入黄芪 30g、当归 10g、蝉蜕 6g，7 剂水煎服。

三诊：患者诉口腔及外阴部溃疡全部愈合，疼痛消失。

随访 1 年，患者病情时有发作，每次自行服用上方 5~7 剂即可痊愈。

（八）痛风

1. 概述

痛风是一组遗传性和（或）获得性嘌呤代谢紊乱及尿酸排泄减少所致的异质性疾病。典型表现有高尿酸血症，尿酸钠结晶和结晶沉积所致的急性关节炎、痛风石、慢性关节炎、关节畸形、间质性肾炎和尿酸性结石。

痛风发病年龄大部分在 40 岁以上，男性占 95%，女性多于绝经期后发病。

2. 病因病机

痛风关节炎属于中医学"痹症"范畴，若形成痛风性肾病和尿酸性肾石症，又当属于"石淋证"范畴。本病多因饮食不节、酗酒、过食肥甘，内伤脾胃，脾失健运，化生湿热，甚或湿热浊毒蕴于经脉血分，形成高尿酸血症；若湿热浊毒结聚于关节，关节失利，而红肿灼热，剧痛难忍，即为急性痛风性关节炎；久而结聚于关节之湿热浊毒凝结为痛风石，导致关节功能毁坏而形成畸形。血中湿热浊毒下注于肾，凝结化石则可致肾损害，而成痛风性肾病和肾结石。

3. 临床表现

（1）无症状期：无临床症状，仅有血尿酸持续或波动性增高。血尿酸≥416μmol/L，可诊断为高尿酸血症。

（2）急性关节炎：是痛风最常见的首发症状。急骤起病，剧痛难忍，大多首发于第一跖趾关节，依次受累关节为趾、踝、跟、膝、肘、指关节，关节局部红肿热痛，并伴有发热及血白细胞增多与血沉增快等。诱发因素有饱餐饮酒、进食高嘌呤食物、过度疲劳、紧张、受寒、创伤、感染等。

（3）慢性关节炎：其病理基础是痛风石在关节周围组织引起创伤所致。尿酸盐沉积在软骨、滑膜、肌间和软组织，形成痛风石，痛风石多见于耳郭及跖趾、指间、掌指、肘等部位。痛风石形成过多和关节功能毁坏而造成手、足关节畸形。

（4）痛风性肾病：因肾髓质和乳头处有尿酸盐结晶沉积所致，表现为蛋白尿、血尿，甚至肾功能不全。

（5）尿酸性肾结石：部分患者可以尿酸性肾结石为首发表现，症见血尿和肾绞痛。

4. 辅助检查

（1）血尿酸测定：以尿酸酶法，正常值：男性 $210 \sim 416 \mu mol/L$，女性 $150 \sim 357 \mu mol/L$，痛风时血尿酸异常增高。

（2）外周血象：急性期有白细胞总数和中性粒细胞增多，血沉增快。

（3）尿常规检查：pH 呈酸性，合并肾损害时有蛋白尿、血尿。

（4）X 线检查：急性关节炎可见关节周围软组织肿胀；慢性关节炎期可见关节间隙狭窄，关节面不规则，痛风结石沉积，典型者骨质呈虫噬样或穿凿缺损、边缘呈尖锐的增生硬化，严重者出现脱位、骨折。

（5）超声检查：肾超声可发现尿结石和肾损害程度。

5. 治法方药

痛风的治疗，首先迅速控制痛风关节炎的急性发作，纠正高尿酸血症；预防和处治尿酸盐沉积造成的关节破坏及肾脏损害。

（1）湿热浊毒：此证型为湿热浊毒（血尿酸）壅滞于经脉关节所致的高尿酸血症和急性关节炎。

临床表现：患者常于夜间突发关节剧痛，局部红肿灼热，拒触摸，伴发热、口干、心烦、小便短赤，舌红苔薄黄或黄厚而干，脉象多为弦滑或弦数有力。实验室检查：血尿酸增高，血常规白细胞增多，血沉增快。

治法：泄浊解毒，活络止痛。

方药：三妙散加味。

苍术 10g　黄柏 10g　　川牛膝 15g　土茯苓 40g

萆薢 30g　车前子 15g　虎杖 10g　　当归 30g

银花 30g　秦艽 10g　　薏米 10g

方解：苍术、黄柏二妙入下焦燥湿清热解毒。薏米健脾解毒，祛湿清热而利筋络。川牛膝活血化瘀通络，引湿热浊毒下行，与大剂量的土茯苓、萆薢、车前子、金银花、当归、虎杖相配伍，共奏清热解毒，使湿热浊毒之邪由小便排出体外，而达到排泄尿酸的作用。此方验之于临床，泻浊解毒，促进尿酸排泄作用强，有利于纠正高尿酸血症及迅速控制痛风急性关节炎的发作。

（2）浊毒化石：多见于痛风慢性期，病史较长，血尿酸盐反复沉积形成痛风石。

临床表现：典型部位在耳郭，也多见于足趾、手指、腕、肘、踝等关节周围，隆起于皮下，外观如芝麻大到鸡蛋大的黄色赘生物。当痛风石发生在关节内导致关节功能毁坏，表现关节肿痛、强直、畸形甚至骨折，称为痛风石性慢性关节炎。舌质淡苔白，脉象弦紧。实验室检查血尿酸增高、血沉增快，X线检查可见关节间隙变窄，关节面不规则，痛风石沉积典型者，骨质呈虫噬样或穿凿样缺损，边缘尖锐和增生硬化，严重可表现脱位骨折。

治法：祛湿化石，通经活络。

方用：

土茯苓 30g　草薢 30g　　车前子 15g　威灵仙 10g

桂枝 10g　　金钱草 30g　鸡内金 15g　丹参 30g

白芥子 15g　地龙 10g　　炙鳖甲 15g　穿山甲 6~10g

方解：土茯苓、草薢、车前子清利浊毒，桂枝温通经脉；地龙化瘀通脉；金钱草、鸡内金、白芥子、丹参、威灵仙通经活络止痛，炙鳖甲、穿山甲软坚散结以助化石通经活络止痛。

(3)浊毒袭肾：此证见于痛风性肾病，因肾髓质和乳头处有尿酸盐结晶沉积所致。表现为蛋白尿，血尿，甚至肾功能不全。

临床表现：早期仅有蛋白尿或血尿，可有发热，口干口苦，或轻度浮肿，舌红苔黄腻，脉滑数。

治法：清泻浊毒。

方药：

土茯苓 30g　草薢 30g　车前子 20g　牛膝 10g

金银花 30g　公英 30g　地丁 15g　　白茅根 30g

方解：土茯苓、草薢、车前子泄浊解毒，金银花、公英、地丁清热解毒，白茅根清热凉血以止尿血，牛膝引导诸药下行共奏清利肾中湿热浊毒之功。

(4)浊毒蕴结，化石伤肾：此证见于血尿酸性肾结石症。

临床表现：肾绞痛、血尿和小便排出结石。可无症状，或仅有腰痛，运动或劳动可致结石下移而发生肾绞痛。舌红，苔白厚或黄腻，脉滑数。超声检查：肾超声可发现肾、尿路结石。尿常规：肾绞痛时有红细胞。

治法：清利湿热，通淋排石。

方药：方用八正散加减。

车前子 15g　萹蓄 15g　　瞿麦 15g　钱草 40g

草薢 30g　　鸡内金 20g　黄柏 10g　石韦 15g

冬葵子 10g

方解：车前子、瞿麦、萹蓄、石韦清化湿热利尿；黄柏、草薢、鸡内金清化湿热散结化石，冬葵子性滑利，与上药相伍有利于通淋排石。

6. 验案

齐某，男 36 岁，2015-7-8 来诊。主诉：左足趾及踝关节肿痛 3 天。病史：患者缘于 3 天前连续饮酒，饱食，3 天前出现足趾及踝关节红肿疼痛，不能着地行走，伴发热、口干、大便秘结、小便短赤，舌红苔黄而干，脉弦滑而数。门诊以急性痛风性关节炎收住院治疗。入院后查 T 37.8℃，P 86 次/分，BP 120/80mmHg，血常规示：白细胞总数 10.8×10^9/L，血沉 65mm/h，尿酸 660μmol/L，足踝 X 线未见异常。

中医诊断：热痹。

西医诊断：急性痛风性关节炎。

治法：清热解毒，活络止痛。

方药：

土茯苓 40g　　萆薢 30g　　车前子 15g$^{(包煎)}$　　虎杖 10g

苍术 10g　　黄柏 10g　　川牛膝 10g　　秦艽 15g

当归 30g　　金银花 30g

煎服法：每日 1 剂，水煎 300ml，分 2 次温服。一连服 5 剂后足踝部红肿热痛消失，继服 7 剂后，症状全部消失。复查尿酸 375μmo/L，血沉 20mm/h，血常规正常。并带上药 10 副，减去苍术、黄柏，巩固治疗。

按：此例为高尿酸血症急性痛风性关节炎。高尿酸属于湿热浊毒范畴，血尿酸高表明湿热浊毒壅滞于经脉关节则导致热痹即急性痛风性关节炎。清除湿热浊毒降低血尿酸为治疗的关键，故此例应用大剂量清利湿热、泻浊排毒之品辅以通络之品而能获效。

第四部分　临证随谈

一、正确应用炙甘草汤治疗心律失常

炙甘草汤，又名复脉汤，历代医家用其治疗脉结代，心动悸和虚劳肺痿证。若临床时不详查病情和心律失常的性质，而一概用之，就很难奏效。我们现就怎样正确应用炙甘草汤治疗心律失常加以阐述。《伤寒论》记载："伤寒，脉结代，心动悸，炙甘草汤主之"。言简意赅的说明了炙甘草汤的主症主脉。何谓脉结代，心动悸呢？脉结和代是言脉象的体状。《濒湖脉学》云："结脉，往来缓，时有一止而复来"；"代脉，时而中止，不能自还，因而复动"，具体的描述了结脉的体状是脉来迟缓，呈现无规律的时而一止（间歇），指下感觉间歇的时间较长而后复跳。代脉的体状是脉往来迟缓，呈现有规律的时有一止（间歇），指下感觉间歇的时间较长而后复跳。结、代二脉共同特点均为脉率迟缓或伴有间歇；不同特点结脉的间歇呈无规律的出现，而代脉的间歇为有规律的出现。尽管如此，结、代二脉的形成皆因心阳气虚不能宣通脉气，阴血虚不能濡养心脉所致。心动悸是应用炙甘草汤应见到的主要症状，具体是指患者自己感觉心跳（心慌）较甚，也是心之阴阳气血虚弱而致心脉失养心神不安的症状。以上脉结代，心动悸临床上多见于各种心脏病引起的缓慢型心律失常，如窦性心动过缓伴不齐，或伴有房性、结性、室性期前收缩等，其中代脉在听诊和心电图上可呈二联律、三联律等表现形式。

炙甘草汤用炙甘草、人参、大枣相配伍，以益心气，补养心脾；用干地黄、麦冬、阿胶、麻仁，甘润滋阴养血、润肺生津；用桂枝、生姜、酒辛温之品，以通阳复脉。以上诸药配伍联合应用可使气血流通脉道通利，共奏益气复脉、滋阴补血之功。凡临床表现脉结代，心动悸者，经辨证确属心之阴阳气血俱虚证为治疗的适应证，即《伤寒论》所云"炙甘草汤主之"。

在临床上脉率、心率快而有间歇（期前收缩）的快速型心律失常，如脉兼数、疾等或伴有间歇，而症见心动悸者；听诊或心电图表现为窦性心动过速、室上性心动过速、快速心房纤颤及伴有期前收缩者，均不宜用炙甘草汤治疗。因方中桂枝、生姜、酒皆性味辛温，用之有耗伤阴血之弊，可导致脉率、心率更快而有害于病情。此时应究其病源和心律失常的性质后再予以相应的治疗。

二、中医对心肌病的认识

心肌病是指伴心功能不全的心肌疾病。1995年世界卫生组织（WHO）/国际心脏病学联合会（ISFO）把心肌病分为原发性、继发性两大类。原发性心肌病包括扩张型心肌病、肥厚型心肌病、致心律失常型右室心肌病、限制型心肌病和未定型心肌病。继发性心肌病过去定义为特异性心肌病，其中包括缺血性心肌病、瓣膜性心肌病、高血压性心肌病、代谢性心肌病、内分泌性心肌病、过敏和中毒性心肌病、围生期心肌病、药物性心肌病等。

1. 心肌病的证候归属

心肌病早期仅有气促、心悸、乏力表现。心肌病心功能不全时，症见呼吸困难、端坐呼吸、咳嗽、咯血等左心功能不全的表现，归属为"咳喘证""痰饮证"；当右心功能不全时，症见食欲不振、腹胀、下肢浮肿等，可归属为"水肿证"。晚期常同时见到上述左右心功能不全的表现，是全心衰竭，可综合归属为"咳喘水肿证"。现多称"心衰病"。

心肌病中心律失常为常见的临床表现，或为首发症状。常见心律失常有室性或房性早搏、心房颤动、各种传导阻滞、心动过速等，根据心率的快慢，可分为快速性心律失常和缓慢性心律失常，均属于"心悸""怔忡"范畴。部分患者可因心律失常而发生晕厥，归属于"厥脱证"。

栓塞症状可发生在病程的后期，多因心腔扩大，心房颤动及心低排血量，两侧房室及下肢静脉内可有血栓形成。栓塞可发生在肺、脑、肾、冠状动脉，或末梢血管，则会出现相应不同部位的临床症状，如肺栓塞、脑梗死、心肌梗死等，分别归属于"咳喘""咯血""中风""胸痹"等证范畴。

猝死可见于各种心肌病，尤以肥厚型心肌病（HCM）多见，常多发生在儿童和年轻成人，也是引起运动员猝死的主要原因之一，是因严重心血瘀阻，而致心气心阳暴脱亡阳的"厥脱证"。

2. 病因病机

各类型心肌病的病因均为正虚邪恋。正虚，多由先天禀赋虚弱和后天失养所致。正虚即人体的阴阳气血之虚，各类型心肌病表现为心的气血阴阳虚弱，其中尤以心气虚、心阳虚为主，心气虚则运血无力，易致血行瘀滞，或瘀血，导致心脏血瘀或血脉瘀阻之证。心气虚，久之可致肺气虚而卫外失职，易招致外邪侵袭而加重病情。同时心气虚渐致心阳亦虚，心阳虚可渐致脾肾阳虚，致使脾失运化水湿，肾失温化水液，从而痰饮、水湿内停。以上瘀血、痰饮、水湿、外邪之侵袭俱为有形之实邪，实邪久恋，更伤正气，最终形成正虚邪实之证。进而病变除肺、脾、肾受累外，还可波及诸多脏器，如脑、脉、肝、心包等受累。心气虚则运血乏力，气不行血而致心血瘀阻或血脉瘀阻，症见气短或气促、心悸、乏力，心气虚引致肺气虚或心肺气阴两虚，而致肺失宣肃或并有水湿，痰饮停聚于胸肺，可见咳喘、呼吸困难、端坐呼吸、咯血等；心气虚，血脉瘀滞可导致肝瘀血，症见肝大、触压疼痛等，若血运瘀滞累及脾运失职，胃失和降，症见食欲不振、腹胀；若累及于肾，致肾阳虚损，不能温化水湿，加之脾阳不能运化水湿，则水湿内停，症见尿少、下肢浮肿等证；若心之阴阳气血俱虚，同时波及多个脏腑受累，则上述诸症俱现，是心功能不全的危重表现。

心肌病时因心气血阴阳之虚，而心肌失养，心神不宁，则症见气短、心悸、怔忡、脉律不整，或快或慢，或参伍不匀。脉诊时可现疾、促或结、代或散，甚至可见到十怪脉等心律失常的表现，心电图、超声心动图检查可提供确切的诊断依据。

心肌病时，心气虚衰、运血无力、气虚血瘀是导致脉络瘀阻而发生栓塞的主要原因，临床上常见心血瘀阻、冠脉梗死的胸痹、真心痛；脑脉阻塞的中风；其他肺、下肢静脉等均可发生栓塞，以上栓塞的发生，多与心肌病心脏房室腔扩大、房颤密切相关。

心肌病常可导致猝死。猝死多在栓塞和严重心律失常时发生。是因心之气血阴阳俱虚，气血突发瘀阻，气血失调，阴阳离绝的厥脱证，符合中医亡阳之诊断。

3. 心肌病的治则

根据各类型心肌病的临床表现，确诊病位在心，伴心功能不全的心肌受损的心肌疾病，是本虚标实之证。本虚乃心之阴阳气血俱虚，标实是在本虚基础上加之六淫毒邪侵袭心脏，或心本身因心气虚而运血乏力，而导致血瘀，久之心病渐波及于肺、脾、肾、脑、肝、血脉、心包等脏腑，产生痰饮、水湿、瘀血等实邪；诸实邪的存在，更加损伤心之气血阴阳，病情愈加严重。中医强调"治病必求于本"，治疗各类型心肌病，必须审视心之气血阴阳虚损的程度予以补虚，分别采用益气、养血、滋阴、温阳法，也即固本之法。在固本的基础上要审视存在实邪的性质，予以祛邪，如实邪为瘀血治以活血化瘀，为痰饮治以宣肺化饮，实邪为水湿内停者治以健脾温阳化水，为外邪者解表祛邪。诸邪的消除可减轻或消除对心肌的损害。以上扶正与祛邪还需遵循中医"急则治标，缓则治本"的治疗法则。如此，方能缓解病情和防止病情继续恶化。

4. 治疗方药选择举例

各种类型的心肌病，心功能障碍是其共同特征，但因各自的病因病机不同而又有不同的临床表现。因此各种类型心肌病的临床表现既有相同点，亦有不同点，故治疗方法上也不完全一致，这符合中医"同病异治，异病同治"的诊治方法。总之，要对因治疗，在对因治疗的基础上对症治疗。

（1）心功能不全的方药选择：各种类型的心肌病，均伴有心功能障碍，因此心功能不全是心肌病最常见的临床表现。其病因大多为心气虚、心阳虚，病机为心气虚则运血无力，导致血流瘀滞或形成血瘀。心阳虚渐累及脾、肾，导致脾、肾阳虚，不能运化水湿和温化水液，而形成痰饮内停和阳虚水泛的胸痹、喘证、水肿等证。临床常用方剂有保元汤、养心汤以补益心气,用生脉饮、炙甘草汤补气养阴;用五皮饮、五苓散、苓桂术甘汤利水(尿)消肿:葶苈大枣泻肺汤用于痰浊阻肺证;用金匮防己黄芪汤、真武汤温阳化水,以消除水肿。药物方面补益心气的药物常用人参、党参、太子参、黄芪、白术、炙甘草等;活血药常用丹参、川芎、当归、桃仁、红花、三七、水蛭、泽兰、益母草等;温阳药有干姜、附子、桂枝(或肉桂)等;利水药常用茯苓、猪苓、泽泻、车前子(草)、冬瓜皮等;理气药常使用枳实(壳)、降香、青皮等。

(2)心律失常的方药选择:心律失常是各种类型心肌病常见的临床表现,属于中医心悸、怔忡等病证范畴。病位在心,心肌病的心律失常多因心之气血阴阳亏虚,或在心气虚基础上伴有外邪、血瘀、气滞、痰饮、水湿所致。心气不足证表现为心悸气短、神疲乏力、脉细弱或结代,补益心气常选用炙甘草汤。心律失常症见胸闷、憋喘、口唇紫暗者是气滞血瘀的表现,宜用血府逐瘀汤治疗。心律失常症见心悸头晕、倦怠乏力,面色不华,唇舌色淡,脉细无力是心血不足的表现,治宜养血安神,常选用四物汤、归脾汤等。心律失常症见心悸胸闷、气短气促、面色白、形寒肢冷、自汗乏力、舌淡苔白脉沉细或微弱,是心阳不振的表现,治宜温补心阳。常选参附汤、桂枝甘草龙牡汤。若心律失常症见心悸胸闷、恶心头晕、痰多口苦、苔腻或黄腻、脉滑不整,是痰扰心神的表现,治宜化痰定悸,常用温胆汤加减调治。药物方面,心气虚常选用人参(党参)、太子参、黄芪、炙甘草;血瘀常选用丹参、川芎、当归、桃仁、红花、益母草、泽兰、三七、水蛭等;气滞常选用降香、郁金、枳壳、青皮、枳实等;血虚常选用当归、川芎、白芍、熟地、龙眼肉、枣仁、阿胶、鸡血藤等,伴心阳虚常选用桂枝、附子、补骨脂等;痰浊内扰心神者,常选用半夏、瓜蒌、陈皮、茯苓等。

(3)栓塞防治的方药选择:各种类型的心肌病往往因房室腔扩大,心律失常尤其是房颤患者极易导致栓塞的发生,如脑脉阻塞发为中风,心脉瘀阻发为胸痹、真心痛,或有肺、肾、下肢静脉栓塞而分别为咯血及脉痹等证,中医认为是气虚血瘀所致,治宜益气活血,临床常选用方剂有补阳还五汤、血府逐瘀汤、膈下逐瘀汤等。常用益气药有黄芪、人参、党参等,活血药有当归、川芎、丹参、桃仁、红花、三棱、莪术、蒲黄、五灵脂、三七、水蛭等。

三、风湿性疾病与痹证的对应类属关系

1. 风湿性疾病的概念

风湿性疾病是指影响骨、关节及其周围组织,如肌肉、肌腱及滑膜等的一组疾病,包括由感染、免疫、代谢、内分泌等异常,以及退行性病变。遗传、肿瘤等因素所引起的骨、关节及其周围软组织的一大群疾病。风湿性疾病可以是全身性,也可以是局限性;可以是器质性,也可以是功能性。其范畴涉及内科、皮肤科、口腔科、儿科、影像等专业的疾病。而中医关于"风湿"一词最早见于《金匮要略》,但就其论述了"风湿"的病机及

症状，应追溯到《黄帝内经》，并把风湿一类病证归属于痹证范畴。

2. 痹证的病因及证候分类

痹者，闭也。痹证主要指因机体正气不足，卫外不固，而邪气乘虚而入，致使气血凝滞，经络瘀阻，引起多种疾病的总称。

论痹首见于《内经》。《素问·痹论》对其病因、发病、证候分类及演变均有记载，如："风寒湿三气杂至，合而为痹也"；"所谓痹者，各以其时，重感于风寒湿之气也"；"以冬遇此者为骨痹"；"其风气胜者为行痹"；"寒气胜者为痛痹"；"湿气胜者为着痹"。以上所云是肢节痹病，多以肢体经络为风寒湿热之邪所闭塞，导致气血不通，经络痹阻引起肌肉、关节、筋骨发生疼痛、酸楚、麻木、重着、灼热、屈伸不利，甚则关节肿大变形为主要临床表现的病证。若复感于邪，邪气内舍而成脏腑痹。正如《素问·痹论》所云："五脏皆有合，病久而不去者，内舍于其合也。故骨痹不已，复感于邪，内舍于肾。筋痹不已，复感于邪，内舍于肝。脉痹不已，复感于邪，内舍于心。肌痹不已，复感于邪，内舍于脾。皮痹不已，复感于邪，内舍于肺。所谓痹者，各以其时，重感于风寒湿三气也"。以上所述痹病可分为肢节痹病和脏腑痹病。肢节痹病又因感邪的性质不同分为以风气胜的行痹，以寒气胜的痛痹，以湿气胜的着痹。若风寒湿化热，又称为热痹。若肢节痹病又兼有相关脏腑病变者，又称为脏腑痹。

3. 风湿病与痹证对应类属关系

当今风湿病属于中医学"痹病"范畴，具体到每种风湿病因其致病原因和临床表现的不同特点而各异。如：急性风湿热以关节红肿热痛为特征属中医热痹。风湿性关节炎以关节游走不定性疼痛，称为行痹；以关节沉重，肢胀重着不移者称为着痹。类风湿性关节炎表现为对称性、慢性、进行性多关节炎，是关节滑膜的慢性炎症，增生形成血管翳、侵犯关节软骨、软骨下骨、韧带和肌腱等，造成关节软骨，骨和关节囊破坏，最终导致关节畸形和功能丧失。属中医学"骨痹"又称"尪痹"。成人斯蒂尔病病因尚不清楚，临床以发热、关节疼、皮疹、肌痛、咽痛、淋巴结肿大、中性粒细胞增多及血小板增多，严重者可伴系统损害，属于中医学"热病""热痹"范畴。强直性脊柱炎是一种慢性进行性疾病，主要侵犯骶髂关节、脊柱骨突、脊柱旁软骨组织及外周关节，并可伴发关节外表现，严重者可产生脊柱畸形和关节强直，属中医之"骨痹"。系统性红斑狼疮，现代根据其临床表现称为"红蝴蝶疮""日晒疮"等。但这些病名不能很好的概括红斑狼疮系统性等的诸多表现。根据红斑狼疮多系统损害的特点。这与《灵枢·周痹》所云："周痹者，在于血脉之中，随脉以上，随脉以下，不能左右，各当其所"。"风寒湿气，客于外分肉之间，迫切而为沫，沫得寒则聚，聚则排分肉而分裂也，分裂则痛，痛则神归之，神归之则热，热则痛解，痛解则厥，厥则他痹也，发则如是"。此内不藏，而外发于皮，独居分肉之间，真气不能周，故命曰周痹。分肉之间相当于结缔组织，而周身气血痹阻，每一个器官均可受累，这相当于系统性红斑狼疮的多部位损害。系统性红斑狼疮由于周身气血阻滞而出现一系列症状是为"痹证"中的"周痹"。

系统性硬化(硬皮病)是一种原因不明临床上以局限性或弥漫性皮肤增厚和纤维化为特征的结缔组织病。其归属于中医学"皮痹"范畴。多发性肌炎和以肢带肌、颈肌、咽肌等肌组织出现炎症、变性改变，导致对称性肌无力和一定程度的肌萎缩，并可累及多个器官，可并发肿瘤。无皮肤损害的肌炎，称为多发性肌炎，伴有皮疹的肌炎称为皮肌炎。属于中医"肌痹"范畴。干燥综合征是一个主要累及外分泌腺体的慢性自身免疫病。临床有唾液腺和泪腺受损害出现口干、眼干外，尚有其他器官受累而出现多系统损害的症状。根据其临床以燥证为主要表现属于中医学"燥证"。而周围血管病、各种动静脉炎等属于中医学"脉痹"。贝赫切特病，又名白塞病，是一种全身性、慢性、血管性疾病，主要表现为复发性口腔溃疡、生殖器溃疡、眼炎性皮肤损害，可累及血管、神经系统、消化、关节、肺、肾、附睾等器官，《金匮要略》将本病称为"狐惑病"。

4. 风湿病诊疗思维

我们认为风湿免疫性疾病，总的可归属于中医"痹证"范畴。我们认为风湿炎症性疾病有关节、肌肉、筋骨疼痛等表现者，属于肢体痹痛；若同时伴有关节外表现、脏腑器官受累者，当属五脏痹、六腑痹。董教授在理论和疾病诊治方面，师古而不泥古，主张先认识疾病，后辨证，即根据患者病史、临床表现、理化检查等以明确病的诊断。而后识别病因病机，即明确患者现在(刻下)病的证候类型，然后予以针对性的治疗。如风湿性关节炎，多因在人体正气虚弱时感受风寒湿热之邪侵袭而形成的行痹、痛痹、着痹或热痹证。治应区分感受风寒湿热之邪气的不同予以祛风、散寒、清热、除湿等治疗，并以疏风活络为治法。又如系统性红斑狼疮是多系统受损的自身免疫性疾病，初发病或狼疮活动期常表现有发热和关节疼痛，属于狼疮性关节炎。此种关节炎是因免疫复合物沉积所致，关节不会变形，治多按热痹治疗，如常选用秦艽鳖甲散加用忍冬藤、青风藤、雷公藤等而取效。类风湿性关节炎、强直性脊柱炎等导致关节畸形，功能丧失，给患者及其家庭带来极大的危害。此类关节炎的病因病机多为人体正气虚弱，脏腑亏虚，气血不足，外邪侵犯人体皮表，渐次侵袭肌肉、筋骨、关节，使关节局部经脉、气血发生痹阻，久之形成瘀血阻滞、痰浊内生，痰瘀互结，从而损伤肌肉、筋骨而导致关节畸形。如类风湿性关节炎是关节滑膜囊炎，增生形成血骨翳，侵犯关节软骨、软骨下骨、韧带和肌腱等，造成关节软骨、骨和关节囊破坏，而致关节畸形和功能丧失。治疗时应根据其病因病机采取相应的治疗。如病之初起，应以祛风、散寒、除湿、清热兼疏通经络为治法。病久必虚，勿忘补肝肾益气血。为防止和阻止关节畸形，要尽早予以搜痰祛瘀治疗，如祛痰可用桂枝茯苓丸、二陈汤等，祛瘀可用桃红四物汤等。现今临床上对于各种关节炎属于顽痹、久痹者，常用虫类药搜剔，如全蝎、地龙、蜈蚣、水蛭、穿山甲、蜂房等而获得较好的疗效。

风湿免疫性疾病,除有肢体痹表现外,多可有脏腑痹的表现。风湿免疫病出现脏腑痹,表明该病病情严重而复杂。该类病在确诊后,应以中医脏腑辨证、气血津液辨证分析病因病机,确定证候类型,予以治疗(具体相应脏腑痹的诊治可参照临床经验之风湿免疫性疾病)。

四、董燕平教授治疗自身免疫性疾病用药特点

1. 清泻妄动相火,时时不忘顾护肾气

相火妄动引起的病症虽然可见到"热入心包""气营两燔""阳明热盛"等类似症状,但温病发生是在正气不虚,感染疫疬之气的情况下产生的,而免疫性疾病发病基础是肾精不足,所以治疗要时时不忘顾护肾气,尤其不能伤伐肾阴。

2. 治火之法,灵活多样

承前所述,引起相火妄动的原因很多,治疗方法也应该灵活多样。

(1)滋阴降火以治肾阴不足,阴不潜阳之虚火:丹溪言"阴虚火动难治"。人之真阴难填,兼有火热燔灼耗伤,所以阴虚火热证最难治。治疗阴虚火热,丹溪善用四物汤加龟板、黄柏、白马胫骨等。以四物汤补阴血,"补养阴血,阳自相附"。黄柏苦寒,善泻肾中伏火。郑钦安在《医理真传·卷二》言"夫黄柏味苦入心,禀天冬寒水之气而入肾,色黄而入脾,脾者,调和水火之枢也,独此一味,三才之义已具"。龟板补阴,善补阴中之至阴,白马胫骨代黄芩、黄连泻伏火。亦可选用大补阴丸、三才封髓丹降阴火,补肾水。董燕平教授在治疗红斑狼疮时善用培元解毒汤:生地黄 30~60g、山药18g、山茱萸18g、天门冬12g、紫草10~30g、青蒿12g、鳖甲12g、升麻9g、当归9g、白芍药12g、生甘草12g。生地黄、山药、山茱萸、天门冬、鳖甲滋补肾阴,当归、白芍养血柔肝,紫草、青蒿、升麻、甘草透邪热解毒,取丹溪之"郁火可散"之意。

(2)清热解毒泻火可治心火亢盛,五脏厥阳妄动之火:对于心火亢盛或火热充斥三焦之实火,被认为是君火、人火,可以湿伏、水灭,苦寒直折,"若心火亢极,郁热内实,为阳强之病,以咸冷之剂折之,如大黄朴硝之属"(《金匮钩玄·火岂君相五志具有论》),可选用黄连解毒汤等清泻火毒。若火热燔灼气营,也可选用清瘟败毒饮等血气两清之品。清热解毒多用生甘草、黄芩、黄连、黄柏、栀子、石膏、知母等,凉血解毒选水牛角、丹皮、赤芍、玄参等。在清热泻火药中首列生甘草,是因"火急甚重者,必缓之,生甘草兼泻兼缓,若投与冰水正治,立死"。清热解毒药中酌加温热散火药以防火热突遇寒凉产生剧烈反应:"凡热盛者,不可骤用凉药,必用温散"(《金匮钩玄·火》)。火热盛,动风抽搐,蒙蔽清窍者,常可加入羚羊角粉或紫雪丹。

(3)补血养血,清散血中伏火治疗血虚郁热证:血虚生火与阴虚火旺机制相同,均为阴不配阳,阳热独亢。《医学心悟·卷三·虚劳》有:"朱丹溪从而广之,以为阳常有余,阴常不足,人之劳心好色,内损肾元者,多属真阴亏损,宜用六味汤加知母,黄柏,

补其阴而火自降，此又以血虚为言也。论补血者，则宗丹溪。"丹溪善用四物汤加黄柏、龟板养血滋阴降火，也可用黄连阿胶汤补血泻火，交通阴阳。我们多选用生地、当归、龟板、旱莲草、山萸肉等补坎中之阴，知母、黄芩、黄柏、白花蛇舌草、虎杖等降离位之火，使阴生火降，阴阳之气自调。

（4）补血凉血，活血解毒治疗血热瘀滞痹阻经脉症：营血衰少，加上火热煎熬，使血液黏稠，流通不畅，痹阻经脉、关节，血脉痹阻，郁热更甚，故治疗时除养血活血凉血外，还需加入祛风散火药，取"火郁则发之"之意。如东垣的散火汤（升麻、柴胡、葛根、白芍、防风、甘草）。治疗血热郁滞痹阻之证，常选用药物生地、丹皮、赤芍、川芎、玄参凉血活血，加入穿山甲、水蛭、全蝎、蜈蚣、桃仁、红花活血搜风通络，散风药常用葛根、柴胡、升麻、防风、蝉衣、僵蚕等，关节痛还可加入羌活、独活、威灵仙、忍冬藤、青风藤、秦艽、徐长卿等，按照痹阻经络、部位选择用药。

（5）清热祛湿，升阳散火治疗湿热痹阻症：湿热痹阻常常因为脾胃运化不利产生内湿，或夏月感受暑湿之邪影响脾胃运化，湿流于肾，致相火离位，化为阴火上冲。多用丹溪之二妙丸（苍术、黄柏）；单黄柏一味，即可"去肾经火，燥下焦湿，治筋骨软"，常可用二陈汤、四妙散等加减。夏月可选用芳香行气化湿之藿香、佩兰、砂仁、豆蔻等。此证除健脾化湿之外，还需加用升阳散火药如柴胡、升麻、葛根、荆芥、防风、羌活之类，使湿去火散。

（6）补土伏火治疗脾肾两虚，浮火外越之尿浊、水肿等火虚证：相火妄动，本身容易损耗元气，导致脾胃气虚，而脾胃气衰，又可致湿寒之气下注扰肾，导致相火离位，阴火上冲。清朝火神郑钦安在其《医理真传》进一步解释其原因："脾土太弱，不能伏火，火不潜藏，真阳之气外越"。提出补土以配火可治疗水肿："治病者不必见肿治肿，明知其土之弱，不能制水，即大补其土以制水，明知其元阳外越，而土薄不能伏之，即大补其土以伏火。火得伏而气潜藏，气潜藏而水亦归其宅"。故治疗脾肾两虚之证，可不拘于补肾固涩，淡渗利水之法，顾护脾土可收效更好。在临床用补土伏火之法，常重用黄芪健脾益气补土，白术、茯苓健脾利水，尿蛋白、水肿消除较快。

3. 平调阴阳，引火归元是治疗的最终目的

肾为水火之脏，水火相抱，阴平阳秘，百疾不生。水足则火藏于下，温煦脏腑，统领一身气化，健康无病。水亏火衰均能使相火离位妄动，若水亏于下，火失其制，古人喻为水浅不养龙，相火离位上奔。若肾火虚弱而不能温养肾水，水寒相火不安于巢，水火相离，古人称为水寒不藏龙，虚阳浮越。正如《医碥·卷一·杂症·水火说》："相火居于下焦，病则必干乎上，无论下焦为寒为热，热固上潜，寒亦上浮。"红斑狼疮中，阴虚火旺证最多见，我们多用三色化斑汤（生地、青蒿、炙鳖甲、山药、山茱萸、天冬、紫草、青蒿、益母草、当归、白芍、炙甘草等）治疗系统性红斑狼疮阴虚火旺证，此方为六味地黄丸、大补阴丸、青蒿鳖甲汤加减化裁而来，生地、山药、山茱萸、天冬、炙鳖甲滋阴补肾

填精，青蒿、紫草、益母草清泻肾浊，泻肾中伏火，当归、白芍、炙甘草柔肝调肝，疏肝解郁。使阴生火降，引火归元。

4. 化饮、祛湿、活血、理气，随症加减，驱邪不能伤正

基于红斑狼疮发病之根本病机，先天之肾元先亏，相火不安于位而妄动，致使三焦包络功能失调，产生如饮、湿、血瘀、气滞等诸多病理产物，祛除病理产物，使脏器功能恢复正常为其根本，祛邪不能伤正。

5. 辨证治疗注意事项

（1）治病考虑社会时代因素：朱丹溪所处年代和当今相似，为和平时期，人们生活安逸。饱暖思淫欲，他感慨当时人们"节欲者少，纵欲者多""阳常有余，阴常不足"。古人尚不能抵御"温柔之盛于体，声音之盛于耳，颜色之盛于目，馨香之盛于鼻"。更何况温柔之体，靡靡之音，馨香之味，迷乱之网络对现代之人的诱惑力要厉害百千倍。现代人之体质更是阳常有余，阴常不足。肾阴之根本已经不稳，心被物所感，君火已乱，不能制约相火，则相火妄动为病，自身免疫病多发。所以治疗要考虑普遍的社会因素，个人禀赋及体质因素，根据病情祛邪扶正，平衡阴阳，才能达到阴平阳秘。

（2）祛湿不能燥热太过：经云治水肿形胜之病，要"开鬼门、洁净府"，治以苦温，佐以甘辛。张仲景发展了内经，提出湿病、水饮治疗需"发汗、利小便"。朱丹溪治疗湿热，清燥除湿同时，加补肾坚阴之品，如虎潜丸（黄柏、知母、龟板、熟地、白芍、陈皮、虎骨、锁阳、干姜），清火燥湿，滋肾坚阴。虞抟治湿，有："丹溪言：六气之中，湿热为病，十之八九""湿在上，宜微汗而解……湿在中下，宜利小便，此淡渗治湿也。湿有因外而入者，又从内得者，阴雨湿地，皆从外治，宜汗散。久则疏通渗泄之。"（《医学正传·券之二·湿证》）。从上述治湿经验看，治湿不能过用温燥，外湿发汗要微似汗，如张仲景强调的"治风湿者，单微微似欲出汗者，风湿具去也"。尤其合并有热，湿热夹杂，辛燥太过，容易伤阴，所以丹溪在治湿热痹证时，在苦辛燥湿之剂中，还加入龟板、熟地、白芍等滋阴酸敛之品。系统性红斑狼疮阴虚火旺，湿热痹阻经脉或关节证最多，治疗时应参考丹溪治湿热之法。我们治湿热痹阻症常用生薏米、木瓜、威灵仙祛湿通络，忍冬藤、青风藤、秦艽、徐长卿祛风通络，佐用生地黄、桑寄生等滋补肾阴之品防燥湿太过。

（3）治气郁不过用辛香温燥，据气滞部位，随经用药：郁有六：气、血、痰、火、湿、食。人体之气不能郁滞，丹溪有"气血中和，万病不生，一有怫郁，诸病生焉"（《金匮钩玄·六郁》）之论。治疗气滞宜"结者散之""木郁达之"，使用理气药。理气药不可香燥太过，不可久用，否则助热生燥，燥伤阴津或蒸液成湿，炼液成痰。并且辛香太过耗散真气："升发太过，香辛散气，燥热伤气，真气耗散"，使用行气药要佐用伏火、补气之剂。还提出治疗气滞要分清部位与所属经络，随经用药："滞于何经，有上下部分藏气之不同。随经用药，有寒热温凉之同异。若枳壳利肺气，多服损胸中至高之气；青皮泻肝气，

多服损真气。与夫木香之行中下焦气、香附之快滞气、陈皮之泄气、藿香之馨香上行胃气、紫苏之散表气、厚朴之泻卫气、槟榔之泻至高之气、沉香之升降其气、麝香之散真气，若此之类，气实可宜"，可供参考。

自身免疫病病程久长，难以治愈。患者难免情志抑郁，五志过极，出现气滞症状。再者三焦为元气通道，三焦受邪，气之升降出入受阻，加上火、饮、湿、血瘀等影响气机，多能见到气郁气滞症状。董燕平教授在制方时喜用当归、白芍，取逍遥散之意，柔肝疏肝解郁；滋阴药中多用陈皮、砂仁理气消滞。有腹胀、痞满者，夏月加藿香、佩兰，冬月加厚朴、枳壳等理气消胀，并佐以甘平之百合、苦寒之郁金，理气又能生津活血，防止香燥辛热太过。

(4) 肾浊下注可重用黄芪：脾胃元气不足，湿浊下注于肾，肾寒不潜相火，致阴火上冲为患，多见于红斑狼疮性肾炎。上可见发热，面部红斑，面红目赤，咽痛口疮，下可见腰酸腰痛，肢冷多汗，尿检有大量蛋白、红细胞、白细胞。舌红苔薄白，脉象弦数或弦细，或细数。疾病之根本在于脾胃气虚，阴火扰动。所以治疗可选用李东垣之补中益气汤或补脾胃升阳散火汤，黄芪可用至30g以上。黄芪能补中益气，升举清阳，益卫固表，利水消肿，去瘀生新。重用还有降压作用。在狼疮性肾炎的治疗中重用黄芪，益气健脾、补益肾元，兼以固卫实表敛汗。黄芪还可利水消肿，更切本病之病机。临证时常辅以丹参活血，更能祛瘀生新。

(5) 辨证治疗要考虑西药的作用影响：系统性红斑狼疮进展期，尤其是狼疮危象患者，肯定会使用大剂量激素或免疫抑制剂。现代临床和药理研究显示，糖皮质激素属于"壮阳药"，大量使用后可出现面部洪热，心烦失眠，善食易饥，口干口苦，面部、后背痤疮，口舌生疮的"阳亢"表现，在撤减激素时又容易出现"阳虚"表现。而免疫抑制剂如环磷酰胺、甲氨蝶呤、环孢素等多属苦寒，所以在辨证选药时要考虑这些药物对疾病症状病机的影响。

五、怎样判断系统性红斑狼疮的活动度？如何治疗？

系统性红斑狼疮(SLE)，是累及全身多个系统的自身免疫性疾病。病程迁延，反复发作，间有长短不等的缓解期。起病可为暴发性、急性和隐匿性，因此判断 SLE 的活动度非常重要，是指导治疗的指标及估计疗效的依据。其判断应根据以下 3 点：①有发热、乏力、体重下降，舌质红或绛，脉象滑数或细数；②有活动炎症损伤，如皮疹、浆膜炎或其他进行性免疫损伤，如溶血性贫血、血小板减少性紫癜。狼疮肾炎经治疗而持续有尿异常者，应做肾活检确定炎症活动度；③实验室检查有 ds－DNA 抗体效价升高，C3、C4 水平下降，免疫球蛋白 IgG 升高及血沉增快。应视病情的轻重缓急、受损部位制订治疗方案。目前西医多采用肾上腺糖皮质激素、免疫抑制剂治疗。对就诊前已经或正在应用激素治疗的患者，要问清楚每日的用药剂量，而仍有 SLE 活动表现的，说明激素用量不足，应增加剂量。通常采用泼尼松，剂量为每日 1mg/kg。一般治疗 4～6 周，病情明显好转后开始减量，每 2 周减 5mg，减量至 10～15mg 每日，可长期维持或以补肾中药治疗。对一些重型或不宜用激素治疗的患者，应考虑采取免疫抑制剂，如环磷酰胺、硫唑嘌呤、雷公藤多甙等。对于感染者应积极抗感染治疗。

中医治疗 SLE 首先要明辨病因病机特点，笔者认为肾阴虚损、毒热内蕴是本病的病机特点，治疗宜滋阴补肾、清热解毒。在 SLE 活动期应以其活动度判断正邪的盛衰，即急性活动期应以清热解毒祛邪为主，以滋阴补肾扶正为辅。待活动缓解后应以滋阴补肾扶正为主，而兼以清热解毒祛邪。具体组方为：忍冬藤 30g、紫草 30g、知母 10g、青蒿 10g、玄参 30g、生地 30g、山药 15g、山茱萸 10g、枸杞子 15g、白芍 10g、炙甘草 10g。水煎取汁 400ml，每日 1 剂。如皮损较重，或皮疹红斑久不消退者，可加用赤芍、丹皮、红花等，有利于退热并加快皮损红斑的消退。有关节、肌肉疼痛者，可加用桑寄生、木瓜、威灵仙、鳖甲。如肾损害表现为急性肾炎、慢性肾炎、肾病综合征等，可选用益母草、薏苡仁、芡实、三七、车前子等，对于消除蛋白尿、水肿及改善肾功能有较好的作用。有肝功能异常和相应症状者，可加用白术、丹参、柴胡、茵陈、拳参等。有无痛性淋巴结肿大者，可加用当归、白芍。其他如有心、肺、消化、神经等系统损害时，均应采取具有针对性的治疗。SLE 是累及全身多个系统损害的自身免疫性疾病，尽管临床表现各异，但其基本病因病机为肾阴虚损、毒热内蕴。要针对病因病机采取整体性治疗，而以滋阴补肾、清热解毒为治疗大法。经我们临床验证，滋阴补肾类中药具有调节抑制体液免疫的功能，清热解毒类中药具有抗感染、抗病毒作用，可减少免疫复合物的产生。两类药配伍应用，可抑制免疫、控制或减轻 SLE 的活动度。我们从 1991—1996 年，应用以上基本方组成的生地紫草汤和三色化斑丸，治疗 120 例，结果证实滋阴补肾与激素类药物同用可减轻激素的副作用，当病情缓解后，激素用量逐渐递减，此时应在滋阴补肾的基础上，加入温阳补肾之品，如巴戟天、淫羊藿等。这样可以平稳的递减激素乃至停用激素，而不出现病情反跳的现象。

六、紫草对消退狼疮红斑有特效

紫草为紫草科多年生草本植物紫草的根。性味甘、苦。具有凉血活血，解毒化斑之作用，《本草纲目》"治斑疹痘毒，活血凉血利大肠。"临床上多用于治疗毒热入血的发热斑疹丹毒，防治麻疹及各种皮炎、湿疹、火伤、烫伤、冻伤，可与植物油浸泡，外涂外用。董教授治疗系统性红斑狼疮具有丰富经验，并总结出紫草对消退狼疮红斑有特效。他在研治过程中，发现中医处方中以滋阴凉血，解毒化斑组方中无紫草，皮肤红斑需 60～90天即可消退，方中加用紫草只需 20～30 天即可消退。表明在应用紫草与不用紫草，狼疮红斑消退的时间长短是明显不一样的。他还认为应用紫草越早越好，紫草用量 30～60g为宜，若少于 30g，其凉血解毒，退热化斑之力逊，疗效欠佳。兹举医案以证之。

刘某某，女，25 岁，售货员。1993 年 4 月 7 日初诊。于 6 个月前无明显诱因出现面部蝶形红斑，1 个月前面部红斑加重，而且两上肢伸侧也出现红斑，伴有脱发，乏力，食欲不振，大便秘结，因已怀孕 3 个月，未用过任何药物治疗。经北京某医院检查示：ANA 阳性，抗 ds－DNA 抗体阳性，血沉 56mm/h，确诊为系统性红斑狼疮。接诊后予以生地紫草汤治疗，连服 7 剂药后，面部、上肢红斑明显浅淡，范围缩小，又连服 10 剂后红斑全部消退。为巩固疗效嘱患者继服本方，紫草用量减至 20g，共服 2 个月。同年顺产 1 男婴，母子健康，1994 年 4 月，来院复查时，无任何不适症状，查 ANA 阴性，抗 ds－DNA 转阴，血沉 15mm/h。

七、淫羊藿有类糖皮质激素样作用

风湿免疫性疾病，西医多以肾上腺糖皮质激素（以下简称激素）及免疫抑制剂治疗，我们所在门诊或住院患者中，发现大多数患者都在服用激素治疗。而且其中有不少患者表现有不同程度的激素副作用。例如在我们收治的系统性红斑狼疮患者，因为激素用量大，而产生阴虚燥热等表现，此时均同步应用滋阴补肾方药，如：六味地黄丸、左归丸起到减轻激素副作用的目的。当病情稳定后在递减激素时，适时加用温阳补肾之品，如淫羊藿、巴戟天、肉苁蓉、锁阳等，可防止因激素减量，外源性激素不足，而病情反复的作用。补肾温阳药中，以淫羊藿疗效最佳，其具有类糖皮质激素样作用。有实验研究认为，雌激素可加重系统性红斑狼疮的病情，而雄性激素可以减少发病，说明雌性激素与红斑狼疮的发生有关。糖皮质激素有类似补肾温阳样作用，可谓是纯阳之品。如递减激素过快或停用，由于外源性激素减少，肾上腺皮质不能释放足量激素以满足人体需要，致使病情反复或加重。淫羊藿性味辛温，有补肾坚筋骨，助阳益精之功效，作用于先天之本；具有雄性激素样作用，并可调节免疫，因此，在递减激素时，于滋阴补肾，清热解毒方剂中加入淫羊藿 15～30g，寓有阴中求阳之意，可起到激素样作用，防止肾上腺皮质萎缩，从而使病情平稳，达到逐渐缓解的治疗目的。现举医案以证之。如张某，女性，32 岁，患系统性红斑狼疮病史两年半，经长期应用泼尼松及中药治疗乏效。1998 年 4 月 25 日因指、腕、膝、踝关节疼痛，右膝关节肿大，屈伸不利及双下肢水肿而收住院治疗。由于长期应用激素，患者呈满月脸，皮肤多毛与痤疮。舌质暗红，苔白腻，脉弦滑数。试验室检查，血沉 80mm/h，抗核抗体阳性，抗 ds－DNA 抗体阳性，抗 sm 抗体阳性，IgG 18g/L，补体 C3 0.6g/L，尿蛋白（＋＋＋），管型 1～2 个/HP，尿素氮 11.8nmol/L，肌酐 126μmol/L，二氧化碳结合力 18.32mmol/L，白蛋白/球蛋白 1:1。诊断为狼疮性肾炎，慢性肾功能不全。治疗予泼尼松 45mg/d，雷公藤多甙 20mg，每日 3 次。中药用生地黄 30g、紫草 30g、桑寄生 10g、木瓜 10g、威灵仙 10g、山药 10g、猪苓 15g、泽泻 10g、益母草 15g、冬瓜皮 30g，水煎服，每日 1 剂。结果 2 周后，诸关节疼痛减轻，双下肢水肿消失，遂减泼尼松为 30mg/d，雷公藤服法用量不变，中药继用原方去冬瓜皮，加淫羊藿 30g，煎服法同前，经 1 周后诸关节疼痛完全消失。下肢水肿尽退。复查血沉 26mm/h，尿蛋白（＋）。患者自行出院，嘱出院后每 3 周减泼尼松 5mg，雷公藤 20mg，每日 2 次。并继服以上中药，定期复查，随访 1 年病情缓解，未见反复。

八、中药与糖皮质激素的配伍应用

糖皮质激素的临床用途较广。很多疾病需用激素治疗，对于某些疾病的危重症具有起死回生挽救生命之效。但由于用量较大或应用疗程漫长，不可避免的引起诸多的副反应。常见的副反应有肥胖、多毛、痤疮、血糖升高、高血压、高血脂、水钠潴留、心律失常、血钾降低、精神兴奋、胃及十二指肠溃疡出血穿孔、骨质疏松、脱钙、病理性骨折等。而大剂量应用时，如甲泼尼龙（MP）冲击疗法常见的副作用有脸红、头痛、烦躁失眠、乏力、血压升高、血糖升高，严重者可诱发感染、上消化道出血、诱发高血压危象或癫痫及精神症状、心律失常等。都应予高度重视，避免产生不良反应和并发症，以便使激素在某些疾病的抢救和治疗中起到应有的作用。临床上应用激素，特别在用量大时，患者常表现出阴虚内热或阴虚阳亢的病理特征，为了减少激素的不良反应，董教授认为在大剂量或较长时间应用激素的患者，会产生阴虚内热，相火妄动的病理表现，故应及时应用滋阴清热类中药可以减少激素的副作用，具体用药如：生地、知母、元参、生牡蛎、炙鳖甲、制龟板等。方剂如：六味地黄丸、左归丸等。

董燕平教授认为，应用激素治病，特别是剂量大，疗程较长的，应防止肾上腺皮质功能减退，要保护下丘脑 - 垂体 - 肾上腺轴，具体做法是在病情缓解稳定后，应及时递减激素，此时应加用具有补肾温阳作用的药物，如：淫羊藿、巴戟天、肉苁蓉、锁阳等，方剂如：金匮肾气丸、右归丸等，以防肾上腺萎缩。糖皮质激素分泌不足，而出现病情反跳现象。例如董教授在治疗系统性红斑狼疮重症或狼疮危象时，常在大剂量应用激素时，加服生地黄 30~60g，以减少激素引起的阴虚内热的副反应。当大量激素递减至中等剂量，如以泼尼松（泼尼松）为例，即每日 30mg 时，应加用具有温补肾阳作用的淫羊藿 20g，当激素减至维持量 7.5~10mg/d 时，淫羊藿可减至每日每剂 10g，应用淫羊藿的目的，可防止因外源性激素减量导致的肾上腺分泌不足而引起阳虚的病理现象出现，即防止病情反复反跳。如此随着病情的发作与缓解的临床特点，掌握病机变化，分别重用滋阴清热药，如生地等可减少激素副反应；病情缓解后应用温阳补肾的淫羊藿、巴戟天、菟丝子、肉桂、锁阳等，方用金匮肾气丸等可以保护下丘脑 - 垂体 - 肾上腺轴，即协调维持人体阴阳平衡，使狼疮病情达到长时间缓解乃至痊愈。

九、中药与免疫抑制剂的配伍应用

免疫抑制剂现广泛用于防止器官移植的排异反应，效果比较肯定，同时用来治疗自身免疫性疾病，如自身免疫性溶血性贫血、特发性血小板减少性紫癜、系统性红斑狼疮、类风湿性关节炎、肾病综合征、慢性肾小球肾炎等。免疫抑制剂对体液免疫的抑制作用较强，能抑制 B 细胞增殖和抗体生成，且抑制作用较持久，是当前治疗风湿免疫性疾病的常用药或首选用药。常用的药物有环磷酰胺、甲氨蝶呤、硫唑嘌呤、环孢素、霉酚酸酯、来氟米特、雷公藤总甙等。免疫抑制剂多具有特殊的毒副反应，应用时须严格掌握其适应证。常见的毒副反应有骨髓抑制、白细胞减少诱发感染，致癌，抑制性腺可引起不育等，如用之可导致胎儿畸形、脱发、胃肠反应、肝肾功能损害等。董教授认为，补益类中药和清热解毒类中药具有调节体液免疫和减轻免疫抑制剂毒副反应的作用，常用补益中药有：黄芪、党参（人参）、当归、鸡血藤、女贞子、生地、炙鳖甲、制龟板、白花蛇舌草、虎杖、鬼箭羽、忍冬藤、藤梨根等。以环磷酰胺为例，如出现白细胞减少可加用党参、黄芪、当归、鸡血藤、女贞子、白花蛇舌草、虎杖等可升高白细胞。若出现恶心、呕吐等胃肠反应，可加用苏叶、黄连、竹茹等和胃降逆止呕之品。若表现有肝损伤、肝区不适、肝区疼痛、肝功能异常等，可加用五味子、女贞子、泽泻、茵陈等保肝之品。如出现出血性膀胱炎，症见血尿、尿潴留、小腹部疼痛等，常加用茯苓、猪苓、仙鹤草、虎杖等。

十、乌梅炒炭擅治过敏性紫癜

董教授应用大剂量乌梅炭为主药，配伍其他中药组方治疗过敏性紫癜疗效满意，屡治屡验，现举例以证之。

如彭某，女，60 岁，1999 年 1 月 11 日初诊。自述于 1998 年 11 月 2 日洗澡时发现双下肢及臀部散在出血点，次日就诊于某大医院，检查结果血小板 $220 \times 10^9/L$，出、凝血时间正常，骨髓象无异常改变，诊断为过敏性紫癜。给以扑尔敏、维生素 C，泼尼松治疗后仍反复出现新出血点。近两天来皮下出血点明显增多，遂来我院治疗。当时患者双下肢及臀部满布出血点，且大小不等，整个皮肤呈紫红色。无关节痛、腹痛、腰痛。舌红，苔薄黄，脉弦滑而数。检查血常规示白细胞 $8.4 \times 10^9/L$，红细胞 $3.8 \times 10^9/L$，血色素 120g/L，血小板 $137 \times 10^9/L$，大小便常规无异常，诊断为过敏性紫癜。治疗予乌梅炭 30g、防风 10g、蝉蜕 10g、仙灵脾 20g、生地黄 30g、丹皮 10g、紫草 30g、槐花 15g、三七粉 2g（冲），水煎取汁 400ml，分 2 次温服，连服 7 剂。

1 月 18 日复诊，患者自述服完 5 剂后皮肤出血点尽消，没有新出血点及其他任何不适，舌淡红，苔薄白，脉象弦缓。复查血常规无异常改变，治疗仍以原方减生地黄为 15g，紫草 15g，以防药剂过于寒凉，继服 7 剂巩固疗效以防复发。后随访未再复发紫癜。

按语：过敏性紫癜是机体对某些过敏物质发生速发型变态反应或抗原 - 抗体复合物反应而引起全身毛细血管通透性和脆性增加，以至造成出血症状。本病属于中医学的"血证""斑疹"范畴，辨证为热毒发斑，治宜清热解毒、凉血化斑。董教授应用大剂量乌梅炭意在取其良好高效的抗过敏及止血作用，乌梅炭配伍防风、蝉蜕、淫羊藿以加强抗过敏之力，配伍生地黄、丹皮、紫草、槐花、三七加强凉血止血消斑之力，以上二类药物相互协同，可消除或减少抗原 - 抗体复合物反应，减少或消除毛细血管的通透性和脆性，共奏脱敏止血消癥的治疗目的。

十一、乌梅是治疗胆道蛔虫的首选药物

乌梅味酸，善治蛔虫引起的腹痛。胆道蛔虫是指蛔虫钻入胆道所引起的一种疾病，临床表现阵发性剑突下或上腹区钻顶样剧烈绞痛，患者手按上腹蜷曲肢体，辗转不安，或伏卧床上翻滚，全身汗出，呕吐出胃内容物及胆汁或吐出蛔虫，虽然经食醋、口服阿司匹林及解痉止痛等治疗仍无济于事。董教授遂仿经方乌梅丸治疗蛔厥证之意，首选乌梅 30～60g 为主治药物，与川椒 10g、黄连 10g、苦楝根皮 15g、槟榔 15g 相配伍，水煎取汁 400ml，每 2～4 小时服 200ml，直至腹痛缓解或消失为止，一般需连续服 1～2 天即愈。

乌梅味极酸，蛔虫得酸则静，方中重用乌梅，是用其味酸能制蛔，先安其动扰，以达到蛔安痛止的治疗目的。现代药理研究未发现乌梅有驱虫作用，但发现乌梅对肠管运动有抑制作用，可能因此而有助于解除肠管和总胆管痉挛，使蛔虫退出胆道而起到止痛的作用。

十二、肿节风善治狼疮性关节炎

肿节风，又名九节风。性味辛、苦，寒。具有祛风除湿，活血止痛，清热解毒作用。应用肿节风配伍滋阴凉血，活血止痛，清热解毒药治疗狼疮性关节肿痛取得满意疗效，介绍如下。

治疗方法：

肿节风 10～20g　生地 30g　桑枝 20g　　青风藤 20g

青蒿 15g　　　　赤芍 15g　穿山龙 15g

水煎服，每日 1 剂。

例：张某某，女，19 岁。患者 2 个月前始出现发热，双手指间关节和双膝关节肿胀疼痛。曾用芬必得、抗生素、中药治疗无效。今来院查抗核抗体阳性，抗双链 DNA 抗体阳性，抗 SM 抗体阳性，血沉 84mm/h，血常规正常，免疫球蛋白 IgG 20.15g/L，IgA 1.14g/L，IgM 0.54g/L，补体 C3 0.58g/L，补体 C4 0.10g/L。诊断为系统性红斑狼疮。给予肿节风 20g、水牛角丝 30g（先煎）、生地 30g、赤芍 15g、桑枝 20g、青风藤 20g、穿山龙 15g，水煎取汁 400ml，分早、晚两次温服，共服 7 剂后，体温正常，指、关节肿胀已消，疼痛减轻。又继续上方去水牛角丝，如前法服用 7 剂后，关节疼痛消失。嘱患者继续系统正规治疗狼疮病。

在系统性红斑狼疮中，约 80% 患者具有关节受累的症状，表现为对称性关节痛，尤以指间关节、腕、膝关节多见，其次是足踝关节等。是由于免疫复合物在关节腔内沉积，或由于营养关节的血管发炎形成的。一般随着狼疮的控制，关节疼痛会随之而缓解。但有一部分患者以关节肿胀和疼痛为首发症状，往往易被误诊为风湿性关节炎或类风湿性

关节炎，而延误治疗。此时，应根据自身免疫抗体检查，做出及时正确的诊断并尽早治疗。

系统性红斑狼疮关节疼痛的治疗有异于风湿性关节炎和类风湿性关节炎。因狼疮病的病机是阴虚毒热内蕴，治当以滋阴凉血，活血止痛，清热解毒为治法，慎用或勿用辛温药物，以免耗阴伤证。

肿风节性味辛、苦，寒，具有滋阴凉血，活血止痛，清热解毒之作用，临床验证其具有良好的免疫调节和抗炎止痛效果，是治疗红斑狼疮关节肿痛的良好药物。

十三、茜草治疗放化疗后白细胞减少症

茜草性味辛、微苦，寒。具有凉血止血，活血祛瘀作用。应用茜草结合辨证配伍他药治疗放疗、化疗后白细胞减少症，收效甚佳。

治疗方法：茜草 10～20g，气虚者配伍黄芪、党参、白术；血虚者配伍当归、鸡血藤；阴虚者配伍生地、女贞子、山茱萸；阳虚者配伍淫羊藿、补骨脂；毒热炽盛者配伍白花蛇舌草、虎杖。水煎服，日 1 剂，分 2 次温服。

例1：孙某某，女，53 岁。因右侧乳腺癌术后，于 2000 年 7 月行放射治疗，3 周后白细胞降至 $1.4 \times 10^9/L$，症见体倦乏力，纳差。给予茜草15g、黄芪20g、女贞子15g、当归10g、白花蛇舌草30g，水煎取汁400ml，分早、晚 2 次温服，共服 10 天后，查白细胞升至 $4.8 \times 10^9/L$，饮食增加，体力恢复正常。

例2：李某某，女，23 岁。因系统性红斑狼疮性肾炎，于 2000 年 3 月入院治疗，应用环磷酰胺1g 冲击，共 3 次，查白细胞降至 $2.4 \times 10^9/L$，症见恶心，呕吐，脱发，倦怠乏力。给予下方。

茜草 20g　　黄芪 30g　　　女贞子 15g　生地 30g

鸡血藤 30g　白花蛇舌草 20g　淫羊藿 10g　竹茹 6g

水煎取汁400ml，分早、晚 2 次温服，连服 14 天后查白细胞升至 $5.2 \times 10^9/L$，以上症状均消失。

恶性肿瘤、自身免疫性疾病等，应用放疗、化疗有积极的治疗作用，但所产生的毒副反应令大多数患者难以忍受，甚至不能坚持全程治疗。笔者认为，放疗、化疗极易损伤人体，导致阴阳气血之虚，同时又易产生毒热之邪，而更加重阴阳气血之虚。临证出现白细胞减少及倦怠乏力、纳差等表现。治法当以补虚为主，兼以清热解毒。茜草具有补虚，升高白细胞的作用，同时又有抗感染，清解毒邪的作用。临证时应根据辨证，以茜草与益气、养血、滋阴、补阳及清热解毒类药物配伍，用于防治因肿瘤放、化疗及自身免疫性疾病化疗后，引起的白细胞减少症会取得良好效果。

十四、归脾汤治疗心悸

李某某，女，49 岁，劳累后出现胸闷、憋气，伴有心悸、心烦，汗出，乏力，肢体困

重，曾到某省医院检查，心电图胸前导联 T 波低平，心脏彩超左室舒张功能减低，未见其他异常。经西药治疗后无明显好转，求诊于董老师专家门诊，详问病史：患者年 49 岁，月经 2 个月未至，心烦汗出不得眠，胸闷憋气，大便溏薄，纳食不香，舌淡红，苔薄白，脉濡。给予归脾汤加减。我们分析：患者症状确实符合酸枣仁汤部分症状，但酸枣仁汤主治肝血不足不能充养心血，内生虚火，或兼加痰浊，扰动心神，致使心烦心悸，失眠。尤在泾《金匮要略心典》在酸枣仁汤条目下解释的非常好："人寐则魂寓于目，寐则魂藏于肝。虚劳之人，肝气不荣，则魂不得归藏，魂不藏，故不得眠。酸枣仁补肝敛气，宜以为君。而魂既不归荣，必有浊痰燥火乘间而袭其社者，烦之所由作也，故以知母、甘草清热滋燥，茯苓、川芎行气除痰。皆所以求肝之治，而宅其魂也。"该患者不仅有失眠、心烦、汗出等血虚生虚火，血不养心安神，痰火内扰之症，还有乏力、便溏等脾阳虚，失于运化之症，若用大量酸枣仁酸润滑肠，加知母大寒之品，恐重伤脾阳。从患者病机看，归脾汤补气养血安神，包含心脾肝三经之药，人参、炒白术健脾益气。远志安神补心，以生神。当归养血益肝，以生心。龙眼肉甘先入脾，以脾喜甘。不寐多用枣仁、圆肉，加生地、麦冬。因枣仁之润滑肠，故用夜交藤养心安神。自汗多用参、术。五味子味酸，气温，与参、术、芪等同用，酸辛化阳，与麦冬、百合酸甘化阴。当归养血，是取其义而用不同。清·何炫在其《何氏虚劳新传》中将归脾汤主治病机阐述的非常清楚。言归脾汤不仅补益气血，为调心脾肝三脏之方："归脾汤一方，从肝补心，从心补脾，率所藏所生，而从所统，所谓隔二之治，其意盖归血分药一边。后人不解，妄为加减，尽失其义，即有稍知者，亦只谓治血从脾，杂入温中香燥劫阴之剂，独悟其微，谓木香一味，香先入脾，纵欲使血归于脾，此嘘血归经之法，然嫌其香燥，反动肝火而干精液，故其用每去木香而加白芍，以追已散之阴。且心血衰少，火必刑金，白术燥烈，恐增咳嗽，得芍药则太阴为养营之用。惟脾虚泄泻者，方留木香以醒脾，脾挟虚寒者，方加桂附以补阳。而外此者，出入心肝脾三经，甘平清润之药。"

第五部分 方药心得

董燕平教授在50余年的临床实践中，在处方用药方面积累了丰富的经验，尤其对心血管病及风湿免疫病的治疗中遣方用药具有独特的体会，现将其所运用的部分中药、组方(包括自拟方)的经验介绍如下。

一、中药

1. 黄芪

黄芪为豆科植物蒙古黄芪或膜荚黄芪的干燥根。性味甘温。黄芪用药历史甚久，具有补气升阳、固表止汗、利尿消肿、托疮生肌功效。

应用要点：

(1)黄芪补气，具有强心作用，增加心肌收缩力，使心搏出量增多，常与益气活血，宣肺利水的药物组成方剂，对各种慢性充血性心力衰竭有良好的保护患者心功能的作用。其处方为：

黄芪30g 党参30g 当归10g 川芎10g

泽泻10g 杏仁10g 桑白皮15g 益母草15g

猪苓15g 车前子15g^(包)

(2)黄芪对心肌有保护作用，对病毒性心肌炎有治疗作用，现代药理研究证实，黄芪有抗病毒和提高机体免疫能力的作用。常与益气养阴，活血安神的药物配伍应用，对于病毒性心肌炎有营养、保护心肌的作用。其处方为：

黄芪30g 太子参30g 麦冬15g 玉竹10g

丹参15g 川芎10g 远志10g 炒酸枣仁15g

桑寄生15g 炙甘草10g

(3)黄芪抗脑缺血，治疗缺血性脑病，如短暂脑缺血发作或脑梗死后遗症有较好作用，常与活血化瘀药物配伍组成方剂，具有益气活血通脉的治疗作用。如王清任《医林改错》的补阳还五汤。

(4)黄芪具有补气利水之功，已成为治疗各种慢性肾小球肾炎，肾病综合征必用之品，常与健脾温肾，活血利水之药相配伍，其处方为：

黄芪 30 ~ 40g　　炒白术 15g　　桂枝 10g　　防己 10g

泽泻 10g　　　　猪苓 15g　　　茯苓皮 30g　　益母草 15g

车前子 15g$^{(包)}$

方剂如金匮防己黄芪汤等。

(5)黄芪补气，能增强机体免疫功能，能明显提高外周血中白细胞的数量，用于血液病、肿瘤、放化疗导致的白细胞减少症有很好的效果。常与滋阴养血解毒的中药配伍。其处分为：

黄芪 30g　　党参 20g(或人参 10g)　　女贞子 15g　　茜草 10g

当归 10g　　白花蛇舌草 30g　　　　鸡血藤 20g　　虎杖 10g

(6)黄芪补气，常与当归相配伍如当归补血汤，是补气生血的代表方剂。再如《济生方》中的归脾汤，是治疗心脾两虚，气血不足及脾不统血的代表方。《脾胃论》中的补中益气汤，具有益气升阳，调补脾胃之功，是治疗脾胃中气虚弱或中气下陷(如内脏下垂)的常用方剂。

(7)传统应用黄芪固表止汗作用，治疗表虚自汗等证都有肯定的疗效。常用的方剂如玉屏风散、牡蛎散、当归六黄汤等。

(8)传统应用黄芪托疮生肌的作用，治疗痈疽未溃而内已成脓时，应用黄芪补气托毒，如《外科正宗》的透脓散，由黄芪 30g、穿山甲 10g、皂角刺 15g、川芎 10g、当归 10g 组成。

用量：10 ~ 20g，大量可至 30 ~ 60g。

禁忌：凡外有表邪，内有积滞，阳热亢盛慎用。

2. 丹参

丹参为唇形科多年生草本之物丹参的根。味苦、性微寒。具有活血祛瘀、通经止痛、清心安神之功效。对多种血瘀证所引起的多种疼痛有良好的作用。近数十年对于丹参的研究比较深入细致。丹参的化学成分分为脂溶性和水溶性两大类。脂溶性成分为多种丹参酮，水溶性成分为多种丹参酸。

应用要点：

(1)对血液的影响：表现在丹参可以改善血液流变性，降低血液黏稠度，适用于治疗冠心病、急性心肌梗死、肺心病、陈旧性心肌梗死等。丹参有抑制凝血、激活纤溶、抗血液凝固作用。丹参抑制血小板功能，抑制凝血功能，促进纤维活性从而抗血栓形成。常在血府逐瘀汤中加入丹参疗效更佳。

(2)对心脏的作用：丹参能扩张冠脉，增加冠脉血流量，促进侧支循环而不增加心室做功和心肌耗氧量。因而对心肌缺血和心肌梗死的心肌有保护作用。

(3)对脑缺血的保护作用：丹参可抑制脑血栓的形成，并可降低脑梗死的范围，改善脑缺血损伤。在补阳还五汤中加用本药疗效更佳。

(4)降血脂和抗动脉粥样硬化：丹参能降低血胆固醇和低密度脂蛋白及肝内三酰甘油而抗动脉粥样硬化。是防治心脑等血管病的最佳选择。此外，对治疗脂肪肝和抗肝纤维化有良好的防治作用。

3. 川芎

川芎为伞形科多年生草本植物川芎的干燥根茎。味辛，性温。具有活血行气、散风止痛功效。历代多用于治疗月经不调、经闭腹痛、风湿病、跌打损伤、头痛。近50年经试验和临床研究证实川芎所含生物碱川芎嗪是发挥药理作用的物质基础，多用于治疗冠心病、心绞痛、缺血性脑血管病等。

川芎可以扩张血管，改善微循环，抑制血小板聚集和抗血栓形成，抗缺血再灌注损伤，并有良好的降血脂作用。适于治疗闭塞性血管疾病，如脑血栓形成、冠心病、心绞痛、周围血管病等。

4. 葛根

葛根为豆科多年生藤本植物野葛或甘葛的干燥根。性味甘、辛、凉，具有升阳解肌、透疹、止泻、除烦止渴等功效，用于治疗外感发热、头痛、项背强痛、口渴、消渴、麻疹不透、热痢、泄泻等症。董燕平教授根据现代临床研究和临床用药体会，认为葛根具有活血通脉之功效，是治疗心脑血管病的良药。是因其具有抗心肌缺血、抗心律失常、扩张血管、降低血压、改善血液流变性而善治缺血性心脑血管疾病。临床上多与丹参、川芎、当归、桃仁、红花等药配伍，如常在桃红四物汤、血府逐瘀汤、补阳还五汤的基础上加用葛根，可以改善心脑血供，而缓解冠心病心绞痛，以及缺血性脑梗死等疾病。

5. 三七

三七为五加科多年生草本植物三七的根。味甘、味苦，性温。具有散瘀止血，消肿定痛之功效。本品止血作用良好，又能活血散瘀，有"止血而不留瘀"的特点，是止血良药。故历代临床上应用本药治疗各种出血性疾病。因其有散瘀止血、消肿定痛作用，历代跌打损伤多用之，如云南白药即含有本品而著称于世。

现代药理研究认为三七内含三七总皂苷，具有扩张冠脉，扩张脑血管，减慢心律、减少心肌耗氧、降压、止血、抑制血小板聚集、降低血黏度等药理作用，因此也多用三七治疗冠心病心绞痛、心肌梗死、脑栓塞、短暂性脑缺血发作、脑出血后遗症等。

当今市场上的血塞通片剂、胶囊剂、注射液均为含有三七总皂苷制剂，对于心脑血管病均有良好的治疗作用。

6. 水蛭

水蛭，性味咸、苦、平，有毒。具有破血逐瘀，散瘀通经作用。主治跌打损伤，筋骨疼痛，外伤骨折，经闭腹痛。张仲景应用水蛭等药组成大黄䗪虫丸、抵当汤、抵当丸等，对治疗蓄血、癥瘕、积聚、妇女经闭、干血成痨等病证均有良效。

应用要点:

(1)具有破血逐瘀,散瘀通经作用,现代药理研究水蛭内含水蛭素,有抗动脉粥样硬化作用,对于冠心病不稳定性心绞痛有良好的止痛效果。临床上应用血府逐瘀汤、补阳还五汤,或冠心Ⅱ号方等,对冠心病稳定性心绞痛有良好的治疗作用,而对于不稳定性心绞痛难于取效,原因是以上方药化瘀通脉之力稍逊,若加入水蛭粉3g冲服或水蛭6~10g入煎剂,其效果甚佳。

如张某,68岁,医生,经多家三甲医院诊为冠心病心绞痛,曾因冠脉狭窄植入支架2枚,并服用单硝酸异山梨酯、阿司匹林、氯吡格雷、辛伐他汀等西药,并服用活血化瘀、理气止痛中药,均不能控制心绞痛发作。于2013年10月15日上午经人介绍来诊,刻下表现胸闷,活动后心前区疼痛,每日不定时发作3~5次,纵观患者所用中药处方中有丹参、川芎、赤芍、当归、桃仁、红花、降香、郁金、枳壳等,董教授根据病情,诊为冠心病不稳定性心绞痛,按气虚血瘀论治,采用益气活血、逐瘀通脉法,选用补阳还五汤加入水蛭。处方为黄芪30g、川芎10g、赤芍15g、当归15g、地龙10g、桃仁10g、红花15g、水蛭6g、三七粉3g(冲),水煎服,日一剂,连服3剂后心绞痛不再发作,为巩固疗效,继服7剂,仍未见心绞痛发作,自此后患者自己每半月服用该方5剂,经半年随诊,均未发生心绞痛。

(2)治疗缺血性脑血管病,如短暂性脑缺血发作、脑梗死后遗症,应用补阳还五汤加水蛭对于改善脑缺血发作和偏瘫有一定的治疗作用。

(3)治疗静脉炎,水蛭治疗静脉炎,尤其对下肢深层静脉炎、静脉血栓形成有一定疗效。如水蛭与姜黄、刘寄奴、牛膝、鸡血藤、当归、木瓜配伍,对于促进下肢静脉血液回流,消除下肢肿胀(水肿)有良好的作用。

用量:水煎6~10g,水蛭粉1~3g冲服。

禁忌:水蛭含水蛭素,具有较强的抗凝作用,适于治疗缺血性心脑血管病。但对于有出血和出血倾向的患者,如新近手术后、溃疡病等禁用。其用量可由小量逐渐增加,达到疗效后,逐渐减量以小量维持,巩固疗效。

7. 山楂

本品为蔷薇科植物山楂、山里红、野山楂的干燥成熟果实。其中山楂、山里红的果实指"北山楂",野山楂习称"南山楂"。性味甘、酸,具有消食健胃,活血化瘀作用。尤以消化肉食积滞见长。其活血化瘀作用的研究表明山楂有降血脂作用,可降低血清胆固醇(TC)、三酰甘油(TG)、低密度脂蛋白(LDL)在动脉管壁的沉积。临床上山楂与决明子、泽泻、丹参等配伍应用可降低血清TC、载脂蛋白B(Apo B)含量效果明显,并使动脉粥样硬化程度减轻。表明山楂等中药对动脉粥样硬化形成有较明显的干预作用。

8. 钩藤

本品为茜草科植物钩藤的干燥带钩茎枝。性味,甘苦,微寒。具有清热平肝,熄风定惊的功效。现在临床上多用其镇静、降血压。现代中药研究，本品化学成分含吲哚类生物碱，如钩藤碱、异钩藤碱等。具有镇静作用和降血压作用。其降血压作用可能是抑制血管运动中枢，使周围血管扩张，从而使外周阻力减低，而达到降低血压。钩藤与天麻等药物配伍组成的天麻钩藤饮具有清热平肝，熄风降压的作用，该方治疗原发性高血压病具有降压作用平稳而持久的特点。能对高血压表现的症状，如头痛、失眠、耳鸣、肢体麻木等症状得到缓解。而方中的钩藤是良好的降压中药之一。

9. 决明子

决明子，别名草决明，是豆科植物决明子的干燥成熟种子。性味甘、苦、咸，微寒。因具有清肝明目、治疗目疾之功效，故有决明之名。临床应用要点有三，其一，临床用于因肝热所致的目赤肿痛、畏光流泪等。其二，决明子化学成分有大黄素，而有泻下作用，故传统应用其治疗大便燥结及习惯性便秘。其三，现今应用决明子降血压、降血脂，经多年临床总结，决明子配伍天麻、钩藤、泽泻、葛根、山楂、车前子等药有较好的降低血压和降血脂作用。对于防治动脉粥样硬化和治疗心脑血管病有一定的意义。

10. 苦参

本品为立豆科植物苦参的干燥根。性味苦、寒。具有清热祛湿、解毒杀虫的作用。苦参以清利湿热为其专长，传统多用其治疗痢疾、黄疸、皮肤瘙痒、湿疹、疮疡；外治滴虫性阴道炎、外阴瘙痒等，常与蛇床子、白鲜皮、地肤子相配伍，内服或外洗。

现临床应用证明，苦参有抗心律失常作用，适用于治疗快速性心律失常。如高血压、冠心病、病毒性心肌炎引起的窦性心动过速、室上性早搏、室上性心动过速、室性早搏、心房纤颤等。常与炙甘草、炒枣仁、柏子仁、远志、夜交藤、生地黄、麦冬等配伍，常用方剂有补阳还五汤、生脉饮、天王补心丹等方剂中加入苦参15～30g可取得较好的疗效。但临床应在辨证证型确立后加用苦参，方可有效。

如张某，女，25岁，1999年5月12日初诊。主诉胸闷，心慌，气短，乏力，三个月前因受寒感冒患病毒性心肌炎，脉细微数不整，嘱其查心电图发现室性早搏，于是诊断为病毒性心肌炎后遗症，心律失常

处方：

黄芪30g　麦冬20g　炙甘草10g　　寄生15g

丹参15g　远志10g　炒酸枣仁15g　苦参15g

水煎服，日一剂。7剂后自觉周身有力，胸闷心慌减轻，复查心电图未见早搏，又嘱服上药7剂，后感觉自身一切正常，无心慌、气短、乏力，再次复查心电图为窦性心律，正常心电图。

11. 车前子

本品为车前科多年生草本植物车前的种子。全草亦入药。性味甘、微寒。具有利水

通淋、清热明目之功效。临床应用要点：①其利水通淋作用，善治泌尿系统感染、泌尿系统结石、肾性水肿，如八正散的主要组成有车前子、萹蓄、滑石、大黄等；②其清热明目作用，可用于治疗肝经风热所致的目赤肿痛，常与菊花、决明子、青葙子等配伍。

现临床上应用车前子（或车前草）具有明显的利尿作用，用于治疗高血压病。其药理是通过利尿，使有效循环血量减少，降低血液容积和血管容积，血流阻力减小，从而达到了降低血压的目的。同时其利尿作用还可使回心血量减少，因而有利于慢性充血性心力衰竭的缓解。

12. 五加皮

本品为五加皮科落叶小灌木植物细柱五加（南五加皮）或萝摩科落叶木质藤本植物杠柳（香五加）的根皮。性味辛、温。具有祛风湿，壮筋骨作用。适用于风湿痹痛，筋骨不健之证。单用浸酒服，如五加皮酒。常用南五加皮与木瓜、牛膝、桑寄生配伍有强壮筋骨作用。本品尚有利湿作用，用来利尿消除水肿，常与茯苓皮、大腹皮、桑白皮等组成五皮饮。

杠柳根皮含强心苷，有类似毒毛旋花甙 K 样作用，过量易引起中毒。如可引起房室传导阻滞等。使用本药时，应注意观察心电图及心率的变化，而调整用量或停用。临床上心力衰竭的患者如已常规的服用洋地黄制剂者，如地高辛、西地兰等，应不再选用五加皮，否则会导致心脏的毒副反应。

13. 葶苈子

为十字花科草本植物播娘蒿及独行菜的干燥成熟种子。具有泻肺平喘、利水消肿的功效。其一，适用于治疗痰涎壅滞，咳嗽之实证，如葶苈大枣泻肺汤。其二，利水消肿，用于水肿实证，如胸腹积水，小便不利。据药理研究及多数临床报道表明，葶苈子（独行菜）具有强心苷作用。董教授认为各种原因所引起的心力衰竭在辨病明确的基础上又经辨证确立证型后加用葶苈子，其效良好。若与益气的黄芪、人参（或党参）、白术；活血化瘀的丹参、川芎、当归、益母草；宣肺的杏仁、桑白皮；利水的猪苓、车前子（草）配合使用，对左心衰竭效果良好。若再加用具有温阳的桂枝、附子药等对右心衰竭及全心衰竭效果良好。

14. 秦艽

本品为龙胆科多年生草本植物大叶龙胆（大叶秦艽）或小叶秦艽的根。性味苦、辛、微寒。具有祛风湿，退虚热之功效。主治风湿痹症，筋骨拘急，常配入复方使用，如独活寄生汤。退骨蒸痨热常与炙鳖甲、知母、地骨皮等合用，如秦艽鳖甲散。现代药理研究秦艽具有抗炎、镇痛和免疫抑制作用。董教授常运用秦艽鳖甲散治疗系统性红斑狼疮，症见低热、关节炎等。运用独活寄生汤加减治疗多种风湿性疾病，如类风湿关节炎、强直性脊柱炎、风湿性多肌痛等。

15. 青蒿

为菊科植物黄花蒿的干燥全草。味苦、辛，性寒。具有退虚热、凉血、解毒、截疟之功效。青蒿全草含青蒿素，青蒿素为新型化学结构的抗疟药，具有高效、速效、低毒的优点，是抗疟药研究史上的里程碑。青蒿素研究中还发现青蒿素的衍生物对红斑狼疮有显著疗效。表现在能抑制抗双链 DNA 抗体的产生；抑制 B 细胞的增殖和抗体的分泌，减轻免疫复合物的形成，而达到降低体液免疫，并能降低狼疮性肾炎的尿蛋白和免疫复合物在肾脏中的沉积。此外，青蒿素衍生物有能减轻皮炎及红斑的作用；对关节炎的疼痛有减轻或消除的治疗作用。董教授在青蒿素研究的启示下，运用辨病与辨证相结合的思维模式，一旦红斑狼疮确诊后，无论是毒热内蕴证还是阴虚内热证等均必选用青蒿，其目的是运用青蒿可清热，降低体温，减轻皮肤红斑及防止日光紫外线过敏而加重皮损。尤其对应用氯喹、羟氯喹日久不效或出现眼、心等副作用时，青蒿会起到良好的替代作用。同时对狼疮性关节炎有良好的止痛作用。临床上常以青蒿为主与生地、知母、鳖甲、秦艽等组成青蒿鳖甲汤或秦艽鳖甲散，应用于临床治疗红斑狼疮有较好的疗效。

16. 雷公藤

雷公藤，又名黄藤，别名断肠草。味苦、辛，性寒，有大毒。具有祛风除湿，活血通络，消肿止痛，杀虫解毒之功效。可用来治疗关节炎，跌打损伤，皮肤病。因其毒性大，多用其杀虫，如灭孑孓、灭螺、毒鼠等。而临床很少应用。但经无数学者对雷公藤化学成分研究，临床研究，及其毒副反应的研究，已知雷公藤内酯甲（雷公藤甲素）及雷公藤多甙 C 二萜类、三萜类等的混合提取物具有显著的免疫和抗炎作用，并能阻止骨损伤的进程。据此原理，现临床上用于治疗各种免疫功能异常的风湿性疾病。如类风湿关节炎、银屑病性关节炎、强直性脊柱炎、系统性红斑狼疮、皮肌炎、硬皮病、干燥综合征、白塞病（贝赫切特病）以及各种肾小球疾病等。

雷公藤毒副反应大，主要表现在抑制性腺，导致精子生成减少男性不育和女性闭经。雷公藤刺激胃肠黏膜引起的恶心、呕吐、腹痛、腹泻等，可造成肝肾损伤，表现为可逆性肝酶升高和血肌酐清除率下降。抑制骨髓造血，使白细胞、血小板减少，严重可诱发再生障碍性贫血。其他不良反应可有皮疹、色素沉着、口腔溃疡、指甲变软、脱发、口干、心悸、胸闷、头痛、失眠等。现临床上多用雷公藤提取物制剂，如雷公藤多甙片，服法为 30~60mg/d，分 3 次饭后服。

17. 土茯苓

本品为百合科多年生常绿藤本植物光叶菝葜的块茎。具有清热解毒，除湿，通利关节之功效。主治梅毒性病，常与金银花、白鲜皮相配伍。治疗钩端螺旋体病常与白茅根、地榆、青蒿相配伍应用，治疗下焦湿热、泌尿系感染，常与八正散配伍应用其效更佳。董教授利用土茯苓治疗痛风和贝赫切特病（白塞病）取得良好的效果。如治疗痛风，常重用土茯苓 30~60g 与车前子、防己、草薢相配用对降低血尿酸及缓解痛风性关节炎疼痛有良好的效果。治疗贝赫切特病重用土茯苓与黄连、黄柏、虎杖、白花蛇舌草、苦参、薏苡仁相配伍水煎服有良好的效果。如用土茯苓与苦参各 50g 水煎漱口或熏洗外阴，对于口腔和会阴部溃疡有效。

18. 白花蛇舌草

本品为茜草科植物白花蛇舌草的干燥全草。性味：甘，淡，平。具有清热解毒，利水消肿，活血止痛之功效。临床上取其清热解毒的作用，治疗各种感染性疾病和癌症。董教授应用本品治疗多种自身免疫性疾病颇有体会。如治疗系统性红斑狼疮（SLE）、多发性肌炎、皮肌炎（PM/DM）等初发病或复发病，即疾病的活动期，表现有发热或高热、皮肤红斑、关节炎、肾炎、蛋白尿、血尿等热毒炽盛表现者，取本药清热解毒作用，常与清瘟败毒饮或犀角地黄汤或化斑汤同用，具有良好的解热、升高白细胞、消除皮肤黏膜损害（如皮肤红斑、口腔溃疡）的作用，表明对各种自身免疫性疾病的急性活动期，表现为热毒炽盛证型时，本品对控制病情有效。取本品利尿消肿的作用，对治疗狼疮性肾炎（LN）有利尿，消除水肿、减轻蛋白尿及血尿的效果。取本品的活血化瘀止痛作用治疗各种自身免疫性疾病导致的关节炎，常与秦艽、鳖甲和青风藤、忍冬藤等配伍可较快的消除关节疼痛。

19. 蝉蜕

本品为蝉科昆虫黑蚱（蝉）羽化时的蝉壳。性味咸、甘、寒。具有疏散风热、透疹、熄风止痉、明目退翳的功效。我们应用蝉蜕息风止痉的作用，用来治疗面肌麻痹或面肌痉挛，常与钩藤、僵蚕、菊花等同用，疏风清热，治疗面肌麻痹。若再配用全蝎、南星、防风等有较强的息风止痉的作用，可治疗面肌痉挛。若治疗中风手足拘挛多与天麻、钩藤配伍应用。中风病久气虚血瘀、脉络痹阻，此时多与补阳还五汤配伍应用。

蝉蜕疏散风热具有良好的脱敏解痉的作用，对过敏性皮疹、支气管痉挛、过敏性鼻炎、过敏性胃痉挛及肠炎具有良好的治疗效果。

20. 鳖甲

为鳖科动物鳖的背甲。性味咸，微寒。具有滋阴退热、软坚散结之功效。传统多以本品主治阴虚潮热、盗汗，以及肝脾肿大、癥瘕等病症。鳖甲除具有滋阴退热作用外，还善于通行血络，有破瘀散结的功效。董教授在长期治疗风湿免疫性疾病的过程中，受秦艽鳖甲散和青蒿鳖甲汤的启发，用来治疗红斑狼疮、皮肌炎、类风湿性关节炎、强直性脊柱炎等病的慢性活动期，表现为阴虚内热证时用之，可收到较好的疗效。如鳖甲滋阴退热与生地、地骨皮、丹皮配伍可清除骨蒸潮热症状，与青蒿、紫草配用对消除皮损，红斑与皮疹，口腔溃疡疗效快。鳖甲与秦艽配伍对关节炎有良效。以上诸药组成处方用以治疗风湿免疫性疾病，对于减少风湿免疫反应物，降低红细胞沉降率及 C 反应蛋白等均有良好的作用。

二、方剂

1. 血府逐瘀汤

本方为清代王清任《医林改错》诸活血化瘀方剂中最具有代表性、最有影响的一首著名方剂之一，由桃仁、红花、生地、赤芍、川芎、桔梗、牛膝、柴胡、枳壳、甘草组成。具有活血祛瘀、行气止痛之功效。王清任用以治疗"胸中血府血瘀"所致诸症。方中由桃红四物汤合四逆散加桔梗、牛膝而成。桃红四物汤活血化瘀，四逆散行气止痛，二方配合有协同作用，更加桔梗、牛膝一升一降，疗效甚佳。

现今临床上多选用本方治疗冠心病心绞痛等有瘀血之病证。许多研究表明，血瘀证实质与循环系统血液黏度增高，凝血活性增强，血小板聚集、纤溶亢进等有关。

血府逐瘀汤具有抑制血小板聚集和血栓形成，调节血管内皮细胞分泌功能，阻止动脉粥样硬化和改善心肌缺血缺氧。因此是治疗冠心病的有效方剂。近年研究还证实本方可以明显改善冠脉内支架植入后的再狭窄有干预防范作用。董教授在治疗不稳定性心绞痛时常于本方加入水蛭、地龙、土鳖虫等可加大化瘀通脉之力，而获得良好缓解心绞痛的治疗效果。

2. 补阳还五汤

本方出自王清任《医林改错》一书，是当今中医治疗血栓性疾病的著名方剂。由黄芪、当归尾、赤芍、川芎、桃仁、红花、地龙组成。具有补气活血通络之功效。主治中风后遗症。现临床上常用于治疗缺血性脑血管病及脑血管病后遗症，因其方中重用补气的黄芪，而伍用活血通络药，因此多用于年高体弱，气虚血瘀心脉之冠心病、心力衰竭、肺栓塞、深层静脉血栓等。现代药理研究表明补阳还五汤具有改善血液流变学，抗血栓形成，抗动脉粥样硬化，抗脑缺血及再灌注损伤的作用，是其治疗缺血性心脑血管病等的药理基础。董教授治疗血栓疾病时，若气虚者于本方加用人参（或党参），脉络瘀阻甚者加用丹参、水蛭、穿山甲、土鳖虫等可提高疗效。

3. 心肌舒康方（自拟）

组成：

黄芪 30g	太子参 20g	麦冬 15g	玉竹 10g
红花 10g	丹参 10g	枳壳 10g	郁金 10g
远志 10g	炒酸枣仁 15g	珍珠母 30g	三七粉 2g（冲服）

功用：益气养阴、活血安神。

主治：用于治疗病毒型心肌炎气阴两虚型，症见胸闷、胸痛、心悸、气短、疲倦乏力，伴失眠多梦、口干、纳差等，舌质淡红少津，脉细数无力或脉促或结代。

方解：方中重用黄芪、太子参补益心气，配麦冬、玉竹以养心阴达到益气养阴，营养心肌，达到扶正之目的；红花、丹参、三七具有活血化瘀之功，与具有理气之枳壳、郁金相配伍有行气活血，可以减轻胸痛、胸闷之症状；远志、枣仁养心安神，珍珠母重镇安神，有利于心悸脉律不稳、心律失常的治疗，全方配伍应用，共奏益气养阴，活血安神之功。

加减：心律失常有快速型和缓慢型心律失常之分。对于各种快速型心律失常，如窦性心动过速、阵发性室上性心动过速、房性心动过速、室性心动过速、各种早搏，应在方中加用丹参、党参、黄连、茵陈、全蝎、紫石英等。若为缓慢型心律失常，如窦性心动过缓、各种房室传导阻滞、病态窦房结综合征，应在方中加入川芎、补骨脂、桂枝、桑寄生、甘松、炙甘草等。对于重症心肌炎，症见呼吸困难、咳嗽、心悸、气短，是左心衰竭的表现，应在基础方上加桑白皮、杏仁、葶苈子、车前子、益母草等宣肺利水药。若症见下肢水肿、肝大、颈静脉怒张、脉沉细者，此为右心衰竭，属中医阳虚水泛证，治应在基础方上加附子、桂枝、茯苓、猪苓、泽泻、炒白术等温阳利水之品。

4. 生白复力饮（自拟）

用于治疗白细胞减少症和粒细胞缺乏症，是因感染、血液系统疾病、自身免疫性疾病、肿瘤和受物理化学因素损伤所致的疾病。该病在临床屡见不鲜。董燕平教授从大量临床实践中总结经验，自拟了"生白复力饮"，其见效快，服用方便，临床观察无毒副反应，明显优于现行的生白细胞的治疗方法。

组成：

黄芪30g　　党参30g　女贞子15g　茜草15g

鸡血藤20g　当归10g　虎杖15g　　白花蛇舌草30g

功用：补益脾肾，凉血解毒。

主治：各种原因所致的白细胞减少症，症见头晕、乏力、疲倦、食欲减退及低热等临床表现。粒细胞缺乏症起病急骤，可突然致病，症见畏寒、高热、周身不适。严重者因粒细胞极度低下，可出现各种严重感染，甚至导致死亡。

用法：将方中药材用水浸泡30分钟，水煎服，每日1剂，分早、晚两次温服。

方解：中医认为白细胞减少症和粒细胞缺乏症，属于中医"血证""虚劳"范畴。其病因病机是因素体禀赋虚弱、正气不足、气血亏损，或因后天失养，如药食之毒等理化因素伤及人体气血所致。本病为虚证，临床表现为先天之本肾虚和后天之本脾虚所致。故治疗应补脾肾，以扶助正气，即治病求本。本病在本虚基础上极易引起感染而成毒热之证，治应凉血解毒以祛邪，邪去则正安，如此扶正祛邪之法，可使人体正气旺盛，白细胞及中性粒细胞得以提升，直达正常值。

方中重用黄芪、党参扶正益气，分别配伍女贞子以益气养阴而生白；配当归、鸡血藤有益气养血而升白细胞，配茜草以益气凉血而升白；与虎杖、白花蛇舌草配伍有益气清热解毒防止感染而生白细胞，以上诸药组成生白复力饮，扶正祛邪，共奏补益脾肾，凉血解毒之功效，从而达到提升周围血中的白细胞和中性粒细胞的目的。

5. 生地紫草汤（自拟）

组成：

生地黄 30~60g　天冬 10g　　紫草 30~60g　青蒿 15g

山药 30g　　　　益母草 30g　炙甘草 10g

用法：上药水煎取汁 400ml，每日一剂，分 2~3 次温服，30 天为一疗程。

功用：滋阴清热，解毒化斑。

主治：系统性红斑狼疮活动期，或因原用糖皮质激素治疗而骤然停用或递减过快，而病情反复（反跳）。

临床表现：发热、皮肤红斑、脱发、口腔溃疡、关节肌肉疼痛或血、尿常规异常者。

方解：系统性红斑狼疮的病机为肾阴虚损，毒热内蕴。方中选用生地黄较大剂量，并配伍天冬滋阴清热以扶正。大剂量紫草配青蒿，清热凉血，解毒化斑之力雄厚而祛邪。山药健脾补肾，以防生地、紫草之寒凉而致腹泻之弊。益母草活血，增加肾血流量，使毒邪外出，炙甘草调和诸药。

体会：本方经 120 例临床疗效观察，结果表明其有效率为 93.33%，对发热、皮肤红斑等的消退有良好的治疗作用，对改善各种免疫指标也有较好的作用。本方的作用机制，可能是通过调节人体免疫功能，达到缓解病情和控制病情的目的。本方在应用过程中可减少糖皮质激素的不良反应。

6. 培元祛毒方（自拟）

组成：

生地黄 30g　山茱萸 10g　山药 10g　　紫草 30g

青蒿 15g　　鳖甲 15g　　升麻 6~10g　天门冬 10g

当归 10g　　白芍 10g　　炙甘草 10g

功用：滋阴补肾，清热解毒。

主治：系统性红斑狼疮。

方解：本方由六味地黄汤、青蒿鳖甲汤、四物汤等化裁而来，选药精当，组方合理，标本兼顾，具有滋阴补肾以培元固本，抑毒祛毒以治标之功用，是治疗系统性红斑狼疮的基础方。方中生地黄、山萸肉、山药、天门冬、当归、白芍滋补肝肾之阴荣养阴血；紫草、青蒿、升麻、鳖甲、炙甘草清热解毒，凉血化斑。临床研究表明本方有较好的调节免疫作用。

禁忌：脾胃虚寒证禁用。

7. 荣肌华肤饮（自拟）

组成：

熟地黄 15g　当归 10g　　白芍 10g　鸡血藤 20g

鹿角胶 10g　枸杞子 15g　锁阳 10g　补骨脂 10g

巴戟天 10g　黄芪 30g　党参 30g

功用：补益肝肾，填精补血。

主治：多发性肌炎、皮肌炎慢性期。症见四肢痿软无力，不能蹲立，上肢不能上举，严重者肌肉萎缩削脱，伴目眩，脱发，咽干，耳鸣，舌红少苔，脉细无力。

证候分析：多发性肌炎、皮肌炎两者属同一疾病，前者以肌炎为主，后者兼有皮疹，是横纹肌非化脓性炎性肌病。属于中医学"肌痹"范畴。本病外因为患者素体虚弱，卫外不固，寒湿或湿热之外邪乘虚袭入，留于肌肉、经络、关节而致血脉不畅，肌肉失养，肌肉无力。若外邪久留化热，热毒蕴结，灼津耗血，肌肉失养而发本病。内因为先天禀赋不足或后天失养而致脏腑功能失调，尤以脾、肝、肾为主，终致阳气虚衰，气血运行不畅，肌肉失于温养或精血亏耗，肌肉筋骨失养而成本病，此证型见于多发性肌炎的慢性期。因肝肾亏虚，精血不能濡养肌肉，渐致成痿。

方解：方中熟地黄、当归、白芍、鸡血藤补血；黄芪、党参补气；枸杞子、鹿角胶、锁阳、补骨脂、巴戟天补益肝肾，调整阴阳。全方用药配伍，补益肝肾，填精补血，具有起痿之功。

加减：若阴虚内热者，加用知母、黄柏。肾阳虚甚者，加用附子、肉桂。若本病表现毒热蕴结，属于多发性肌炎、皮肌炎的急性期，当中西医结合治疗，中医采用清热解毒，凉血滋阴活血，方用清瘟败毒饮加减治疗。

8. 生津布液汤（自拟）

组成：

生地黄 15g　麦冬 30g　沙参 30g　玉竹 10g

石斛 10g　女贞子 10g　山茱萸 10g　枸杞子 10g

菊花 10g　密蒙花 10g　葛根 10g　丹皮 10g

丹参 20g

功用：滋阴生津，活血通络。

主治：干燥综合征，症见口舌干燥，唇干燥裂，双目干涩，少泪或无泪，视物模糊，牙齿变黑，齿冠破碎，久之成猖獗齿。鼻干，声音嘶哑，或有五心烦热，午后潮热，舌质红，少津，或红绛无苔，舌面裂纹，脉细数。免疫学检查可见 SSB 抗体阳性，角膜试验、唇腺活检阳性，唾液滤过率减低等。

证候分析：干燥综合征是一个主要累及外分泌腺体的慢性炎症性自身免疫病。属中医学"燥证"范畴。病因为患者素体阴虚津亏，气血不足，或加以感受燥邪，津血更虚，血瘀脉络，而津液散布障碍，形成燥证。津液不能上承，口眼失于津液濡养，故症见口舌干燥，而欲饮水，双目干涩或无泪，牙齿失于津液阴血之濡养，故变黑破损而呈猖獗齿。阴虚而生内热，内热则更加消灼津液而使本病加重，而表现五心烦热或午后潮热、舌红少津或红绛无苔、舌面裂纹、脉细数等一派阴虚内热之象。

方解：本方麦冬、沙参、生地、玉竹、石斛、女贞子、山茱萸、枸杞子等多味养阴生津之品，以补充肺、胃、肝、肾之阴津以缓解燥象；菊花、密蒙花护眼明目；丹皮、丹参、葛根用来活血通络，以便人体血脉疏通，而使津液敷布于全身，达到缓解病情，减轻干燥诸症的作用。

加减：若表现呈燥毒炽盛者，应用本方加入生石膏、元参、杏仁、桑叶。便秘者加瓜蒌、天花粉。若表现有气虚者，可加用西洋参。若瘀血阻络重者，可加用桃仁、水蛭、虻虫、大黄等以破血散瘀，活化脉络。若兼有脏腑损害者，当结合脏腑辨证进行论治。

9. 启腠消痹饮（自拟）

组成：

桂枝 10g　　细辛 3g　　　丹参 30g　积雪草 30g

毛冬青 10g　浙贝母 12g　白芷 10g　皂角刺 10g

白芥子 10g　地龙 10g

功用：温经通络，启腠消痹。

主治：硬皮病肿胀硬化期寒湿凝滞证，症见皮肤肿胀变厚或变硬，病损处皮纹消失，肤色淡黄或淡白，四肢不温（表现有雷诺现象），伴关节肌肉疼痛，身倦乏力，舌质淡，苔白或白腻，脉弦。

证候分析：硬皮病迄今原因不明，临床上是以局限性或弥漫性皮肤增厚和纤维化为特征的结缔组织病。属于中医学"皮痹"范畴。本病病因病机为患者素体阳虚，被寒湿之邪浸入皮肤肌腠，导致营卫失和，经络气血凝滞，皮肤腠理闭塞不宣通，因此引起皮肤肿胀变厚，渐至硬化。因阳气不能通达四肢而四肢不温，并伴关节肌肉疼痛、肤色淡黄或淡白、身倦乏力等证相继而见。

方解：方用桂枝、细辛温经散寒，开启皮肤腠理以祛邪；浙贝母、白芷、皂角刺、白芥子具有散结、软肌润肤，减轻或阻止皮肤增厚和纤维化的作用；毛冬青、丹参、积雪草活血通络。全方共奏温经通络，启腠消痹之功。

加减：若病程日久，硬皮病进入萎缩期，表明患者精血亏虚，治当以补肾填精，滋养阴血法，方用十全大补汤加丹参、积雪草、鸡血藤、淫羊藿等药。若硬皮病有内脏器官损害者，属于弥漫性硬皮病（即系统性硬化），又当脏腑辨证，予以施治。

第六部分　学术继承与发挥

一、相火学说的渊源和相关问题的讨论

(一)金元之前对相火学说的认识

1. 东汉之前，《内经》在五运六气中引入君火、相火的概念。相火一词最早见于《素问·天元纪大论》："帝曰：上下周纪，其有数乎？鬼臾区曰：天以六为节，地以五为制，周天气者，六期为一备；终地纪者，五岁为一周。君火以明，相火以位。"《素问·六微旨大论》帝曰："善，愿闻地理之应六节气位何如？岐伯曰：显明之右，君火之位也；君火之右，退行一步，相火治之；复行一步，土气治之；复行一步，金气治之；复行一步，水气治之；复行一步，木气治之；复行一步，君火治之""相火之下，水气承之；水位之下，土气承之；土位之下，风气承之；风位之下，金气承之；金位之下，火气承之；君火之下，阴精承之"。《内经》中在论述五运六气时，以君火、相火代表自然界之暮春、盛夏气候之不同。唐代王冰注释此条时认为君火、相火以其位置言："君火在相火之右，位立名于君位，不立岁气，故天之六气，不偶其气以行，君火之政，守位而奉天之命，以宣行火令尔。以名奉天，故曰君火以名，守位禀命，故云相火以位"。

2. 隋唐时期，杨上善提出了"命门小心"的概念，但未与相火联系；而王冰创造性提出了"包络相火"说。隋朝杨上善解释君火相火时，引入了"命门相火"。《黄帝内经太素校释》曰："人之脊骨有二十一节，从下第七节之傍，左者为肾，右者为命门，命门者小心也。"

根据天人相应，天之六气内应脏腑的观点，唐·王冰在《素问·六气玄珠密语》卷三中认为心包络是"少阳相火之脏""少阳为相火，其令暑，其性炎……其脏包络。"在《迎随补泻》篇中又提出以"未来而先取之"的应时针刺补泻法，即在相火主气之时将到之前，先刺手厥阴心包络之原穴大陵穴，"以应相火之胜。"王冰这一理论依据，可能基于少阳与厥阴相表里之说。从"少阳相火"引伸及"包络相火"，包络相火说，由此而兴。

3. 宋朝陈无择发展了相火学说，提出了"三焦相火""胆相火"。南宋陈无择对相火具有独到之见。《三因极一病证方论》指出："君相之不同，相火丽于五行，人之日用者是也。至于君火，乃二气之本源，万物之所资始"。他将君火喻作阴阳二气之本源，造化万

物之本始，而相火只是人之日常生活中显而可见之火。此说发展了《内经》"君火以明，相火以位"之说。认为君火是抽象的，相火是具体的。同时进一步明确地将少阳相火分解为三焦相火和胆相火两途。《三因极一病证方论·脏腑配天地论》说："足少阳胆居于寅，手少阳三焦居于申，寅申握生化之始终，故相火丽焉。"至此，"三焦相火""胆相火"的提法趋于明朗。

可以看出：君火、相火从提出时，用来解释自然界五运六气，正如王冰所注"此以地支而应天之六气，以天干而合地之五行"，并提出了"包络相火"。宋朝陈无择根据《素问·六元正纪大论》"少阳相火"，提出了"三焦相火""胆相火"。虽然金元之前，相火学说处于萌芽状态，王冰、杨上善、陈无择的论述对后世启迪很大。

（二）金元时期

金元时期是相火学说形成的发展时期，涌现了诸多著名医家对其详细论述，逐渐形成了一门完整的学说体系

1. 金朝，诸位医家将"相火"阐述的更加明朗

（1）刘河间把相火与命门联系起来：金·刘河间首次将右肾命门与相火联系在一起，在《素问玄机病原式·火类》中详述："所谓肾有两枚。《经》曰：七节之傍有小心。杨上善注《太素》曰：人之脊骨有二十一节，从下第七节之傍，左者为肾，右者为命门，命门者小心也。《难经》言：'心之原，出于太陵（即大陵穴），然太陵穴者，属手厥阴包络相火，小心之经也'……然右肾命门为小心，为手厥阴相火包络之脏，故与手少阳三焦合为表里，神脉同出，现于右尺也。二经俱是相火，相行君命，故曰命门尔。故《仙经》曰'心为君火，肾为相火'。是言右肾属火，而不属水也，是以右肾火气虚，则为病寒也。"他同时在《素问病机气宜保命集·病机论》论述："右肾属火，游行三焦，兴衰之道由于此，故七节之傍，中有小心，是言命门相火也。"他认为相火为人体生理功能之一，其"游行于三焦"，关系着人体生命活动的"兴衰"。相火不足即导致寒病，其主要部位在右肾、心包络、三焦等脏腑。

（2）金·张从正是寒凉学派的代表，他认为：相火的所在部位是肝、胆、三焦、心包络四个脏器，并指出相火为病多属热。

此观点可从原文中体现：《儒门事亲·卷六·狂二十七》"然胃本属土，而肝属木，胆属相火，火随木气而入胃，故暴发狂。"《儒门事亲·卷七·偏头痛九十二》"头痛或额角，是三焦相火之经及阳明燥金胜也。"此外，还进一步明确了相火的生理与病理（包括心火在内），强调了相火异常可以产生热性疾患。《儒门事亲·卷三·喉舌二十一》云："故十二经中，言嗌干嗌痛，咽肿颔肿，舌本强，皆君火为之也。唯喉痹急速，相火之所为也。夫君火者，犹人火也；相火者，犹龙火也。人火焚木其势缓，龙火焚木其势速。"《儒门事亲·卷六·后呕吐五十五》"少阳者，相火也，非寒也。"《儒门事亲·卷十三·

刘河间先生三消论》"胆又次之,为相火主极热"。张氏之说充实了刘完素相火的论述,补充了刘氏所论相火病变的不足。

(3)金·张洁古认为命门是相火之源,三焦是相火的通道。其在《脏腑药式·肾部》说:"命门为相火之源,天地之始,藏精、生血。"其又在《脏腑标本药式》中谓:"命门为相火之源,天地之始,藏精生血;降则为漏,生则为秘,主三焦、元气。"

张洁古在《脏腑药式·三焦部》也说:"三焦为相火之用,分布命门之气,主升降出入,游行天地之间,总领五脏六腑……"进一步说明三焦是相火活动场所,只有通过三焦通道,命门相火才能游行于五脏六腑而发挥其生理效应。其将三焦、包络、命门各部相火贯通联系,进行系统研究,明确了三焦是相火游行的道路,命门相火是通过三焦这一通道游行于全身的。这一观点在刘河间《素问病机气宜保命集》也有提及:"右肾之火,游行三焦,兴衰之道由于此。"

(4)金·李东垣认为妄动之相火为阴火,是元气之贼。《内外伤辨惑论·饮食劳倦》云:"苟饮食不节,寒温不适,则脾胃乃伤;喜怒忧恐,劳役过度,而损耗元气。既脾胃虚衰,元气不足,而心火独盛。心火者,阴火也,起于下焦,其系于心,心不主令,相火代之。相火,下焦包络之火,元气之贼也。"可见,李氏认为阴火亦即相火,为异常相火的另一种情况。李东垣还提出了著名的"阴火"说,《脾胃论·饮食劳倦所伤始为热中论》言"脾胃气虚,则下流于肾,阴火得以乘其土位,故脾证始得",治疗阴火"惟当以甘温之剂补其中而升其阳,甘寒以泻其火则愈"。其强调"甘温能除大热"创立补中益气汤等方,忌用苦寒之药,伤其脾胃,损其元气。

2. 元·朱丹溪在刘完素的基础上进一步发展了相火学说

朱丹溪认为:①肝肾皆存相火,《格致余论·阳有余阴不足论》说:"主闭藏者肾也,司疏泄者肝也,二脏皆有相火,而其系上属于心。心,君火也,为物所感则易动,心动则相火亦动,动则精自流。"而肝肾同寄之相火,受君火制约。在君火为物所感,肾元先天不足,不能涵养相火时,相火易动;②五脏皆有相火,《局方发挥》"相火之外,又有脏腑厥阳之火。"并云:"五脏各有火,五志激之,其火随起";③正常相火是自然界的原动力,人体亦然。《格致余论·相火论》"天非此火不能生物,人非此火不能有生";④相火妄动则损伤元气。《金匮钩玄》:"龙火一妄行,元气受伤,势不两立";耗伤阴精。《格致余论·相火论》:"火起于妄,变化莫测,无时不有,煎熬真阴,阴虚则病,阴绝则死。"

金元时期,诸位医家将"相火"阐述的更加明朗,逐渐形成了完整的学说体系。相火与命门联系起来,认为命门是相火之源,三焦是相火通道,并指出相火为病多属热,其将相火喻为"龙火"。《儒门事亲·卷三·喉舌二十一》"夫君火者,犹人火也;相火者,犹龙火也。"相火致病火势速,其性暴烈:"人火焚木其势缓,龙火焚木其势速。"《格致余论·相火论》:"相火之气,经以火言之,盖表其暴悍酷烈,有甚于君火也。"此论对后世临床有很高的指导意义。

（三）金元以后，明清历代医家对相火学说的论点及贡献

金元时期，开启了百家争鸣的时代。金元时期刘完素、朱丹溪用药偏于寒凉，至明朝，因社会时代变革，气候变化，孙一奎、张景岳等医家见"寒凉杀人"，认为命门火衰应从温补入手，形成了温补学派。代表人物有孙一奎、张景岳。

1. 明朝

（1）明·孙一奎：以命门为两肾间动气，三焦为原气之别使。动气为生生不息之根，相火有裨助生生不息之功。他不认同命门内寄相火之说，认为二肾皆含水火，而命门为肾间动气，如《医旨绪余·卷上·右肾水火辩》："人皆谓右肾属相火，相火即少火，观坎之象，则知肾具水火之道，一阳居二阴间为坎，水火并而为肾……坎中之阳，即两肾中间动气。"同意丹溪之说认为"三焦、包络为相火"。治疗提出不要过用寒凉，由于三焦为原气之别使，又为"相火之用"，他十分重视三焦元气的保护和治疗，既反对滥用寒凉，又指出了过用辛热、疏导及渗利之剂的危害，认为不但纯阴苦寒之剂可致脾胃虚弱，元气损耗，而且"若用辛香散气，燥热伤气，真气耗散"，或疏导太过，也可耗损元气。若淡渗过剂，也多致肾气夺伤。

（2）明·张景岳：认为君火、相火区分是由位置、功能相对而分，五脏皆存君火、相火，君火、相火均为人体之正气。《景岳全书·传忠录·君火相火》云："君道惟神，其用在虚；相道惟力，其用在实。君相之义，无脏不有""五脏各有位，则五脏亦各有相，相强则君强，而后人指之为贼，抑何异耶？"他进一步指出妄动之相火不能称为相火，只能称之为邪气、邪火："夫情欲之动，邪念也。邪念之火为邪气；君相之火，正气也，正气之蓄为元气。"而命门在两肾之中，内蓄元阴元阳。《类经附翼卷三·求正录·真阴论》"命门居两肾之中，即人身之太极，由太极以生两仪，而水火具矣"。"命门之火谓之元气，命门之水谓之元精"。所谓真阴之用者，凡水火之功，缺一不可。命门之火，谓之元气；命门之水，谓之元精。五液充，则形体赖而强壮；五气治，则营卫赖以和调。此命门之水火，即十二脏之化源。他又在《景岳全书·传忠录·命门余义》中说："命门为精血之海，脾胃为水谷之海，均为五脏六腑之本。然命门为元气之根，为水火之宅，五脏之阴气非此不能滋；五脏之阳气非此不能发。"

他认为，阴本不足，若出现虚火致病，根在阴虚不制阳："所谓真阴之病者，凡阴气本无有余，阴病惟皆不足，阳胜于标者，原非阳盛，以命门之水亏也。""凡此之类，有属无根之焰，有因火不归原，是皆阴不足以配阳，病在阴中之水也"。创左归丸、左归饮，治真阴肾水不足。出现阴证，并非阴盛，而在于命门火衰"即如阴胜于下者，原非阴盛，以命门之火衰也……火衰其本，则阳虚之证迭生"。"凡此之类，或以阴强之反克，或由元气之被伤，皆阳不足以胜阴，病在阴中之火也。"创右归丸、右归饮以补命门之火。治水治火，皆在命门。"王太仆曰：寒之不寒，责其无水；热之不热，责其无火。无火无水，

皆在命门"。

（3）明·周慎斋：《周慎斋遗书·卷九·火》虽然也持相火是命门之火说，但他却认为此火不是虚火而是属于实火、毒火。"盖人身惟火为患最毒，火之毒莫甚于命门相火，相火在下为少火，少火生气，逆而在上则为壮火，壮火食气。然命门之火起，一因于君不主令，相火横逆，一因于阳明接引，而燥金化为烈火，与肝木相并而焚，则一身上下三焦无非火矣。"他说："火之毒莫甚于命门相火""逆而在上，则为壮火，壮火食气"。

（4）明·赵献可：在《医贯》中对命门学说予以进一步阐述。他认为命门在两肾之中，七节之傍，左右各一小窍。左为真阴真水之所出，右为三焦，为命门之臣使，名曰相火。相火为人体有身以来之先天之火，属正常生理之动力，亦即生命之源。"命门君主之火，乃水中之火，相依而永不相离也。火之有余，缘真水之不足也，毫不敢去火，只补水以配"。"火之不足，固见水之有余也，亦不必泻水"用六味丸补水以配阳、以八味丸填真补阳以配阴。如《医贯》所云："火之有余缘真水之不足，毫不敢去火，只补水以配火，壮水之主以镇阳光；火之不足，因见水之有余也，亦不必泻水，就于水中补火，益火之源以消阴翳"。

赵献可所指的相火是属命门火衰，阴盛格阳，浮越于上的虚火，这种虚火产生的机制是："平日不能节欲，以致命门火衰，肾中阴盛，龙火无藏身之位，故游于上而不归"。对这类浮越之火，赵氏认为只能温顺，导之归源，切忌水折湿攻。

（5）明·虞抟：认为非独右肾为命门，命门相火为元阳之本，潜于水中，如水中之龙火，《医学正传·医学或问》"夫两肾固为真元之根本，性命之所关，虽为水脏，而实有相火寓乎其中，象水中之龙火，因动而发也。"相火没有一定的位置，也没有一定的形体，它是随所依附的脏腑来发挥它的特殊作用，相火是发源于命门，流行于三焦，内寄于肝胆、心包、脾胃诸脏腑之间。在《医学正传·医学或问》中说"五者之外，又有相火游行于天地上下气交之中，故合为五运六气；人身之相火，亦游行于腔子之内，上下育膜之间，命名三焦，亦合于五脏六腑。"

2. 清朝

（1）喻嘉言：认为君相是位置、功能不同。《医门法律·卷一先·哲格言》云："天之六气，惟火有二。君者上也，相者下也，阳在上者，即君火也；阳在下者，即相火也。上者应离，阳在外也，故君火以明。下者应坎，阳在内也，故相火以位"。"相火居下，为原泉之温，以生养万物，故于人也属肾，而元阳蓄焉。所以六气之序，君火在前，相火在后，前者肇物之生，后者成物之实"。

喻嘉言认为相火乃人身之元阳。"相火居下，为原泉之温，以生养万物，故于人也，属肾而元阳蓄焉。"相火之动，谓之龙雷，"龙雷之性，必阴云四合，然后遂其升腾之势，若青天朗日，则退藏不动矣。"在《寓意草》中阐发其治疗大旨"全以收藏为主""惟宜温补"并特别指出"以健脾中之阳为第一义"，脾中阳气旺，"一者，如天青日朗而龙雷潜伏也；一者，胸中窒塞之阴气，如太空不留纤翳也；一者，饮食运化精微，复生其下竭之血也。"

（2）清·徐大椿：《医学源流论·君火相火论》"近世之论心火谓之君火，肾火谓之相火，此说未安。盖心属火而位居于上，又纯阳而为一身之主，名曰君火，无异议也。若肾中之火，则与心相远，乃水中之火也，与心火不类，名为相火，似属非宜。盖阴阳互藏其宅，心固有火，而肾中亦有火。心火为火中之火，肾火为水中之火。肾火守于下，心火守于上，而三焦为火之道路，能引二火相交。心火动则肾中之浮火亦随之，肾火动而心中之浮火亦随之；亦有心火动而肾火不动，其患独在心，亦有肾火动而心火不动，其害独在肾。故治火之法，必先审其何火，而后用药有定品。治心火以苦寒，治肾火以咸寒。若二脏之阴不足以配火，则又宜取二脏之阴药补之。若肾火飞越，又有回阳之法，反宜用温热，与治心火迥然不同。故五脏皆有火，而心肾二脏为易动，故治法宜详究也。若夫相火之说，则心胞之火能令人怔忡，面赤烦躁眩晕，此则在君火之旁，名为相火，似为确切，试以《内经》参之，自有真见也。"

（3）清·何梦瑶：《医碥》曰："相火居于下焦，病则必干乎上，无论下焦为寒为热，热固上膺，寒亦上浮。"指出病理之相火以失位为主要特征，而命门为阳气之根，命门之火只患其衰，不患其盛。

综上所述，笔者认为：君火相火在正常情况下均为正常生理之火，人体不可或缺，但动不中节，或水火失济，君相失衡，则为火邪、贼火。如李时珍所说："五脏六腑皆有火，平则治，动则病，故有君火相火之说，其实一气而已。"

相火的位置，笔者认同朱丹溪的观点，寄存于肝肾，三焦包络为相火之用。命门为肾间动气，内存元阴元阳，命门是相火之根。

相火致病，用清·程钟龄《医学心悟·火字解》来概括："从来火字，《内经》有壮火、少火之名，后人则曰：天火、人火、君火、相火、龙火、雷火，种种不一，而朱丹溪复以虚实二字括之，可谓善言火矣。"故相火之病理状态有虚实两类：实火当属亢盛之火，若"五志激之""心有所感"，则相火妄动，其性暴悍酷烈。虚火有三：一为失位之火，程钟龄《医学心悟·火字解》："劳役神疲，元气受伤，阴火乘其土位。经曰：劳者温之。又曰：甘温能除大热，如补中益气之类是也"；二为上炎之虚火，"二曰滋：虚火上炎，必滋其水。所谓壮水之主，以镇阳光，如六味汤之类是也"；三为虚衰之火，"四曰引：肾气虚寒，逼其无根失守之火，浮游于上，当以辛热杂于壮水药中，导之下行所谓导龙入海，引火归元。如八味汤之类是也。"也即赵献可《医贯·卷之四·先天要论（上）·相火龙雷论》所论不可"湿伏，水灭，直折"，只可同气相求，引火归原之浮越之火。

（四）朱丹溪对相火学说的贡献

朱丹溪（1281—1358年），名震亨，字彦修，义乌（今浙江义乌市）赤岸人。人们尊称他为"丹溪先生"或"丹溪翁"。朱丹溪倡导滋阴学说,对"相火学说"的形成和发展做出了巨大贡献,后人将他和刘完素、张从正、李东垣一起,誉为"金元四大医家"。朱丹溪一生著述颇丰,著有《格致余论》《金匮钩玄》《局方发挥》《丹溪心法》等著作,著名的《相火论》和《阳有余阴不足论》均于《格致余论》中见到,下面将其对"相火学说"的主要论述摘出,讨论如下。

1. 君火与相火的关系

在《格致余论·相火论》:"太极,动而生阳,静而生阴,阳动而变,阴静而合,而生水、火、木、金、土,各一其性。唯火有二,曰君火,人火也;曰相火,天火也。"配五行名君火(即水生木、木生火、火生心),凡动皆属火,即天动生物、人动有生。从人与自然界着眼,君火与相火均为正常之火。君火是人体正常之火,相火是自然界之火。由上可见,朱丹溪之"相火论"梳理如下:一是动皆相火;二是形气相生,配于五行名君火(即水生木、木生火、火生心);三是生于虚无,动而可见,守位禀命,名相火(即五脏分主思想感情于内,五官分守事物于外;外界事物激起人们思想感情,此情之激动便是相火。相火过则贼害元气,要用儒家道德伦理观、人生观来遏制,亦即"道心"来控制动火之因)。

《格致余论·阳有余阴不足》说:"主闭藏者肾也,司疏泄者肝也,二脏皆有相火,而其系上属于心。心,君火也,为物所感则易动,心动则相火亦动,动则精自流。"生于虚无,动而可见,守位禀命。这里所说的心火,指大脑情感活动;肾的相火指性的兴奋。相火受君火的调控支配。在人体而言,心支配人体情感意识活动,位置在上,犹如一国之君,为君火;肝肾辅助君主行其功能,位置在下,所藏为相火。相火要受君火调控,《格致余论·房中补益论》:"人之有生,心为火居上,肾为水居下,水能升而火能降,一升一降,无有穷已,故生意存焉"。"水之体静,火之体动,动易而静难……恬淡虚无,精神内守,亦所以遏此火之动于妄也。盖相火藏于肝肾阴分,君火不妄动,相火惟有禀命守位而已。"相火过则贼害元气,劫伤真阴,要用儒家道德伦理观,恬淡虚无之心来控制相火妄动之苗。

2. 相火的存在部位主要在肝肾

在《格致余论·相火论》:"火内阴而外阳,主乎动者也,人有此生亦恒于动,其所以恒于动,皆相火之为也。见于天者出于龙雷,则木之气;出于海则水之气也;具于人者寄于肝肾二部,肝属木而肾属水也。胆者肝之腑,膀胱者肾之腑,心包络者肾之配,三焦以焦言,而下焦司肝肾之分,皆阴而下者也。"还明确指出"肝肾之阴,悉具相火,人而同乎天也"。阐述了相火是人正常生命活动的原动力,有相火的推动,则生命不止。将相火比喻为天气之龙雷,龙雷既要潜伏于地、于海,还要适当活动,动而有节,大地才能泽披雨露。而胆、膀胱、心包络皆为肝肾之附属和协助,肝肾在位置上又同居下焦。在《格致余论·阳有余阴不足》也有论述:"主闭藏者肾也,司疏泄者肝也,二脏皆有相火"。所以，可以理解为肝肾为相火之主要居所，因五脏配六腑，相互关联，胆、膀胱、心包络兼有相火，而三焦是相火活动之通道。

3. 五脏具有相火

朱丹溪又在《局方发挥》中进一步阐述："相火之外，又有脏腑厥阳之火。"并云："五脏各有火，五志激之，其火随起。"所以他在《金匮钩玄》中概而言之："大怒则火起于肝，醉饱则火起于胃，房劳则火起于肾，悲哀动中则火起于肺，心为君主，自焚则死矣。"五脏分主思想感情于内，五官分守事物于外，外界事物激起人们思想感情，此情之激动便是相火。

4. 相火的生理功能与相火妄动的危害

相火是自然界的原动力，人体亦然。"天非此火不能生物，人非此火不能有生"，说明朱丹溪特别强调相火在人体的作用之重要。

正常相火人体不可缺，如自然界之六气，要动而有节。相火动不中节则为妄动。相火妄动则变害为病。《格致余论·房中补益论》："吉凶悔吝生乎动，故人之疾病亦生于动，动之极也，病而死矣。"为何相火动不中节而成"贼火"，朱丹溪自问自答说明了相火妄动的原因："或曰：相火天人之所同，李东垣以为元气之贼？又曰火与元气不两立，一胜则一负，然则如之何而可以使之无胜负也？"回答说："相火易起，五性厥阳之火相煽，则妄动矣。火起于妄，变化莫测，无时不有，煎熬真阴，阴虚则病，阴绝则死"。"相火之气，经以火言之，盖表其暴悍酷烈，有甚于君火者也，故曰相火元气之贼"。

相火妄动对人体的危害主要有以下两方面：①损耗人体元气，沿用李东垣之说"火与元气不两立"。《金匮钩玄》："龙火一妄行，元气受伤，势不两立""相火元气之贼也"；②相火妄动可煎熬真阴，丹溪在"阴阳对立"的关系上论相火妄动，"阳亢则阴病"导致阴精耗损。《格致余论·相火论》："火起于妄，变化莫测，无时不有，煎熬真阴，阴虚则病，阴绝则死。"

引起相火妄动的原因，朱丹溪亦认为有二：一是心为物所感，心动则相火亦动。《格致余论·阳有余阴不足论》："心君火也，为物所感，则易动，心动则相火亦动。"二是脏腑之火相煽。《格致余论·相火论》："神发知矣，五性感悟而万事出，有知之后，五者之性为物所感，不能不动。谓之动者，即《内经》之五火也，相火易起，五性厥阳之火相煽则妄动矣。"妄动之相火特点：起病速，发展快，性质暴烈。《格致余论·相火论》："其发速也，火起于妄，变化莫测，无时不有""君火之气，经以暑与湿言之，相火之气，经以火言之，盖表其暴悍酷烈，有甚于君火也。"

归纳一下：相火存于肝肾，五脏皆有相火。正常相火是自然界和人体的原动力。相火妄动则损伤元气，耗伤阴精。相火致病，起病速，发展快，性暴悍酷烈。

（五）"肾元亏虚、相火妄动"理论学术经验总结

免疫性疾病是现代医学研究的热门，其机制和治疗方法的研究虽然日新月异，但大

部分的免疫病机制不明，相对应的治疗方法都差强人意。用中医药治疗免疫性疾病，在某些方面取得一定成效，大部分疾病也是以减轻症状为主，不能痊愈。对免疫性疾病使用传统的脏腑辨证、六经辨证、卫气营血辨证等辨证方法，在临床上，感觉无从下手，有很多违和感。气血津液辨证虽然适用性稍好，但与脏腑的对应性稍差。我们应该从何处入手？我的导师董燕平教授经过多年的临床观察，博览群书，发现相火学说与免疫性疾病之间有密切联系，提出用相火学说指导治疗免疫病，期望能使中医药在辨治免疫病方面开拓思路。

1. 相火与免疫系统功能的关系

自身免疫病的确切发病机制不明，治疗方法也在不断翻新，尤其是靶向药物的推出，令人眼花缭乱，但治疗效果也不尽人意。

自身免疫性疾病往往具有以下共同特点：①患者有明显的家族倾向性，不少与HLA抗原尤其是与D/DR基因位点相关，女性多于男性；②血液中存在高滴度自身抗体和（或）能与自身组织成分起反应的致敏淋巴细胞；③疾病常呈现反复发作和慢性迁延的过程；④病因大多不明，少数由药物（免疫性溶血性贫血、血小板减少性紫癜）、外伤（交感性眼炎）等所致；⑤可在实验动物中复制出类似人类自身免疫病的模型。

用中医药治疗免疫性疾病，在某些方面取得一定成效，但由于其涉及脏腑内外，表里上下，传统的脏腑辨证、气血津液辨证等缺乏系统性指导。结合中西医对自身免性疾病的认识，董燕平教授发现相火和免疫系统功能在发生地和生理、病理功能方面相似度很高。

（1）相火与免疫系统发生地雷同：如前所述，相火源于命门，命门内寄于肾，命门真阴真阳潜于肾阴肾阳之中。肾为水火之脏，主藏精。所藏之精包含命门之真水真火，为人身之根。相火为命门真火化生，即肾中真阳。究其根，相火源于肾。肾主骨生髓，"肾生骨髓""肾之精气，生养骨髓"（唐·王冰《重广补注黄帝内经素问》）肾所藏之精除了促进生长繁衍、促进生长发育作用外，还有参与生成血液和抵御外邪侵袭的作用（《中医基础理论》）。精能化血，"血即精之属也，但精藏于肾，所蕴不多，而血富于冲，所至皆是"（《景岳全书·血证》），"夫血者，水谷之精微，得命门真火蒸化，以生长肌肉、皮毛者也"（《读医随笔·气血精神论》）。血能生精，"精者，血之精微所生，生气之所依也"。精与相火关系密切："生气者，卫气之根，即命门真火是也，精绝则生气绝矣""髓与脑，皆精之类也"（《读医随笔·气血精神论》）。《素问·生气通天论》"骨髓坚固，气血皆从"所以骨髓的造血功能与中医学的肾和命门相火关系密切。

中医没有免疫功能一词，人体的"正气"和免疫功能意思一致。《内经》中所言"正气存内，邪不可干""邪之所凑，其气必虚"，正气能抵御一切病邪。正气的强弱在于精的多寡，"足于精者，百病不生，穷于精者，万邪蜂起"（《冯氏锦囊秘录》）。精充则生命力强，卫外固密，适应力强，邪不易侵。反之，精亏则生命力弱，卫外不固，适应力弱，邪侵而病。故有"藏于精者，春不病温"(《素问·金匮真言论》)之说。

现代医学中，骨髓是主要的造血器官，也是主要的免疫器官。免疫系统由中枢免疫器官和外周免疫器官两部分组成，"骨髓是胚胎发育后期和出生后的主要造血器官，也是机体重要的中枢免疫器官。骨髓不仅提供所有的造血细胞，也是所有免疫细胞的来源和许多免疫细胞分化的场所"(《血液病学·血液免疫学》)，可见骨髓在免疫系统占有绝对重要的地位，所有的免疫细胞均由骨髓多能造血干细胞分化而来。

中医学中，骨髓由肾所主。相火源于命门，由肾中精气化生，是人生命活动的原动力，肾精中功能最活跃的部分。所以相火与免疫功能同出一源。

(2)相火的生理、病理功能与免疫系统功能相近：免疫功能是机体免疫系统在识别和排除抗原性异物过程中所发挥的各种生物学效应。免疫不但能保护机体预防疾病，免疫也能损害机体引起疾病。免疫具有三大功能：①免疫防御：是机体防御病原微生物和外来抗原性异物侵袭的一种免疫保护功能，即抗感染免疫；②免疫稳定：是机体免疫系统维持内环境稳定的一种生理功能；③免疫监视：是机体免疫系统及时识别、清除体内出现的突变细胞和病毒感染细胞的一种生理功能(《临床免疫学检验》)。人的免疫系统功能与相火生理病理功能非常相似：

1)相火的生理作用对人体非常重要，相火又要保持自稳状态，如正常之免疫功能。人体离不开相火，相火是一切生命活动的动力保障，刘完素称其为"兴衰之道由于此"，朱丹溪则言"人非此火不能有生"，是人体之"少火"。相火没有具体的形体，在正常情况无任何表现，人体一切脏器功能均正常运转，只有出现异常活动才能看到，所以说"生于虚无，守位禀命，因其动而可见，故谓之相。"相火源于命门，与命门真水相互依存，寄于"肝肾之阴中"，人身相火要保持自稳状态。

人的免疫功能在正常情况下，可防御或消灭病原微生物及其毒性或其他异物的侵害，以保护机体免受感染；正常情况下免疫系统能及时清除体内损伤、衰老或变性的细胞或抗原抗体复合物，对自身成分不发生免疫应答，处于免疫耐受状态。正常的免疫能及时发现和清除突变细胞和受感染细胞，使机体免于发生肿瘤和持续病毒感染。可见正常免疫功能和生理相火非常相似，均是人体不可缺少的，在正常情况下，自我调节，保障机体进行正常的生理活动，脏腑功能正常运行。

2)妄动之相火耗精劫液，损伤元气，变为"壮火"，为"元气之贼"，犹如异常的免疫功能。各种因素导致肝肾阴精不足，或饮食、情志失调损伤五脏，可引起相火妄动。李东垣称妄动之相火为阴火，损伤元气，是"元气之贼""相火、下焦包络之火，元气之贼也。火与元气不两立，一正则一负"。朱丹溪称之为"变化莫测，无时不有，煎熬真阴，阴虚则病，阴绝则死"。而且相火妄动致病可累及各个脏腑，肌肉、关节，种类繁多，变化迅速，发展快，性暴悍酷烈。

在异常情况下，免疫系统可以出现免疫反应过低，机体出现免疫缺陷病，发生各种感染；也可出现免疫反应过高，免疫稳定功能失调，出现超敏反应或其他自身免疫病；免疫监视功能失调出现肿瘤。妄动之相火在导致疾病方面也与异常免疫功能所致疾病相似。所以，免疫系统疾病可以从相火学说找到解决思路。

2. 用相火理论指导辨证治疗自身免疫性疾病思路

董燕平教授总结了大多自身免疫病，发现其在发病、证候表现、病机方面有共同特点。

（1）自身免疫病发病特点相同

1）先天禀赋不足，肾元不充是疾病的体质因素：若先天禀赋不足，肾精不足，肾阴本亏，阴不潜阳，阴阳失调，易致相火妄动。古人早就意识到先天之肾精真水对人体的重要，《素问·上古天真论》论述了肾精主宰着人的生长壮老："女子……二七，而天癸至，任脉通，太冲脉盛，月事以时下，故有子。"女子经带产乳又消耗阴血，《素问·阴阳应象大论》："年四十，而阴气自半也，起居衰矣。"此阴气，即为肾之真阴。阴精易亏，阴血难成，《格致余论·阳有余阴不足论》"是有形之后，犹有待于乳哺水谷以养，阴气始成而可与阳气为配，以能成人，而为人之父母。古人必近三十、二十而后嫁娶，可见阴气之难于成"。对于人身之阴精，要守护而不可伤。《灵枢·本神》："是故五脏主藏精者也，不可伤，伤则失守而阴虚；阴虚则无气，无气则死矣"。"足于精者，百病不生，穷于精者，万邪蜂起"（《冯氏锦囊秘录》）。流行病学调查也发现：许多自身免疫病均与遗传有关，有家族聚集倾向，有些疾病发现染色体异常。

2）六欲七情相激，劳逸过度，饮食失节是发病的内在基础：少妇、少年正值年轻，相火旺盛之时，易为声色所惑，不能节欲。《格致余论·阳有余阴不足论》："温柔之盛于体，声音之盛于耳，颜色之盛于目，馨香之盛于鼻，谁是铁汉，心不为之动也？""心君火也，为物所感，则易动，心动则相火亦动。"相火动则伤阴精，"动则精自走，相火翕然而起"。若房劳过度，则损耗阴津，命相火动，水亏于下，火炎于上，阴火消烁，真阴愈亏。女子体阴而用阳，进入育龄期，天癸方至，精血随月经外泄，加之先天不足，在有诱因激发下，阴阳失调，相火易妄动。如系统性红斑狼疮好发于年轻的育龄期女性，强直性脊柱炎好发于年轻男性。

五志过极亦会使相火亢盛而妄动。《局方发挥》："相火之外，又有脏腑厥阳之火，五志之动，各有火气""大怒则火起于肝，醉饱则火起于胃，房劳则火起于肾，悲哀动中则火起于肺，心为君主，自焚则死矣。"（《金匮钩玄·火岂君相五志具有论》）

饮食失节，也会引起相火妄动。《脾胃论·饮食劳倦所伤始为热中论》有："若饮食失节，寒温不适，则脾胃乃伤。喜、怒、忧、恐，损耗元气，既脾胃气衰……脾胃气虚，则下流于肾，阴火得以乘其土位""乃肾间受脾胃下流之湿气，闭塞其下，致阴火上冲"此阴火即为离位之相火。

3）外感六淫是诱发因素：外感六淫常使自身免疫病引发或加重。

冬季有风寒外袭，由腠理而入与气血相合，阻滞脉络。邪入于阴则痹，邪伏阴分，耗伤阴液。痹阻俱在阴分，久病伤阴，阴气、阴血、阴液、阴精均为郁火耗损。夏暑季节更有湿热交蒸，盛暑阳热灼人，暑热由皮肤而入，以致血热内盛，或面赤红斑，或壮热不退，或低热缠绵，甚则酿成毒热而危及生命。秋有燥气伤津，津亏血燥而致口眼干燥。如冒犯风暑燥火等时邪，阳热亢盛，阴津本亏，又遇消灼，阴虚火旺，故冬夏二季发病尤多。表证易解，却传之于里，邪入于阴则痹，痹阻先在阴分，内有真阴不足，外有六淫化火，外火引动内火，相火妄动，疾病发作，如《相火论》"其发速也，火起于妄，变化莫测"，起病或壮热或虚热，由三焦迅速传遍全身，外伤皮肤肌腠关节，内损营血脏腑。

4）肾之阴阳失调，水火失衡是疾病的始动环节：《内经》"阴平阳秘，精神乃治，阴阳离决，精气乃绝"，各种因素导致阴精不足火不守位；或君火独亢，不济肾阴；或阴寒下流、扰动肾阳等均是因为阴阳失去了原来的平衡状态，阴不潜阳，阳不伏于阴中，肾中水火失衡致使发病。所以肾元亏虚，阴阳失衡，是相火妄动的始动环节。

5）肾元亏虚，相火妄动往往是疾病的基本病机：肾为水火之脏，肾元为肾中之原气，为肾精所化，包括肾阴肾阳。许多原因均可引起肾元亏虚，引起相火妄动：①先天肾阴不足或后天房劳过度，损伤肾精，阴不潜阳，相火妄动；②产后百脉空虚，精血耗失，肾水亏枯，相火无以为养，内火升浮燔灼，最易内热骤起，狼疮可突然暴发；③物有所感，心有所动，心火亢盛，不制相火，相火妄动，与阳明燥金相合，与肝木相并而焚；④六欲七情，五志过激，五脏厥阳之火煽动相火，兼有外邪引动，火热亢盛，充斥三焦；⑤脾胃元气不足，湿浊下流于肾，致相火离位，化为阴火上冲等。总归为相火之源被扰，肾元亏虚，阴阳失调，相火妄动。动则龙雷腾跃，其害甚大，"盖能燔灼焚焰，飞走狂越，消烁于物，莫能御之"。妄动之相火通过三焦、包络，迅速影响全身，出现皮肤红斑，关节疼痛、腰痛尿浊、口眼全身干燥等症。所以肾元亏虚，相火妄动为本病的基本病机。

6）耗阴劫液，损伤元气是相火妄动证导致的病理机制：火热为病最易耗伤阴液。朱丹溪称之为"煎熬真阴，阴虚则病，阴绝则死"。系统性红斑狼疮最常见的是阴虚火旺一型，常常合并有口眼干燥、外阴干涩、大便秘结之干燥证。疾病本身因肾阴不足，阴不潜阳而起，火热燔灼更加耗伤阴津，使阴液益亏，病势加深加重。火热痹阻中焦，脾胃运化受阻，不能接受五脏六腑精悍之气，化而为营卫；妄动之相火不仅耗伤真阴津液，还耗伤元气"龙火一妄行，元气受伤，势不两立"，久之则脾肾阳气也受损，气虚不摄，精微下流，出现血尿、蛋白尿等，使治疗更加棘手。所以相火妄动，耗阴劫液，损伤元气，是其最常出现的病理机制。

7）相火妄动，三焦郁闭，导致火毒、虚火、水饮、湿热、气滞、血瘀等病理产物产生，使经脉痹阻，是疾病的病理表现。

相火源于命门，通过三焦，沿经络系统和腠理间隙循行全身，内而五脏六腑，外而肌肤腠理，无处不到。三焦的生理功能一是通行元气；二是运行水液；三是三焦为相火之使，因肾元亏虚，相火妄动，致使三焦阻塞。包络与三焦相表里，主行一身之血脉，火热燔灼，耗津动血，也可致包络血脉瘀阻。

A. 三焦阻塞，气火运行失调出现寒热：狼疮患者三焦阻塞，气血运行不畅，营卫失调。营卫不足，卫外失调，气虚易感。外火引动内火，火毒炽盛，三焦气火弥散，或气营热盛而壮热不退；或阴虚火旺而低热缠绵。津液精血被气火煎熬耗损，或上焦津液干涸而口干舌燥，渴喜冷饮。

B. 相火妄动，三焦包络痹阻，出现火毒、虚火、水饮、湿热、气滞、血瘀等病理产物。《素问·灵兰秘典论》"三焦者，决渎之官，水道出焉"。三焦是疏通水道，运行水液的器官。全身的水液代谢功能从脾胃吸收至渗入膀胱，排出汗液，通过三焦气化作用、通调作用并与脾胃、肺、大肠、小肠、肾、膀胱等许多脏器协同作用而完成的。红斑狼疮损伤三焦，水道阻塞，水液不能运行气化。"上焦如雾"，雾不散而聚水，上焦之水积聚，留于肺外，积于胁下而为悬饮；留于心外，包络内则为心包饮；积于目内则视物不明；积于耳内则眩晕如旋；积于颅内，则头痛神昏。"中焦如沤"，沤不利则为留饮，中焦之水饮积聚而成鼓胀腹水。"下焦如渎"，渎不利，渎不利则小便难，下肢肿满，甚则腰酸，阴部水肿。如若三焦水液泛滥，上积巅脑两目，中聚胸腹，下溢腿股足跗，全身水液弥散积聚为水肿之重症。

包络通行全身之血脉，经络是人体联络脏腑肢节，沟通上下表里，运行全身气血的通道。由三焦包络主宰。相火燔灼，血与热结而成瘀血。瘀血阻络，脉络痹阻。患者经脉痹阻，气血运行不畅，而血脉瘀滞，阴阳失调，痹阻于体表经络，则双手瘀点满布，痹阻于四肢经筋腠理关节，关节肌肉酸痛肿胀。痹阻于脏腑而成五脏痹、六腑痹，久则五脏六腑虚损。

（2）证候表现特点相同

1）肾虚症状：许多自身免疫病如系统性红斑狼疮、类风湿性关节炎等都可见乏力表现，并可出现在疾病各型各期。肾气不足，可能出现肾阴、肾阳两方面的不足，最多见于肾阴不足。肾阴不足证见：乏力，精神不振，面色暗黑，腰酸双下肢沉重，手足心热，出汗多四肢不收，舌红瘦，脉沉细或细数。久病之后，也可出现腰酸肢冷，面色苍白，午后烘热，乏力神疲，小便浑浊，夜尿多，下肢水肿，舌淡胖有齿痕，脉细软等肾阳虚症状。

2）相火妄动致火证：经云"邪气盛则实，正气夺则虚"。火证复杂，有虚有实，也有虚实夹杂。

A. 相火妄动之实火：相火妄动之实火临床相对较少见。病情危重，多见于疾病的急性期，有两型可归为实火。

a. 物有所感，心有所动，心火亢盛，不制相火，相火妄动，与阳明燥金相合，与肝木相并而焚，出现高热，神昏谵语，抽搐；或憋闷喘促，呼吸困难，咳吐血痰，面色青紫；大便燥结，腑气不通，舌红干燥起刺，苔黄厚而燥，脉沉实有力。见于狼疮危象，狼疮性脑病或狼疮性肺炎。

b. 六欲七情，五志过激，五脏厥阳之火煽动相火，兼有外邪引动，火热亢盛，充斥三焦。可见高热 39℃以上，畏冷或不畏冷，或见满面红赤，蝶形红斑，两手红斑、皮疹，关节肌肉酸痛，口腔溃疡，咽干口渴，喜冷饮。或见便血吐血，色鲜红量多，舌红绛，苔薄白或薄黄，脉象滑数或洪数。本证可见于 SLE 急性发作期，或急性风湿热。

B. 相火妄动之虚实夹杂证：相火妄动产生的病机是肾气不足，肾元亏虚，正虚已经存在，且相火又最易损伤元气，耗伤津液，病症缠绵日久，虚证必然存在。疾病过程容易产生许多病理产物，故虚实夹杂是最常见的表现。包括以下几种情况。

a. 阴虚火旺：先天肾阴不足或后天房劳过度损伤肾精，或产后百脉空虚，精血耗失，肾水亏枯，相火无以为养而妄动，内火升浮燔灼，最易内热骤起，致疾病突然暴发。阴虚则阳病，可见长期低热或自觉内热，手足心热，面部蝶形红斑，光敏感；虚火灼络可见面红充血，或呈红斑点、皮疹，阴虚则引水自救，渴喜多饮；热伏于内则喜冷饮，虚火上炎则时有咽干咽痛，口腔溃疡，目赤齿衄，关节疼痛。相火病则君火不宁，心烦急躁，少眠不寐。舌质红，苔少或薄黄，脉象细数或濡数。本证多见于红斑狼疮早期、轻症或慢性活动期病情尚未完全控制，是 SLE 的基本类型。也是干燥综合征的基本证型。

b. 血热瘀滞：精血同源，因生产之后或月经过多，血液外流，营血衰少，不能滋养肾阴，阴病则阳亢，妄动之火流窜三焦包络，煎熬血液，使血液黏稠瘀滞，不能荣养脉络而为痹。朱丹溪有言"火极似水，血色紫黑，热盛于阴，发为疮疡"，临床可见手足掌面、背面瘀点累累、肿胀，肢端有溃疡，重者有干性坏死，两小腿有片状紫斑，双大腿网状青斑，肌肉痛，关节痛。舌红苔薄，脉细数，或弦数。多见于血管炎。

c. 湿热痹阻：饮食劳倦，情志所伤，损伤脾胃，脾胃元气不足，湿浊下流于肾，致相火离位，化为阴火上冲。或外感夏月湿热之邪，同气相求，湿热流注关节则发四肢关节肿痛，湿为阴邪，其性黏滞，湿热痹阻关节血脉则晨僵，有雷诺征，两手背红斑肿胀，手掌红紫充血，湿热上蒸则面部红，隐隐可见蝶形红斑，湿热下流则二腿皮下有片状紫斑，尿中有蛋白。舌红苔薄，脉象细数或濡数。本证多见于关节炎、血管炎、SLE 血细胞轻度减少的慢性活动期患者。

C. 相火妄动之虚证：多见于脾肾阳虚证。肝肾阴虚，阴不潜阳，相火妄动，三焦郁闭，中焦升降运化失常，气血乏源；妄动之相火损伤元气，久病之后，津伤及气，阴损及阳，气血两亏脾肾两衰。可见畏寒，时有午后烘热，面色苍白，时有潮红，小便短少，下肢浮肿，神疲乏力，腰酸，舌质红或淡，苔薄白腻，舌体胖或瘦，或有齿痕，脉象弦细，或弦数。病程久长，检查尿蛋白多、血清白蛋白低，肌酐轻度升高，血压偏高。本证见于慢性 SLE 轻度氮质血症、肾性高血压、肾病综合征。也多见于干燥综合征或类风湿性关节炎慢性期。

（3）治疗、用药特点相同

1）分期治疗：自身免疫病多病程长，不同阶段治疗原则不同，所以要分期治疗。在急性期要根据火热性质和部位，采用一切手段，控制病情，挽救生命，即急则治其标之法。在进展期和稳定期，细审疾病本源，缓则治其本。疾病终末期，气血阴阳均不足，五脏俱衰，正气衰而邪实仍在，治疗要慎重斟酌虚实关系，详辨真假症状，避免虚虚实实。

2）治火之法，灵活多样：承前所述，引起相火妄动的原因很多，治疗方法也应该灵活多样。

A. 清泻妄动相火，时时不忘顾护肾气：相火妄动引起的病症虽然可见到"热入心包""气营两燔""阳明热盛"等类似症状，但温病发生是在正气不虚，感染疫疠之气的情况下产生的，而免疫性疾病发病基础是肾精不足，所以治疗要时时不忘顾护肾气，尤其不能伤伐肾阴。

B. 滋阴降火以治肾阴不足、阴不潜阳之虚火：丹溪言"阴虚火动难治"。人之真阴难填，兼有火热燔灼耗伤，所以阴虚火热证最难治。治疗阴虚火热，丹溪善用四物汤加龟板、黄柏、白马胫骨等。以四物汤补阴血，"补养阴血，阳自相附"。黄柏苦寒，善泻肾中伏火。郑钦安在《医理真传·卷二》言"夫黄柏味苦入心，禀天冬寒水之气而入肾，色黄而入脾，脾也者，调和水火之枢也，独此一味，三才之义已具"。龟板补阴，善补阴中之至阴，白马胫骨代黄芩、黄连泻伏火。亦可选用大补阴丸、三才封髓丹降阴火，补肾水。董燕平教授在治疗红斑狼疮时善用培元解毒汤：生地黄 30～60g、山药 18g、山茱萸 18g、天门冬 12g、紫草 10～30g、青蒿 12g、鳖甲 12g、升麻 9g、当归 9g、白芍药 12g、生甘草 12g。生地黄、山药、山茱萸、天门冬、鳖甲滋补肾阴，当归、白芍养血柔肝，紫草、青蒿、升麻、甘草透邪热解毒，取丹溪之"郁火可散"之意。

C. 清热解毒泻火可治心火亢盛，五脏厥阳妄动之火：对于心火亢盛或火热充斥三焦之实火，被认为是君火、人火，可以湿伏、水灭、苦寒直折，"若心火亢极，郁热内实，为阳强之病，以咸冷之剂折之，如大黄朴硝之属"（《金匮钩玄·火岂君相五志具有论》）。可选用黄连解毒汤等清泻火毒。若火热燔灼气营，也可选用清瘟败毒饮等血气两清之品。清热解毒多用生甘草、黄芩、黄连、黄柏、栀子、石膏、知母等，凉血解毒选水牛角、丹皮、赤芍、玄参等。在清热泻火药中首列生甘草，是因"火急甚重者，必缓之，生甘草兼泻兼缓……若投与冰水正治，立死"。清热解毒药中酌加温热散火药以防火热突遇寒凉产生剧烈反应："凡热盛者，不可骤用凉药，必用温散"（《金匮钩玄·火》）。火热盛，动风抽搐，蒙蔽清窍者，常加入羚羊角粉或紫雪丹。

D. 补血养血，清散血中伏火治疗血虚郁热证：血虚生火与阴虚火旺机制相同，均为阴不配阳，阳热独亢。《医学心悟·卷三·虚劳》有："朱丹溪从而广之，以为阳常有余，阴常不足，人之劳心好色，内损肾元者，多属真阴亏损，宜用六味汤加知母，黄柏，补其阴而火自降，此又以血虚为言也。论补血者，则宗丹溪。"丹溪善用四物汤加黄柏、龟板养血滋阴降火，也可用黄连阿胶汤补血泻火，交通阴阳。董燕平教授多选用生地、当归、龟板、旱莲草、山萸肉等补坎中之阴，知母、黄芩、黄柏、白花蛇舌草、虎杖等降离位之火，使阴生火降，阴阳之气自调。

E. 补血凉血、活血解毒治疗血热瘀滞痹阻经脉症：营血衰少，加上火热煎熬，使血液黏稠，流通不畅，痹阻经脉、关节，血脉痹阻，郁热更甚，故治疗时除养血活血凉血外，还需加入祛风散火药，取"火郁则发之"之意。如东垣的散火汤（升麻、柴胡、葛根、白芍、防风、甘草）。董燕平教授擅长治疗血热郁滞痹阻之证，常选用药物生地、丹皮、赤芍、川芎、玄参凉血活血，加入穿山甲、水蛭、全蝎、蜈蚣、桃仁、红花活血搜风通络，散风药常用葛根、柴胡、升麻、防风、蝉衣、僵蚕等，关节痛还可加入羌活、独活、威灵仙、忍冬藤、青风藤、秦艽、徐长卿等，按照痹阻经络、部位选择用药。

F. 清热祛湿、升阳散火治疗湿热痹阻症：湿热痹阻常常因为脾胃运化不利产生内湿，或夏月感受暑湿之邪影响脾胃运化，湿流于肾，致相火离位，化为阴火上冲。多用丹溪之二妙丸（苍术、黄柏）；单黄柏一味，即可"去肾经火，燥下焦湿，治筋骨软"。可常用二陈汤、四妙散等加减。夏月还可选用芳香行气化湿之藿香、佩兰、砂仁、豆蔻等。此证除健脾化湿之外，还需加用升阳散火药如柴胡、升麻、葛根、荆芥、防风、羌活之类，使湿去火散。

G. 补土伏火治疗脾肾两虚，浮火外越之尿浊、水肿等火虚证：相火妄动，本身容易损耗元气，导致脾胃气虚，而脾胃气衰，又可致湿寒之气下流扰肾，导致相火离位，阴火上冲。清朝火神郑钦安在其《医理真传》进一步解释其原因："脾土太弱，不能伏火，火不潜藏，真阳之气外越"。提出补土以配火可治疗水肿："治病者不必见肿治肿，明知其土之弱，不能制水，即大补其土以制水，明知其元阳外越，而土薄不能伏之，即大补其土以伏火。火得伏而气潜藏，气潜藏而水亦归其宅"。故治疗脾肾两虚之证，可不拘于补肾固涩，淡渗利水之法，顾护脾土可收效更好。董老师在临床善用补土伏火之法，常重用黄芪健脾益气补土，白术、茯苓健脾利水，尿蛋白、水肿消除较快。

3）平调阴阳、引火归元是治疗的最终目的：肾为水火之脏，水火相抱，阴平阳秘，百疾不生。水足则火藏于下，温煦脏腑，统领一身气化，健康无病。水亏火衰均能使相火离位妄动，若水亏于下，火失其制，古人喻为水浅不养龙，相火离位上奔。若肾火虚弱而不能温养肾水，水寒相火不安于集，水火相离，古人称为水寒不藏龙，虚阳浮越。正如《医碥·卷一·杂症·水火说》："相火居于下焦，病则必干乎上，无论下焦为寒为热，热固上潜，寒亦上浮。"红斑狼疮中，阴虚火旺证最多见，董燕平教授善用三色化斑汤（生地、青蒿、炙鳖甲、山药、山茱萸、天冬、紫草、青蒿、益母草、当归、白芍、炙甘草等）治疗系统性红斑狼疮阴虚火旺证，此方为六味地黄丸、大补阴丸、青蒿鳖甲汤加减化裁而来，生地、山药、山茱萸、天冬、炙鳖甲滋阴补肾填精，青蒿、紫草、益母草清泻肾浊，泻肾中伏火，当归、白芍、炙甘草柔肝调肝，疏肝解郁。使阴生火降，引火归元。

4)化饮、祛湿、活血、理气，随症加减，驱邪不能伤正：基于红斑狼疮发病之根本病机，先天之肾元先亏，相火不安于位而妄动，致使三焦包络功能失调，产生如饮、湿、血瘀、气滞等诸多病理产物，祛除病理产物，使脏器功能恢复正常为其根本，祛邪不能伤正。

(4)辨证治疗注意事项

1)治病考虑社会时代因素：朱丹溪所处年代和当今相似，为和平时期，人们生活安逸。饱暖思淫欲，他感慨当时人们"节欲者少，纵欲者多""阳常有余，阴常不足"。古人尚不能抵御"温柔之盛于体，声音之盛于耳，颜色之盛于目，馨香之盛于鼻"。更何况温柔之体，靡靡之音，馨香之味，迷乱之网络对现代之人之诱惑力要厉害百千倍。现代人之体质更是阳常有余，阴常不足。肾阴之根本已经不稳，心被物所感，君火已乱，不能制约相火，则相火妄动为病，自身免疫病多发。所以治疗要考虑普遍的社会因素，个人禀赋及体质因素，根据病情祛邪扶正，平衡阴阳，才能达到阴平阳秘。

2)祛湿不能燥热太过：经云治水肿形胜之病，要"开鬼门、洁净府"，治以苦温，佐以甘辛。张仲景发展了内经，提出湿病、水饮治疗需"发汗、利小便"。朱丹溪治疗湿热，清燥除湿同时，加补肾坚阴之品，如虎潜丸(黄柏、知母、龟板、熟地、白芍、陈皮、虎骨、锁阳、干姜)，清火燥湿，滋肾坚阴。虞抟治湿，有："丹溪言：六气之中，湿热为病，十之八九""湿在上，宜微汗而解……湿在中下，宜利小便，此淡渗治湿也。湿有因外而入者，又从内得者，阴雨湿地，皆从外治，宜汗散。久则疏通渗泄之。"(《医学正传·券之二·湿证》)

有上述治湿经验看，治湿不能过用温燥，外湿发汗要微似汗，如张仲景强调的"治风湿者，单微微似欲出汗者，风湿俱去也"。尤其合并有热，湿热夹杂，辛燥太过，容易伤阴，所以丹溪在治湿热痿证时，在苦辛燥湿之剂中，还加入龟板、熟地、白芍等滋阴酸敛之品。系统性红斑狼疮阴虚火旺，湿热痹阻经脉或关节证最多，治疗时应参考丹溪治湿热之法。治湿热痹阻症常用生薏米、木瓜、威灵仙祛湿通络，忍冬藤、青风藤、秦艽、徐长卿祛风通络，佐用生地黄、桑寄生等滋补肾阴之品防燥湿太过。

3)治气郁不过用辛香温燥，据气滞部位，随经用药：郁有六：气、血、痰、火、湿、食。人体之气不能郁滞，丹溪有"气血中和，万病不生，一有怫郁，诸病生焉"(《金匮钩玄·六郁》)之论。治疗气滞宜"结者散之""木郁达之"，使用理气药。理气药不可香燥太过，不可久用，否则助热生燥，燥伤阴津或蒸液成湿，炼液成痰。并且辛香太过耗散真气："升发太过，香辛散气，燥热伤气，真气耗散"，使用行气药要佐用伏火、补气之剂。还提出治疗气滞要分清部位与所属经络，随经用药："滞于何经，有上下部分藏气之不同。随经用药，有寒热温凉之同异。若枳壳利肺气，多服损胸中至高之气；青皮泻肝气，多服损真气。与夫木香之行中下焦气、香附之快滞气、陈皮之泄气、藿香之馨香上行胃气、紫苏之散表气、厚朴之泻卫气、槟榔之泻至高之气、沉香之升降其气、脑麝之散真气，若此之类，气实可宜"，可供参考。

自身免疫病病程久长，难以治愈。患者难免情志抑郁，五志过极，出现气滞症状。再者三焦为元气通道，三焦受邪，气之升降出入受阻，加上火、饮、湿、血瘀等影响气机，多能见到气郁气滞症状。董燕平教授在制方时喜用当归、白芍，取逍遥散之意，柔肝疏肝解郁；滋阴药中多用陈皮、砂仁理气消滞。有腹胀，痞满者，夏月加藿香、佩兰，冬月加厚朴、枳壳等理气消胀，并佐以甘平之百合、苦寒之郁金，理气又能生津活血，防止香燥辛热太过。

4）辨证治疗要考虑西药的作用影响：系统性红斑狼疮进展期，尤其是狼疮危象患者，肯定会使用大剂量激素或免疫抑制剂。现代临床和药理研究显示，糖皮质激素属于"壮阳药"，大量使用后可出现面部烘热，心烦失眠，善食易饥，口干口苦，面部、后背痤疮，口舌生疮的"阳亢"表现，在撤减激素时又容易出现"阳虚"表现。而免疫抑制剂环磷酰胺、甲氨蝶呤、环孢素等多属苦寒，所以在辨证选药时要考虑这些药物对疾病症状和病机的影响。

二、系统性红斑狼疮的中医研究进展

系统性红斑狼疮（SLE）是一种免疫调节紊乱导致的慢性多脏器组织器官损伤的免疫性疾病，发病机制不明，血清中出现以抗核抗体为代表的多种自身抗体和多系统受累是SLE的两个主要临床特征。发病率近年来有所增加，初发病年龄较前降低，严重危害人类健康。西医治疗以肾上腺皮质类固醇激素和免疫抑制剂为主，不可避免地出现了许多毒副反应和合并症。中医对SLE的研究取得了一定的成果，现笔者就有关SLE的中医研究进展，报道如下。

1. 病名研究

祖国文献中虽然没有系统性红斑狼疮的病名，但与SLE相关病证的记载有很多，如"日晒疮""阴阳毒""温毒发斑""五脏痹""痹证""肾脏风毒"等。《素问·痹论》云："凡痹之客五脏者，心痹者，脉不通，烦则心下鼓；肺痹者，烦满喘而呕；肝痹者，夜卧则惊；肾痹者，水肿遗尿；脾痹者，四支解惰；肠痹者，数饮而出不得，时发飧泄。"此五脏痹的描述与系统性红斑狼疮可导致心、肺、脾、肝、肾病变，及可引起肠系膜血管炎的描述相一致。"阴阳毒"最早见于《金匮要略·百合狐惑阴阳毒病脉证治》："阳毒之为病，面赤斑斑如锦纹，咽候痛，唾脓血……升麻鳖甲汤主之。""阴毒之为病，面目青，身痛如被杖，咽喉痛……升麻鳖甲汤去雄黄蜀椒主之。"此记载与系统性红斑狼疮发病急骤，病情进展迅速，临床出现发热、面部皮疹、口腔溃疡、全身关节肌肉疼痛等特点相符，王雪华等指出SLE症状表现属阴阳毒病范畴。关于"阴阳毒"，《诸病源候论》也有记载："此谓阴阳二气偏虚，受于毒。若病身重腰脊痛，烦闷，面赤斑出，咽喉痛，或下利狂走，此为阳毒。若身重背强，短气呕逆，唇青面黑，四肢逆冷，为阴毒。或得病数日，变成毒者；

或初得病,便有毒者,皆宜依证急治。失候则杀人",此论述说明系统性红斑狼疮因毒致病,毒邪凶猛,病情凶险的特征。关于温毒发斑,巢元方有云:"温毒始发,出于肌肤,斑烂隐疹,如锦纹也""赤丹者,初发疹起,大者如连线,小者如麻豆,肉上粟如鸡冠,肌里由风毒之重,故使赤也,亦名茱萸丹。"以上描述与系统性红斑狼疮皮肤损害的特点相一致,并点明本病的发病原因为"温毒"。关于"肾脏风毒",《普济方·肾脏门》记载:"夫肾脏风毒流注腰脚者,其状腰脚沉重,筋脉拘急,或作寒热、或为疼痛、或发疮疡是也"。此论述说明本病病之本在肾,病机为风毒之邪随经脉上攻下注,从而引起寒热、疼痛、水肿、疮疡等症。另外,关于"肾着",《金匮要略·五脏风寒积聚病脉证并治》曰:"肾著之病,其人身体重,腰中冷,如坐水中,形如水状……腰以下冷痛,腹重如带五千钱,甘姜苓术汤主治。"此描述与狼疮性肾炎的临床表现相一致。

由于 SLE 为多系统多脏器损害,可累及全身,临床表现复杂多样,因此临床上常根据其主要症状进行命名。如以关节疼痛为主要症状时,称为"痹病";以面部及周身皮疹为主症时,称为"温毒发斑";以双下肢水肿、呕吐为主症,化验见蛋白尿、血尿,称为"水肿""关格";以四肢雷诺现象为主症时,称为"肢端脉痹";以胸腹水为主症时,称为"悬饮""臌胀"等。国家中医药管理局 1994 年发布的《中医病证诊断疗效标准》中,将 SLE 的中医病名定为"红蝴蝶疮"。

2. 病因病机的研究

系统性红斑狼疮临床表现错综复杂,病机虚实夹杂,其病机首先责之虚,其次为毒和瘀。《素问·生气通天论》中又有言:"风雨寒热,不得虚,邪不能独伤人,此必因虚邪之风,与其身形,两虚相得,乃客其形。"李爱民认为本病的发生主要是先天禀赋不足,体质虚弱,加之七情内伤,劳累过度或久病失养,以致阴阳气血失衡,气滞血瘀,经络阻隔而致。褚国维认为本病是由于先天肾阴不足,肾之阴阳失衡,阴虚火旺是其主要病机,而在整个病程中出现的火毒炽盛、脾肾阳虚等证都是在肾阴不足、阴虚内热的基础上演变而来。周腊梅等通过文献研究及临床研究,发现瘀热毒为系统性红斑狼疮的主要病理因素,系统性红斑狼疮的基本病机是热毒炽盛,深入营血,血络瘀阻,而瘀贯穿病程始终。惠乃玲等认为,"毒"可概括为导致脏腑或组织反复或持续性损伤的病理过程,毒损络脉是系统性红斑狼疮的主要病因病机。有学者提出"狼毒致病"学说,认为其发病机制为阴阳失和,先天禀赋不足,六淫"狼毒"内侵经络脏腑,阴虚血瘀,虚实寒热错杂。宋绍亮基于"伏毒学说"理论,提出本病的基本病机为"正气亏虚,邪毒内伏",内因为先天正气不足,外因为毒邪侵袭,内外合邪,"伏"于肾而发病。郝平生认为,SLE 的病机为肾阴亏虚为本,热毒瘀阻为标,疾病的发生在于正邪交争,正不胜邪,邪毒直入于里,热毒壅滞于营血,留恋不去,势必耗伤气阴,气阴两虚则易复感邪气,热毒壅遏,脉络不畅,血行瘀阻;反过来,血脉不畅,又可妨碍热毒之散解。毒、瘀和虚三者互结,形成恶性循环,在系统性红斑狼疮发病中起关键性作用。周仲英教授认为本病以肝肾阴虚为本,热毒为标，风湿为发病之诱因。朱月玲认为狼疮肾炎的病机是"肾虚、湿阻、血瘀"，补益肾阴，扶助正气，有利于湿热、瘀血的清散；利湿有利于肾阴的恢复；祛瘀使水利气行，滋肾利湿祛瘀三者相得益彰。鲁盈认为"肾虚为本、热毒为标，瘀血贯穿病程始终"。许满秀认为 SLE 病情复杂，临床表现多种多样，几乎可累及机体所有系统、器官，瘀血阻滞于机体，出现相应的临床表现，肺脉闭阻，形成肺痹；瘀阻于肾脉，形成肾痹；瘀血闭阻于心脉，形成心痹；肝脉闭阻，形成肝痹，瘀阻于脾脉，形成脾痹，瘀阻于肠道，形成肠痹，总称"五脏痹"。

因此纵观各家观点，本病基本病机为本虚标实。本虚在于阴血亏虚，标实在于热毒壅盛，血热血瘀。本病是在患者素体阴血亏虚、禀赋不足，或后天阴精耗损的基础上发病的，加之感受风寒暑湿燥火热毒邪，加重阴液耗损，导致阳热亢盛，热壅血瘀，病情进展迅速，并出现较为危重的临床表现，如狼疮脑、狼疮肾、狼疮血液系统损害及狼疮特异性皮肤损害等。

3. 中医辨证分型论治

王俊志等认为红斑狼疮总由阴虚内热、肝肾不足、感受毒邪、蕴结肌肤而成，当以"毒"立论，根据病程发展特点可分为毒热炽盛型、气阴两伤型、阴虚火旺型、风湿痹阻型，提出治疗红斑狼疮的基本方法为益气养阴、扶正补虚固其本，解毒祛风、散瘀通络治其标。曹式丽依据临床经验将本病分为以下几型：热毒炽盛型，常用清热解毒之清瘟败毒饮加减；阴虚内热型，方用知柏地黄汤合青蒿鳖甲汤加减；气阴两虚型，药用益气养阴之参芪地黄汤加减；脾肾阳虚型，选用温补脾肾之济生肾气丸、理中汤、实脾饮等加减。金马红珍依据临床经验总结出系统性红斑狼疮的中医病因病机，主要分为热毒炽盛、瘀血内阻、气阴两虚及脾肾阳虚四种类型，依据上述病因病机总结出清热解毒法、凉血化瘀法、滋阴清热法及温补脾肾法等 4 种治疗大法。宋绍亮教授在辨病的基础上将本病分为热毒炽盛、阴虚内热、脾肾阳虚、气阴两虚四型。热毒炽盛型选用清热解毒之犀角地黄汤；阴虚内热型选用滋补肾阴之二至丸合知柏地黄汤；脾肾阳虚型，选用温阳健脾祛湿之真武汤及五苓散加减；气阴两虚型选用益气养阴之生脉散和玉屏风散加减。惠乃玲主张：毒损络脉为本病主要病机，治宜通畅络道，化浊排毒，兼扶助正气；对于热毒偏盛者，宜清热解毒；瘀毒偏盛者，宜解毒活血，或"以毒攻毒"采用有毒药物如雷公藤、马钱子、虫类药物。丁樱教授认为瘀血在本病发生发展中起决定性作用。强调疾病的各个阶段，治疗都应注重活血化瘀。热毒炽盛兼血瘀选用犀角地黄汤加茜草、蒲黄、三七等活血之品；阴虚火旺兼血瘀宜选用知柏地黄汤加用丹参、三七等；气阴两虚兼血瘀应选用四君子汤和六味地黄汤加减以益气养阴、活血化瘀；脾肾阳虚兼血瘀宜选用以温补脾肾、活血利水之真武汤加减。而2002 年《中药新药临床研究指导原则（试行）》将其分为 7 型：热毒炽盛、阴虚内热、瘀热痹阻、风湿热痹、脾肾阳虚、肝肾阴虚、气血两虚。辨证论治是中医学最重要的诊断疾病和治疗疾病的方法，由于 SLE 临床表现及病理变化复杂多样，因此 SLE 的辨证方案也非常多样，临床上无统一的辨证方案。

4. 分期论治

SLE 分期论治的理论依据是西医对 SLE 疾病活动指数的认识，根据 SLEDAI 评分，一般而言，5 分以下为稳定期，6～10 分为轻度活动，11～20 分为中度活动，20 分以上为重度活动。舒惠荃将本病分为急性活动期，亚急性活动期和临床缓解期。急性活动期表现为高热、神昏等热毒炽盛表现，辨为热毒炽盛型，治疗在西医大量激素加免疫抑制剂的基础上加以中药五味消毒饮和犀角地黄汤加减。亚急性活动期辨为阴虚火旺型，西医治疗以激素维持治疗为主，中医选用滋水清肝饮和二至丸以滋阴降火、清热凉血。临床缓解期常处于西医激素减量维持期，辨证分为气阴两虚、气虚兼脾肾阳虚、气虚兼瘀水互结三型。气阴两虚型选用玉屏风散和当归补血汤加减以益气养阴、活血化瘀。气虚兼脾肾阳虚型选用真武汤和肾气丸加减以达温补脾肾、化瘀利水之效。气虚兼瘀水互结型，选用桃红四物汤合五苓散加减以益气活血、化瘀利水。鞠中斌等认为邪毒贯穿于 SLE 疾病的全过程，在疾病早期，邪毒尚轻浅，应以祛风、散寒、祛湿、清热为主，佐以解毒；在疾病活动期，治以解毒清热，凉血化瘀。在稳定期，以扶正为主，治毒为次；疾病晚期，应视正邪虚实之状，或祛毒辅以扶正，或扶正配以祛毒。茅建春认为红斑狼疮的治疗应在辨证、辨病、辨病期、辨病机、辨病理生理、辨主要矛盾等各方面中西医结合综合考虑。苏晓根据 SLE 病情活动程度的不同，将中医药的治疗作用分主导与增效地位，在非中重度活动期 SLE 的中药起主导作用，在中重度活动期 SLE 的中药起增效作用，并提出清热减毒、补肾减毒、补血解毒、和胃减毒、补肺减毒、保肝减毒、降脂减毒、降糖减毒等八法。

5. 专方专药治疗

众多学者根据病证结合模式，在辨病和辨证的基础上，针对多数患者的证候表现，制订了治则和专方专药，并取得了较好的疗效。如金石等观察补肾化毒中药(生地、熟地、山萸肉、丹皮、泽泻、青蒿、益母草、菟丝子、半枝莲、白花蛇舌草)对肾虚瘀毒证的系统性红斑狼疮(SLE)患者病情活动性的影响，选取 60 例 SLE 患者随机分为以补肾化毒中药为主的中西医结合治疗组 30 例和西药治疗为主的对照组，两组均以治疗 3 个月，结果治疗组的临床显效率明显高于对照组(P<0.01)，临床症状、实验室各项生化指标、自身抗体指标的恢复情况均优于对照组。张勇等依据攻下泄热化瘀之法创制狼疮Ⅰ号(白花蛇舌草、生地、土茯苓、牡丹皮、桃仁、赤芍、大黄、当归、炙甘草)，治疗热瘀型狼疮性肾炎。选用 30 例热瘀型 LN 患者，随机分为治疗组和对照组，对照组常规应用糖皮质激素治疗，治疗组在对照组应用糖皮质激素的基础上加用狼疮Ⅰ号，1 个月后比较两组的临床效果，结果显示狼疮Ⅰ号方联合糖皮质激素治疗 LN 热瘀证短期临床疗效优于单纯应用糖皮质激素治疗。范伟根据辨证论治，创制具有益气活血、清热解毒功效的

白龙方(药物组成:龙葵、荠菜、白花蛇舌草、红景天、乌梢蛇、蜈蚣、紫草、瞿麦等)随证加减治疗 LN,选用 30 例 LN 患者,随证加减,热毒炽盛者加用清热解毒之鱼腥草、蒲公英等;阴虚火旺者加用滋阴清热药;脾肾气虚者加山药、党参补脾益气;脾肾阳虚加补骨脂;气阴两虚加黄芪、生地益气养阴。总有效率为 86.6%。唐华等观察了复方生地合剂(地黄、生石膏、忍冬藤)治疗阴虚内热型 SLE 的疗效,将 65 例患者随机分为治疗组 31 例和对照组 34 例,两组均以糖皮质激素作为基础用药,治疗组给予复方生地合剂,对照组给予硫酸羟基氯喹治疗,疗程 12 周,观察两组的临床疗效、系统性红斑狼疮疾病活动指数(SLEDAI)、免疫学指标及安全性指标。结果提示复方生地合剂对 SLE 有一定的免疫抑制作用,且能降低 SLE 的活动度,毒副反应较少。杜永强等探讨经方升麻鳖甲汤治疗系统性红斑狼疮的理论依据,对升麻鳖甲汤方中雄黄、蜀椒两药的毒性和药理作用进行了探索性求证,得出升麻鳖甲汤化裁辨治 SLE 无明显毒副反应的结论。

雷公藤及其提取物和制剂在临床上较广地运用于免疫系统疾病。但是由于其"有大毒",对消化、生殖、血液、免疫等多系统具有毒副反应。各医家用雷公藤治疗 SLE 有自己的经验。汪履秋教授认为确诊且排除禁忌证的患者均可使用雷公藤,甚至可连用数月,绍亮教授在活动期狼疮性肾炎(lupus nephritis, LN)的中药方中加以雷公藤,要求雷公藤必须先煎以缓解其毒,并配生甘草以解其毒,丁樱教授运用激素联合雷公藤多甙治疗 LN 蛋白尿、血尿较严重者效果较好。由此可见,治疗 SLE 用专药雷公藤须慎用,根据经验抑其毒性而取其功用。陈泽君等为观察冬虫夏草对于 LN 患者免疫功能的调节作用,选用 50 例患者进行临床观察。对照组只予常规治疗,治疗组在常规治疗的基础上加用冬虫夏草制剂。结果显示,冬虫夏草制剂能明显调节 LN 患者的免疫功能,使病情活动性指标恢复或接近正常。齐庆等观察昆仙胶囊(昆明山海棠,菟丝子,枸杞子,淫羊藿)对于 LN 患者的治疗作用,选用 48 例肝肾阴虚型 LN 患者,随机分为治疗组(予糖皮质激素和昆仙胶囊)和对照组(服用糖皮质激素),共同治疗 3 个月后通过尿蛋白定量、血沉等指标来观察两组的临床疗效,结果显示,治疗组疗效优于对照组(P < 0.05),昆仙胶囊在治疗 LN 方面有显著疗效。

6. 分析与展望

在长期的医疗实践中,各个医家产生"特殊体质,禀赋不足论""肾虚论""痹证论""血瘀论""火毒论"等认识,但由于 SLE 不同个体及疾病不同阶段具有不同的临床表现,因此本病的中医证型也复杂多样,无统一的标准,治疗方案也基本上建立各家个人的经验及认识上,很难实现标准化的治疗方案,从而阻碍了红斑狼疮的中医药规范化治疗。同时,由于本病多呈慢性病程,需长期使用皮质激素和免疫抑制剂,这样就会出现一定的毒副反应。中医药治疗 SLE,在替代激素、改善免疫功能、增强疗效、抑制西药的毒副反应、提高生存质量、延长生存时间等方面,显示了独特的优势,但是仍存在许多不足。临床疗效评定也缺乏规范的量化评价指标及统一标准,也就致使疗效评价可能存在的偏差。因此，规范和统一系统性红斑狼疮的证型，使之客观化、标准化和量化，进一步从细胞和分子免疫学角度，探讨系统性红斑狼疮的"虚、毒、瘀"发病机制，寻求中医药治疗SLE的新方法和新药，仍然是临床和科研所面临的艰巨任务。

三、董燕平教授治疗系统性红斑狼疮用药特色

1. 依邪所犯，辨部选药

董燕平教授指出，由于本病病位广泛，临证时应根据毒邪所犯的部位选药，以达到最佳疗效。皮损，如面部、耳根、四肢红斑，可加紫草、蝉蜕、白芷等；关节肌肉酸痛，可加木瓜、桑寄生、威灵仙、海风藤、络石藤等；腰酸痛可加独活、桑寄生、杜仲、桑葚子、墨旱莲等；肾脏损害，出现下肢水肿、蛋白尿、血尿，可加黄芪、防己、薏苡仁、积雪草、接骨木、白茅根、芡实、仙鹤草、益母草、水蛭、三七粉等；肝脏损害可加柴胡、积雪草、香附、虎杖、北五味、茵陈、枳壳；手指冰凉色紫的"雷诺征"现象，可加桂枝、桑枝、淫羊藿、全虫、水蛭；血液系统的损害，白细胞低可加黄芪、川续断、桑寄生；血色素低，可加黄精、黄芪、桑葚子、巴戟天、女贞子、旱莲草等；血小板低可加大枣、熟地、山萸肉等；毒入三焦气分者可加生石膏、知母等；毒入营血者当清营凉血，可加水牛角、紫花地丁、银花、玄参、赤芍、丹皮、天花粉等。

2. 切中病机，峻药起沉疴

所谓峻药，其义大致有三：一者，《内经》所谓"大毒之药"，或称"虎狼药"，如甘遂、大戟、芫花之类；二者，虽无大毒，但药性偏峻者，热如附子，寒如石膏，辛如麻黄，攻如大黄等此类药或毒性大，或药性峻，用之不当，可致人性命，绝非常医所善为；三者，药性虽平和，但用量特重，超于常量数倍者，也视为峻药。董燕平教授认为平常之症当用平常之药，无须峻药重剂，否则病轻药重，诛罚太过，伤及正气。而大病重症，邪深病重，则非寻常药剂所能敌，须峻药重剂方能奏效。董燕平教授学验俱丰，临证有胆有识，在临床上善于用生地、紫草、黄芪，剂量特重，常能力挽狂澜，顿挫病势，救人以危及。

（1）生地黄：始载于《神农本草经》，被列为上品。其味甘性寒，归心、肝、肾经，为血分药，能清营凉血以泄邪热，鲜者寒性较强而多液，清热凉血之力优于干地黄，且生津。干地黄亦具以上功效，更长于滋养肝肾之阴。张洁古曰："地黄生则大寒而凉血，血热者须用之。熟则微温而补肾，血衰者须用之。又脐下痛属肾经，非熟地黄不能除，乃通肾之药也（引自《本草纲目》）。"本品为清热凉血之要药，内服煎汤剂常用量9~15g。系统性红斑狼疮急性发作期，常表现为相火妄动、热毒炽盛的证候。此时若以小剂量之滋阴降火药，犹如火上浇油，其火更燔，唯以峻药重剂，方能直折其火势。董燕平教授治疗系统性红斑狼疮时，常根据患者病情、体质及自己的临床经验，重用生地至30~60g，既能大清火毒，又能峻补阴血，使相火降，毒势减，病情缓，而后再徐图之。董教授强调，其服后应如仲景所言"大便当如漆"，此为中病之象，不可再服。

（2）紫草：味甘咸，性寒，归心肝经，有清热凉血、活血解毒，透疹消斑之功。用于血热毒盛，斑疹紫黑，疮疡，水火烫伤。内服：煎汤，5～10g。外用适量，熬膏或用植物油浸泡涂擦。《本草纲目》记载："紫草，其功长于凉血活血，利大小肠。故痘疹欲出未出，血热毒盛，大便闭塞者宜用之，已出而紫黑便闭着亦可用。若已出而红活，及白陷大便利者，切宜忌之"。胃肠虚弱，大便滑泄者慎服。《本草备要》："紫草，泄血热，滑肠。干咸气寒，入厥阴之分，凉血活血，利九窍，通二便；泻者忌用。"董燕平教授治疗系统性红斑狼疮时常重用该药（用量30～60g），效专力猛，如少于30g，则凉血解毒，透毒化斑之力逊，疗效欠佳。紫草要在系统性红斑狼疮急性发作期越早应用疗效越好。根据董师经验，方中无紫草皮肤红斑消退需60～90天渐可消退，重用紫草只需20～30天皮肤红斑即可消退。董教授认为紫草对热毒发斑功效有三：一甘寒凉血，能清热消斑；二能透邪外达，给邪以出路；三能活血行瘀，以针对阴液耗伤所致的津枯血滞。本品能清热毒，透伏毒，化瘀毒，共奏清火解毒，凉血消斑之效，本品性寒凉，有滑肠致泄的副作用，故服用后，若见大便"已出而红活，及白陷大便利者"，此为火毒已出之应，切勿更服。

（3）黄芪：其作为药用迄今已有2000多年的历史，《神农本草经》将该品列为上品，谓其"主痈疽久败疮，排脓止痛，大风癞疾，五痔鼠瘘，补虚，小儿百病"。《本草新编》言其"气薄味厚，可升可降，阳中之阳，专补阳"。清代王昂高度概括其作用："生用固表，无汗能发，有汗能治，温分肉，密腠理，泻阴火，解肌热。炙用补中益元气，温三焦，壮脾胃，生血生肌，托毒排脓，疮痈圣药，为补药之长，故称耆。"黄芪为甘，性微温，为补气圣药，主要功效为补气生阳、益卫固表、托疮生肌和利尿消肿，在临床上应用比较广泛，可用于多种疾病、多种证候，用药配伍上也比较灵活。《中华人民共和国药典》规定其1日用量为9～30g。

系统性红斑狼疮病的后期，因"相火为元气之贼""壮火食气"，而元气大亏，形成气血两虚、气虚血瘀及气虚水停等证。董燕平教授临证时紧扣"气虚"病机，大剂量使用黄芪，每每效如桴鼓。对系统性红斑狼疮病出现的贫血症、白细胞减少症，董教授常选用当归补血汤，以治疗血虚证或气血两虚证。《医宗金鉴·卷二十六》谓"是方黄芪多数倍而云补血汤者，以有形之血不能速生，生于无形之气故也，经言阳生阴长是之谓尔"。对狼疮性肾炎之水肿症，董教授认为此乃气虚血瘀水停，方选补阳还五汤加减，重用黄芪60～90g，峻补元气，示气旺以促血行水行，推动三焦气血津液流通。本品以补为通，药专力宏，直达病所，祛邪而不伤正。黄芪在本方中的作用不惟补气，重要的是还能利尿消肿。另外，大剂量黄芪予雷公藤配伍，有抗过敏、消除蛋白尿的作用。患者服用后尿多肿消，此中病之应，当减量或停用。临床中偶发现黄芪的不良反应：皮肤瘙痒者，加用乌梅、防风、地肤子；腹胀者，加用陈皮；呃逆者，用旋复花、代赭石、柿蒂等。

董教授强调，黄芪甘温纯阳，气虚者用之，可扶正祛邪；若气实者用之，易动火升阳，导致头痛、眩晕、烦躁、胸闷、血压上升等症。黄芪为临床常用药，确定其用量，有诸多因素，如年龄长幼、体质强弱、病势缓急、病程长短、季节地域、炮制规格、用药剂型等，故医者临证时必须详审病情，辨明脉证，合理组方，精心选药，方能取效。

总之，董燕平教授大剂量用药，特别强调辨证准确，轻重有别，必待有是证，用是药。药证相对，量与病适，才能峻剂取胜，力挽狂澜。中药剂量是关系到临床治疗效果的关键，剂量过小，则药重病轻，正气受之，反延误病情；药重病重，其病当之，"有故无殒"，是之谓也；剂量过大，则病去药存，引起他变。药力不济，反致迁延时日，是故药轻亦可伤正。药峻量重，乃不得已而为之，切不可滥用。正如《药门法律》中记述："用药不过太及，皆非适中，而不及尚可加治，太过则病去药存，为害更烈"。处方用药剂量得当与否，对疾病的转归与预后都有直接的影响。尤其大剂量用药并非易事，需要大量积累，用心揣摩，认真总结，才能掌握其用药的法度和规矩。

3. 匠心独具，善对用药

董燕平教授在治疗系统性红斑狼疮时用药精炼，尤其在对药的应用上颇具心得，形成了一系列独特的用药经验。

（1）生地-紫草：生地味甘性寒，归心、肝、脾经。《本经》谓："主治折跌，绝筋，伤中，逐血痹，填骨髓，长肌肉。作汤除寒热积聚，除痹。生者尤良。"生地黄甘寒质润多汁，既为清热凉血解毒之药，又为滋阴生津之佳品，善补心肝、肾之阴，常用于热毒对人体阴液的耗伤。生地黄清热并兼有补阴的作用，为清补之品且补阴血而不腻滞，阴虚火旺使用。紫草味甘咸、性寒，有凉血活血，解毒透疹之功。《本草纲目》记载："紫草入心包络、肝经血分，治斑疹、痘毒，活血凉血，解毒透疹之功"。《本草纲目》记载："紫草入心包络、肝经血分，治斑疹、痘毒，活血凉血，利大肠。"紫草对热毒发斑功效有三：一能甘寒凉血，退热消斑；二能透邪外达，给毒邪以出路；三能活血化瘀，以针对阴液耗伤所致的津枯血滞。两者配伍，相须为用，清、滋、活、透，相辅相成，共奏清热凉血、解毒消斑之效。董教授运用凉血消斑法治疗系统性红斑狼疮时常选用该对药。

（2）青蒿-鳖甲：青蒿配鳖甲，出自吴鞠通《温病条辨》一书，既青蒿鳖甲汤。青蒿味苦，性寒，归肝、胆、肾经，《本经》曰："主疗瘑痂痒，恶疮，杀虱，留热在骨节间，明目。"本品苦寒清热，辛香透散，有领邪逐秽开络之功，为清热透邪之要药。既能走于表，透发肌间郁热，以清热去暑；又能入于里，升发舒脾，使阴分伏热透达外散。鳖甲味性咸寒，入肝肾经。咸寒属阴，能直入阴分，以滋阴潜阳，软坚散结、清骨间之邪热；又为介虫之类，蠕动之物，能入阴络搜邪，清深伏阴分之毒热。青蒿得鳖甲，可深入阴分以搜邪透毒；鳖甲得青蒿，可使阴分之伏邪达于阳分，领邪外出。两者相配，养阴而不恋邪，透毒而不伤正，具有很好的清热滋阴透邪之效。正如吴鞠通所言，其"有先入后出之妙，青蒿不能直入阴分，有鳖甲领之入也，鳖甲不能独出阴分，有青蒿领之出也。"董教授治疗系统性红斑狼疮时常选用该对药。由于青蒿不耐高温，煎煮时间不宜太长，或用沸水泡服。

（3）积雪草－接骨木：积雪草出自《神农本草经》，味苦辛，性寒，归肝、脾、肾经，既有清热解毒利水之功，又有活血消肿止痛之效。《证类本草》谓："主大热，恶疮，痈疽，浸淫，赤熛，皮肤赤，身热。陶隐居云：方药亦不用，想此草当寒冷尔。"后世以其性大寒，故名积雪草。民间又常用其治疗跌打损伤，故又名落得打。《本草求原》曰："除热毒，治白浊，浸痔疮，理小肠气。"董教授认为积雪草能降低蛋白尿，抑制纤维增生，可延缓肾脏部分纤维化及硬化性狼疮性肾炎病情的进展。接骨木性苦，性平，归肝经，具有祛风除湿，活血舒筋，利尿消肿之功。《本草拾遗》记载其根皮主痰饮，下水肿及痰疟，煮汁服之，当利下及吐，不可多服，接骨木以功能接骨而得名，董师在临床上常用它来治疗慢性肾炎水肿、小便不利、风疹瘙痒等症。两药配伍，既能活血利尿消肿，又能清热祛湿解毒。

（4）忍冬藤－秦艽：忍冬藤又名银花藤、金银藤，味甘，性寒，归肺、胃经，具有清热解毒，祛风通络之功。《本草纲目》曰："治一切风湿气及诸肿痛，痈疽疥癣，杨梅恶疮，散热解毒。"现代金银花、忍冬藤二药是分开使用的。金银花性清扬，走外，善清肌肤风热而解毒；忍冬藤质重，走里，可清经络风热而止痛。其性偏寒，对痹痛化热者用之颇宜。脾寒虚热，泄泻不止者禁用忍冬藤。秦艽味辛苦，性微寒，归胃经、肝经、胆经。本品散苦泄，质偏润而不燥，为风药中之润剂。其性偏寒，兼有清热作用，故对热痹尤为适宜。两药合用，祛风湿热邪，通络止痛作用更强。董师在治疗系统性红斑狼疮热痹证时，除选用此对药外，还多配防己、牡丹皮、络石藤、黄柏、牛膝等药以清热凉血通络定痛。

（5）藤梨根－马鞭草：藤梨根味甘、微酸，性凉，入足少阴、阳明经，有清热解毒，活血消肿，祛风除湿，利尿止痛的作用。马鞭草味苦性微寒，入肝、脾经，具有清热解毒，活血散瘀，利水消肿，截疟等功效。《本草经疏》曰："马鞭草是凉血破血之药。下部脓疮者，血热之极，兼之湿热，故血污浊而成疮，且有虫也。血凉热解，污浊者破而行之，靡不瘥矣。陈藏器谓其破血杀虫，亦此意耳"。董师认为该药入肝经血分，凉血则清血中之热毒，破血则行血中之瘀毒；藤梨根亦具有此效，兼能化血中之风毒、湿毒、水毒。二药相伍，则狼疮患者血中之诸毒皆清皆化。

（6）黄芪－芡实－山药：黄芪味甘，性微热，入脾、肺经，有益气固表，敛汗固脱，托疮生肌，利水消肿之功效，为补气之圣药。芡实其性平，味甘、涩，有补脾止泻、益肾固精、祛湿止带的功能，被誉为"水中人参"。《本草纲目》曰："芡实止渴益肾，治小便不禁，遗精，白浊，带下。"山药益脾气、养脾阴、固精。此对药是董师最喜欢用的补益对药之一。三者都能健脾，但黄芪、山药补益能力较强，芡实固涩力较好；芡实偏于补肾，其健脾效能偏重从固涩方面发挥作用；黄芪、山药偏于补脾肺，其效能偏重从益气方面发挥作用。三药伍用，脾肺肾皆益，补涩同使，标本兼治，适宜于狼疮性肾炎气虚水肿蛋白尿患者，并常与防己、茯苓、白术等和而用之。

（7）黄芪－防己－薏苡仁：黄芪既可补脾肺之气以扶正，又兼利水消肿之功以祛邪，常用于脾虚失运，水湿停聚而致的面目浮肿，防己大辛苦寒，通行十二经，祛风行水，除湿止痛。薏苡仁清利湿热，解毒排脓，兼能健脾扶正。此对药化自《金匮要略》中的防己黄芪汤。三药合用，一以补气扶正为长，一以渗利通行为主，补运托解，利水而不伤正，扶正而不留邪，邪正兼顾，相辅相成，共奏益气行水，托毒运毒之功。多用于正虚表气不顾，外受风邪，以致水湿郁于肌表之水湿或风湿等证。临床常用于狼疮性肾炎气虚水肿蛋白尿患者，具有良好的消蛋白尿和改善肾功能作用。

（8）黄芪－地龙－水蛭：黄芪大补脾胃之元气以资化源，故摄经络真气以节散流，使气旺以促血行；地龙性善走窜，常于通经活络。水蛭可"破瘀而不伤新血，……专入血分于气分丝毫无损"为破瘀消结的佳药，因其感水中生动之气，又有利水道之效，张锡纯盛赞其在破血药中功效列第一。三药配伍，增强补气通络之力，使药力周行全身。此对药化自《医林改错》中的补阳还五汤。用于治疗因正气亏虚，脉络瘀阻的气虚血瘀证。系统性红斑狼疮后期，常见毒、虚、瘀互兼的证候，故以此药对以大补元气，行血化瘀。

综上所述，董师在治疗系统性红斑狼疮时常细心揣摩，所选方药多溯源于典籍，却遵循古而不泥古，每多创意。所用对药能取其所长，制其所短，调其偏性，制其毒性，发挥其相辅相成的作用，使证用药达到最佳疗效。

四、应用"肝肾阴虚、相火妄动"理论治疗干燥综合征

董燕平教授依据相火理论，并根据多年临床经验，提出"肝肾阴虚、相火妄动"是系统性红斑狼疮的基本病机，"毒热内生，辨证丛生"是SLE病理变化的特点，"滋阴降火，培元祛毒，标本同治"是治疗系统性红斑狼疮的特色。我在跟师学习中，将其辨证论治思想应用于干燥综合征的治疗中，取得较好临床疗效，现报告如下。

1. 对病名的认识

干燥综合征是一种主要累及外分泌腺体的全身免疫性疾病。临床上除侵犯泪腺和唾液腺表现为口、眼干燥外，还可影响其他外分泌腺及多个系统，造成多系统受损。本病即可以单独存在发生，称之为原发性干燥综合征；亦可继发于其他疾病，称之为继发性干燥综合征。其病理基础是B细胞功能亢进及由此而致的抗体产生过多等免疫异常，进而引起淋巴细胞浸润外分泌腺体（如泪腺、舌下腺、颌下腺等），损伤肺脏和肝脏，甚至发生淋巴瘤。治疗主要以局部对症治疗和系统治疗为主。在中医文献中，无"干燥综合征"的病名，但与其相关病证的记载有很多，如"燥证""消渴""虚劳""痹证"等相关疾病中。《黄帝内经》云："燥胜则干"，说明燥邪致病易使人体出现干燥少津的症状。金代刘完素在《素问玄机原病式》谓："诸涩枯涸、干劲皲揭，皆属于燥"，论说了"燥证"的临床表现主要为皮肤黏膜的干燥。明代张景岳根据致病特点，将其分为内伤和外感。若出现

"身热无汗，或为咳嗽喘满，或鼻塞声哑，或咽喉干燥"为外感；若出现"牵引拘急，或为皮腠风消，或脏腑干结"者为内伤。现代大多数学者将其归于"燥证"范畴。1989 年全国中医痹病委员会明确命名为燥痹，其主要症状为：口舌、皮肤干燥、咽干、关节隐痛、疲劳等。

2. 对病因病机的认识

燥为六淫之一，有内外燥之别。外燥者，病起于外，有严格的季节性的，属外燥；病自内生，由机体津液耗损或疏布失司所致者，属内燥。笔者认为干燥综合征属中医"燥痹""内燥"范畴，其病因是先天真阴不足，复加后天失养，遂致其病。其病机为"肝肾阴亏，相火妄动，毒邪内生""津亏不濡"和"津停不布"是本病的病理特点。肾为先天之本，肾阴乃真阴真水，五脏六腑均需依赖肾阴的濡养才得以发挥生理功能。肾水一亏，百病由是而生。正如张景岳所言："肾水亏，则肝失所滋而血燥生；肾水亏，则水不归源而脾痰起；肾水亏，则心肾不交而神色败；肾水亏，则盗伤肺气而喘嗽频……故曰：虚邪之至，害必归肾；五脏之伤，穷必归肾"。人体阴津，全赖肾水滋养，真阴亏，则一身之阴津皆不足，脏腑经络失于津，遂致口、眼、皮肤及内在脏腑燥证丛生。肾水亏，相火无制，妄动为贼为火毒，此毒邪以三焦为通道，随血脉上下，窜游于全身脏腑、经络、五官、九窍、肌肤膜理。外则伤肤损络，内则侵及脏腑营血，它是比六淫病邪损害性更强的毒邪。其一，"相火为元气之贼"，毒损元气，遂致气虚。气为血之帅，气行则血行，气虚则无力推动津液和血液的运行，致使血瘀水停，津水不布，周身脏腑器官失于濡润，而见口干、眼干、肤燥及心烦等症。诚如李杲所云："气少作燥，甚则口中无涎。泪液也系津液，赖气升提疏布，始能达其所，溢其窍，今气虚津不供奉，则泪液也少，口眼干燥之症作矣"。同时，气可生血化津，气虚则无力化生津血，致使津血更亏，不能发挥濡养等功能，加重燥病表现。其二，相火易"熬煎真阴，阴虚则病，阴绝则死"，毒邪蕴结不解，煎灼阴血，日久则真阴巨耗，火毒燔灼，燥象丛生。其三，毒邪蕴结不解，深入血分，腐蚀血肉，而酿痈成毒，使病情更加复杂。由此可见，本病虚实夹杂，毒、瘀、虚、水湿等常常互相影响，以致变证丛生，病情缠绵难愈。

3. 辨证论治

根据前文论述，干燥综合征的病因病机是先天真阴不足，复加后天失养，使相火妄动，毒邪内生，伤津耗气，瘀结水停，"津亏不濡"和"津停不布"，脏腑器官失于濡养而燥证丛生。治疗当以"滋阴降火，培元祛毒"为大法，方用培元祛毒汤加减。培元者，滋补原阴为主；祛毒者，依毒势及兼邪不同，有清火解毒、清热解毒、祛风化毒、散寒解毒、化湿解毒、化痰解毒、祛瘀解毒、透毒搜毒及以毒攻毒之异。本方标本兼顾，扶正祛邪，使邪去正安，达到阴平阳秘，精神乃治。

4. 典型病例

张某，女，56 岁，就诊时间：2014 年 6 月 25 日。主诉：口干、眼干 1 年，加重 2 月。

1年前患者出现口干，眼干涩，患者未予重视。2月前口干眼干逐渐加重，多次饮水不能缓解，双目泪少，时有视物模糊，双手近端指间关节疼痛，神疲乏力，无发热，于当地某医院就诊，查：ANA：(＋)，抗SSA抗体(＋)，抗SSB抗体(＋)，CCP(－)，RF(－)，风湿免疫科会诊后，确诊为"干燥综合征"。给予激素、免疫抑制剂和中药口服治疗后，关节疼痛稍微缓解，眼干口干无明显缓解。就诊时症见：口干，双目干涩，视物模糊，每日使用人工泪液5~10次，双手近端指间关节疼痛，无发热，乏力，心烦，失眠，盗汗，饥不欲食，小便可，大便干结，5~6日一行。舌下脉络瘀紫，舌暗红少津，花剥苔，脉沉细数。中医诊断：燥痹。辨证：相火妄动，火毒伤津证。治则：清降相火、滋阴生津润燥。方药：生地黄30g、山药18g、山茱萸18g、天门冬12g、石斛30g、麦冬20g、连翘15g、沙参15g、玄参20g、密蒙花15g、菊花15g、鳖甲12g、当归9g、白芍12g、生甘草12g。水煎服，日1剂。14副后，患者口干、眼干减轻，关节疼痛，心烦，失眠，盗汗，饥不欲食，大便正常，日一行。舌下脉络瘀紫，舌暗红有津，花剥苔，脉沉细数。上方加白花蛇舌草20g、知母12g、水蛭6g、生龙牡各30g(先煎)、忍冬藤30g。水煎服，日1剂。随证加减6个月后，口眼干症状明显缓解，无需频频饮水，很少使用人工泪液，关节偶有不适，纳寐可，二便调。随访半年未复发。嘱其清淡饮食。

5. 体会

干燥综合征是一种慢性炎症性自身免疫性疾病，属疑难病范畴，病因病机不明，病程漫长，常与风湿类疾病合并存在，治疗极为棘手。主要临床表现有眼干，口干，皮肤干燥，亦可累及肺、肾、肝、胃肠道等，出现许多并发症，致使患者生活质量下降，劳动能力丧失，给患者带来极大地痛苦和不便。中医学认为本病属"燥痹"范畴，主要由于阴虚燥热所致，治疗上以滋阴润燥为主，即"燥者濡之"。笔者认为，本病的病机为"肝肾阴亏，相火妄动，毒热内生"。此毒为内生之热毒，以三焦为通道，随血脉上下，窜游于全身脏腑、经络、五官、九窍、肌肤腠理。外则伤肤损络，内则侵及脏腑营血，它是比六淫病邪损害性更强的毒邪。在疾病的发展过程中，常因毒致虚，因虚致瘀，因虚水结，或因瘀水结，致使"水津不布"，周身脏腑器官失于濡润，而见口干、眼干、肤燥及心烦等症。同时，毒邪蕴结不解，煎灼阴血，日久则气血津液巨耗，"津亏不润"，燥象丛生。选用培元祛毒汤加减。生地黄、山药、山茱萸、天门冬、石斛、麦冬、鳖甲以峻补阴津，清降相火；连翘、玄参以清热解毒；密蒙花、菊花以清肝明目；再辅以补气利水破瘀之剂，则阴生毒祛，经脉通畅，水津四布，五经并行，其燥自润。

五、滋阴降火、引火归元法治疗阴虚火旺型紫癜病的临床研究思路

慢性复发难治性紫癜病大部分以阴虚火旺为主要表现 紫癜病中有部分患者对糖皮质激素不敏感，初治就表现出对一线药物无反应。经激素治疗后使后续治疗更加困难，

经过各种二线药物或联合化疗也难以见效，形成慢性难治性紫癜病。该类患者在使用中药治疗时，短时间内也难以见到效果。有的患者幼时或出生时就发病。大部分患者存在先天不足，肾阴亏损；或后天失于调养，后天之精无力充养先天之精，在生长发育过程中阴精日益不足，阴不潜阳，相火妄动，以阴虚证和火旺证为主要表现。

董燕平教授从相火学说出发，以肾元亏虚，相火妄动理论，论治系统性红斑狼疮，取得了非常好的临床疗效。系统性红斑狼疮属于自身免疫性疾病，临床症状复杂，涉及多个系统，病情易反复，病情缓解与急性发作相交替，预后不良，是内科疑难病症之一。董燕平教授根据30余年的临床观察总结，认为系统性红斑狼疮中医病机的本质是本虚证：素体不足，真阴亏损，肾元亏虚为本。以阴不潜阳导致相火妄动，阴虚内热为主体。病程长者，相火妄动耗气伤津，阴损及气，津伤及血，可出现气阴两虚、阴血两虚，晚期阴阳气血俱损，可见阴阳气血俱虚表现。在脏以脾、肾两虚为主，晚期可出现五脏俱虚。系统性红斑狼疮病变部位在经络血脉，以三焦为主导，可累及心、肺、肝、脑、皮肤、毛发、肌肉、爪甲、关节、营血，遍及全身各个部位和各个脏器，脏腑与脾肾关系最密切。三焦是命门之别使，为元气、水液的通道，包络三焦相表里，主一身之血脉，包络同寄相火。相火妄动，三焦包络受邪，气、血、水运行失常，可产生郁热、火邪、热毒、血瘀、水湿、积饮等病邪，形成本虚标实证。

（一）紫癜病阴虚火旺证的诊断及病因病机探讨

1. 紫癜病阴虚火旺证的病因病机

（1）先天禀赋不足是紫癜病阴虚火旺证的内在病因基础：许多紫癜病患儿，婴幼儿期即发病，甚至出生就带有紫癜病，其主要原因是先天禀赋不足，命门水亏。肾为水火之脏，内涵命门真阴真火。古人非常重视肾阴，认为"肾阴不可伐"，张景岳有"盖五脏之本，本在命门，神气之本，本在元精，此即真阴之谓也"。认为肾之真阴为五脏阴津之根"五脏之阴，非此不能滋"。若先天命门之水不足，在生长发育过程中又不注意养护，饮食劳逸不节，不能节欲，先天之精得不到后天之精充养，加重耗伤，终至阴阳失衡，阴不潜阳，相火妄动。

（2）后天失养，脾胃损伤是紫癜病阴虚火旺证的关键因素：脾胃为元气之本。如前所述，元气是人身之本，李东垣认为脾胃为元气之源，脾胃伤则元气衰，元气衰则疾病丛生，"脾胃之气既伤，而元气亦不能充，而诸病之所由生也"（《脾胃论·脾胃虚实传变论》）。元气为先天之本，脾胃为后天之本，先天之精靠后天之精不断充养："真气又名元气，乃先身生之精气也，非胃气不能滋之"（《脾胃论·脾胃虚实传变论》）。所以脾胃损伤相当于先天之元气被断粮断水，无以充养，只能不断耗竭。

（3）外邪相引是紫癜病阴虚火旺证的诱发因素：经云：正气存内，邪不可干，邪之所凑，其气必虚。人体之"正气"，是人生命活动的物质基础，由先天之精气和后天之精气化生而成。先天本已不足，又有饮食劳逸不节，脾胃损伤，正气亏耗，不御外邪。肾阴本不足，阴阳失和，相火蠢蠢欲动，兼加外邪相引，则相火离位，燔灼焚焰，迫血妄行。

（4）肾阴不足，相火妄动是紫癜病阴虚火旺证的根本病机：肾为水火之脏，内寓肾阴肾阳，两者相依不可相离。张景岳强调"所谓真阴之用者，凡水火之功，缺一不可"。肾阴不足，水浅不潜龙，则阳火亢盛离位而妄动。相火妄动，其害甚大，可随三焦迅速传遍全身，内而五脏六腑，外则肌肤腠理经脉。火热迫血妄行或灼伤络脉，则成紫癜病。

（5）紫癜病阴虚火旺证的病机演变：本于肾阴不足，肾元亏虚，阴不潜阳，相火妄动则成阴虚火旺证；妄动之相火为"元气之贼""火与元气不两立"，耗伤元气则至气阴两虚证；精血同源，阴虚则血必亏，久之则气血两亏证见；久病阴损及阳，可致脾肾阳虚。

三焦为相火之使，"心包络者肾之配"，与三焦相表里，同寄相火，相火妄动，循三焦包络妄行，气、血、水运行失常，可致气滞、血瘀、痰凝等病理产物出现，阻塞脉络，加重病情。

2. 紫癜病阴虚火旺证的诊断

根据症状诊断，抓住主症，兼参次症。主症包括皮肤有青紫点或斑块；咽干口渴欲饮；手足烦热或潮热。次症为或然症，不必尽备。包括口舌干燥，烦渴欲饮，面色晦暗无华，头晕目眩，腰膝酸痛无力，大便秘结，形体消瘦，舌红少津；五心烦热，颧红，潮热盗汗，心悸；失眠多梦，阳强易举或性欲异常亢盛，多食易饥或少食不饥，舌质鲜红或暗红，少津而干，甚至裂纹、少苔或无苔等。

皮肤紫癜虽然是紫癜病的主症，但有很多患者皮肤没有紫癜，也没有明确的出血症状，因为体检或其他偶然机会发现血小板减少。血小板计数减少是紫癜病的必然表现，可结合现代检查做出诊断。症状主要包括阴虚表现和虚火妄动表现。阴液不足，失于濡养周身，出现干燥不荣的表现如口舌干燥，烦渴欲饮为阴液亏少，饮水自救；阴不上承，五窍面目失养则面色晦暗无华，头晕目眩，舌红少津；腰为肾之腑，肾阴不足，阴不充廓则腰膝酸痛无力，形体消瘦；阴虚肠道失润则大便秘结。另一组为虚火妄动症状：虚火内扰，阴阳失和则五心烦热，潮热盗汗；虚火上扰清窍则颧红，头晕目眩；"君火以明，相火以位"，相火妄动，君火不明，心神被扰则心悸，失眠多梦；性欲为心神控制，相火妄动，相霸欺君，君不制相，则阳强易举或性欲异常亢盛；相火熏蒸三焦，胃火旺多食易饥，若以胃阴不足为主则见少食不饥。阴虚不荣舌面，则少津而干，有裂纹，不充脉道则脉细或沉细。虚火扰动则舌红，脉见数象。

（二）紫癜病阴虚火旺证的特点及治法分析

1. 肾阴虚为本，火旺为标，治疗标本兼顾

以上病机分析可见：肾阴不足，阴不潜阳是病机关键。朱丹溪言"滋阴则火自降"，又言"养血益阴，其热自治"。故滋阴补肾是治病之本，是关键所在。但相火妄动，燔灼

焚焰，耗阴劫液，"煎熬真阴，阴虚则病，阴绝则死。"火热迫血妄行，损伤血脉，不能坐以待毙，需清泻火邪，引相火下行血止则速。故治疗需标本兼顾。

2. 泄火不可苦寒太过，要时时顾及脾胃

本病的本质为阴虚，火旺为标。虽然急则治其标，但不可药量过猛，损伤胃气。正如丹溪所言"大凡攻击之药，有病则病受之，病邪轻而药力重，则胃气受伤。"多次强调病者服药，一定要遵守禁忌，不要损伤脾胃。"夫胃气者，清纯冲和之气，人之所赖以为生者也。若谋虑伤神……药饵违法，皆能致伤。既伤之后，需用调补。恬不知怪，而乃恣意犯禁，旧染之证，与日俱积。吾见医将日不暇给，而伤败之胃气，无复完全之望，去死近矣。"脾胃损伤之后，元气无以充养，会使原疾加重，机体康复困难。而且脾胃为后天之本，脾胃损伤，变生其他疾病，李东垣说"脾胃内伤，百病由生"。

3. 君火相火联系密切，而且五脏均有相火，治疗以滋肾阴为主，兼顾他脏

君火相火关系密切，正如朱丹溪所言"人之有生，心为火居上，肾为水居下，水能升而火能降，一升一降，无有穷已，故生意存焉。"君火在上，肾水在下，君火需下暖肾水，使肾水不寒；肾水需上蒸君火，使君火不亢。水火既济，阴阳平衡，一切生命活动正常。正如唐容川所言："人之一身，不外阴阳，而阴阳二字，即是水火。"病理又互相影响"心动则相火亦动""相火炽，则君火亦炎"。而且五脏均存相火，情志过激，饮食不节，可导致厥阳之火起，损伤肾阴，引动相火。

对于紫癜病阴虚相火旺证，疾病关键还在肾阴不足，治疗时侧重滋阴以降火。李东垣用黄柏、生地滋肾阴以清心火"又宜少加黄柏，以救肾水，能泻阴中之伏火。如烦乱犹不能止，少加生地黄补肾水，使肾水旺而心火自降"（《脾胃论·长夏湿热胃困尤甚用清暑益气汤论》）。丹溪言"有补阴则火自降，炒黄柏、生地黄之类"。君相火具旺者，清泻君火，可用栀子、黄连。"栀子大能降火，从小便泄去"。有五脏火起着，审其火起部位，兼以清泻。

（三）地柏滋阴升板方处方分析

1. 药物组成

熟地、黄柏、制龟板、山茱萸、丹皮、炒山药、当归、陈皮、砂仁、生甘草等。

2. 组方原则

滋阴降火，引火归元。

3. 药物分析

本方取六味地黄丸、大补阴丸、封髓丹化裁而来，取六味地黄之滋阴补肾，泻阴中伏火之四味：熟地、山茱萸、山药、丹皮，去渗利之茯苓、泽泻；取大补阴丸之滋肾阴泻相火之四味：熟地、龟板、黄柏、甘草，去苦寒太甚之知母，油腻之猪脊，根据火热情况

可加减黄柏用量或酌加知母，以助清泻相火；取引火归元之封髓丹三味：黄柏、砂仁、甘草，使阴生火降之后，引火归元。

（1）君药：熟地黄、黄柏。

熟地黄：甘，微温，归肝、肾经，能养血滋阴，补精益髓。《药鉴》言："惟其性寒泥滞，故用醇酒洗过，或姜汁炒过，或同附子用，不惟行滞，且能导引入肾，下元血虚者，必须用之。又能填骨髓、长肌肉。尺脉旺者，宜用黄柏知母，则滋阴降火补肾。"对肾阴不足之证，熟地是填补肾阴的主药。《本经》谓之"填骨髓，长肌肉"。《珍珠囊》称它："主补血气，滋肾水，益真阴。"《本草求真》："熟地黄（专入肾。兼入肝），甘而微温。味浓气薄。专补肾脏真水。兼培黄庭后土。土浓载物。诸脏皆受其荫。故又曰能补五脏之真阴"。《本草正义》将其重守沉静，甘缓内敛之性描绘的更加具体生动"阴虚而神散者，非熟地之守，不足以聚之；阴虚火升者，非熟地之重，不足以降之；阴虚而躁动，非熟地黄之静，不足以镇之；阴虚而刚急者，非熟地黄之甘，不足以缓之。"李杲认为生地黄过于寒凉，火旺实证可用，熟地黄能补肾中元气，虚火更适宜："生地黄，治手足心热及心热，能益肾水而治血，脉洪实者宜此。若脉虚，则宜熟地黄。地黄假火力蒸，故能补肾中元气。"《药品化义》称之为补阴填髓的圣药："滋补其阴，封填骨髓，为圣药也，取其气味浓厚：为浊中浊品，以补肝肾"。真阴不足者应用最好。本研究真阴不足为本，应填补真阴为重，以熟地黄为君，大补肾阴，填补肾精，使肾精足，水深龙潜。熟地虽然为补肾养生之妙药，但其质厚重，性黏腻，还应注意勿滞塞中州；形体瘦削甚者，脾胃虚弱，运化无力，不任滋补，不宜使用。正如《本草正义》所嘱："然黏腻浊滞，如大虚之体服之，亦碍运化，故必胃纳尚佳，形神未萎者，方能任受，不然则窒滞中州，必致胀闷，虽有砂仁拌蒸，亦属无济，则中气太弱，运动无权之弊也。"

黄柏：苦寒，入肾、膀胱经，具有清热燥湿，泻火解毒之功效。《汤液本草》："足太阳经引经药，足少阴经之剂。"朱丹溪为滋阴清热大家，善用黄柏："黄柏，走至阴，有泻火补阴之功，非阴中之火，不可用也。"他用盐水制黄柏一味药，名大补丸，使盐以入肾，主降阴火以救肾水。李梴认为黄柏擅长清泻妄动之龙雷实火："黄柏入肾，肾苦燥停湿，柏味微辛而能淘燥，性利下而能除湿，故为肾经主药。然《本经》谓其主五脏热者，盖相火狂越上冲，肠胃干涸，五脏皆火，以上诸症，皆火之所为，湿亦火之郁而成也，用以泻火则肾水自固，而无狂越漏泄之患，所谓补肾者，亦此意也。"

本方中用黄柏为君，以降离位之邪火，使火邪快去，以存肾阴。黄柏虽为君药，但用量不用过大，一般6～15g，观其体质及后天脾胃之厚薄，斟酌用量。因黄柏大苦大寒，不能久用。且苦寒伤胃，大量久服则容易伤胃损阳。正如《本草纲目》所议："近时虚损及纵欲求嗣之人用补阴药，往往以此二味为君，日日服饵，降令太过，脾胃受伤，真阳暗损，精气不暖，致生他病。"

熟地黄柏为君，熟地主补肾阴之不足，黄柏主泻过亢之相火，使火邪去，肾阴充，以期相火降而归元。

（2）臣药：制龟板、山茱萸、丹皮。

制龟板：咸、甘，微寒。归肝、肾、心经。能滋阴潜阳，益肾强骨，养血补心。《药鉴》谓："此剂禀北方阴气而生，为阴中至阴之物，大能补阴"。龟板为血肉有情之品，兼其长寿，生于水中，久积天地之精华，入肾经，用其填补肾精，以助熟地生肾水。

山茱萸：酸、涩，微温。归肝、肾经。有补益肝肾，涩精固脱之功。山茱萸味酸收敛，《本草经解》言其"敛火归于下焦"，性温能补。《药品化义》称之"酸能收脱，敛水生津"，《本草新编》认为山茱萸酸敛温补之性有助于阴虚之火下归于肾"山茱萸补肾水，而性又兼涩……凡火动起于水虚，补其水则火自降，温其水则火自安……故山茱萸正治阴虚火动之药，不可疑其性温而反助火也。"《本经逢原》也认为山茱萸酸敛之性有助于肾之封藏："仲景八味丸用之，盖肾气受益，则封藏有度，肝阴得养，则疏泄无虞，乙癸同源也。"其性虽酸敛，会敛收元气，不会助敛邪气。张锡纯称它："山茱萸，大能收敛元气，振作精神，固涩滑脱。收涩之中兼具条畅之性，故又通利九窍，流通血脉……且敛正气而不敛邪气。"

方中用山茱萸之酸，合熟地、当归之甘，酸甘化阴，以助肾水。山茱萸之酸涩，有助于相火归位，肾气固涩封藏。

丹皮：苦、辛，微寒。归心、肝、肾经。功能善于清热凉血，活血化瘀。丹皮善于清中血伏热，为清血热之要药，《本草经疏》："牡丹皮，其味苦而微辛，其气寒而无毒，辛以散结聚，苦寒除血热，入血分，凉血热之要药也。辛能散血，苦能泻热，故能除血分邪气……血中伏火，非此不除。"丹皮不仅能清血中伏火，还能助肾坚阴，泻相火。如《得配本草》言："丹皮、川柏，皆除水中之火，然一清燥火，一降邪火，判不相合。盖肾恶燥，燥则水不归元，宜用辛以润之，凉以清之，丹皮为力；肾欲坚，以火伤之则不坚，宜从其性以补之，川柏为使。"《本草求真》更欣赏其泻妄动相火之能力，认为更优于黄柏："世人专以黄柏治相火，而不知丹皮之功更胜。盖黄柏苦寒而燥，初则伤胃，久则伤阳，苦燥之性徒存，而补阴之功绝少，丹皮能泻阴中之火，使火退而阴生，所以入足少阴而佐滋补之用，较之黄柏不啻霄壤矣。"

本方加入丹皮，使其助黄柏泻阴中之伏火，减少黄柏苦寒药之用量。

制龟板、山茱萸、丹皮为臣，共助熟地滋补肾阴，助黄柏泻火，使得肾元得补，邪火得泻，相火能回归原位。

（3）佐药：山药、当归、砂仁。

当归：甘、辛，温。归肝、心、脾经。功能补血活血，调经止痛，润肠通便。《本草求真》称当归"气味辛甘，既不虑其过散，复不虑其过缓。得其之润，阴中之阳。故能通心而血生，号为血中气药。故凡一切血症阴虚。阳无所附。而见血枯血燥血闭血脱等症，则当用此主治。"《本草新编》也有"当归，味甘辛，气温，可升可降，阳中之阴，无毒。但其性甚动，入之补气药中则补气，入之补血药中则补血，入之升提药中则提气，入之降逐药中则逐血也。而且用之寒则寒，用之热则热，无定功也。"

本方中取当归甘补而又善动之性，与熟地相配，补血行血，补而不滞。而且当归之温，能制黄柏之寒，使补阴而不致冰伏。

山药：甘；平，归肺、脾、肾经。能补脾养胃，生津益肺，补肾涩精。

山药既能补肾，又能补脾肺而助肾之源流，《本草经读》："山药，能补肾填精"，《本草正义》言：山药性平气轻，善于治疗脾虚、肾虚等虚损，但药力轻，不能为君，补肾需加用山茱萸、熟地等药物。"能健脾补虚，滋精固肾，其气轻性缓，非堪专任，故补脾肺必主参、术，补肾水必君茱、地"。《药品化义》："土旺生金，金盛生水，功用相仍，故六味丸中用之治肾虚腰痛，滑精梦遗，虚怯阳痿。但性缓力微，剂宜倍用。"山药在本方中，与熟地、山萸肉同用，滋阴补肾，助填补肾精，又能补肺健脾，增加其源流。

砂仁：辛，温。归脾、胃、肾经。能行气调中，和胃醒脾。《汤液本草》："缩砂，与黄柏、茯苓为使则入肾"。《本草纲目》言其："补肺醒脾，养胃益肾，理元气，通滞气"，又言"缩砂主醒脾调胃，引诸药归宿丹田，故补肾药用同地黄丸蒸，取其达下之旨也。"《本草新编》："砂仁，止可为佐使，以行滞气，所用不可过多，用之补虚丸中绝佳，能辅诸补药，行气血于不滞也。补药味重，非佐之消食之药，未免过于滋益，反恐难于开胃，入之砂仁，以苏其脾胃之气，则补药尤能消化，而生精生气，更易之也"。

本方中正是取砂仁之辛温，辛温能散，理气醒脾，用在大队气味厚重之补阴药中，能助脾行滞。又善入肾经，引诸药下达下焦，归于丹田。

以当归、砂仁、山药为佐，当归善能补血，精血同源，取其血生则精生；当归性温能制黄柏之寒，使补阴而不致冰伏。善动之性，与熟地相配，补血行血，补而不滞。山药与熟地、山萸肉同用，助君臣滋阴补肾，又能补肺健脾，一者增加其源流，二者减少寒凉药损伤脾胃。用砂仁最妙。砂仁之辛温，辛温能散，理气醒脾，能助脾行滞。又善入肾经，引诸药下归于命门。

（4）使药：生甘草。

生甘草，甘，平。归心、肺、脾、胃经。补脾益气，和中缓急，润肺，解毒，调和诸药。《本经》称其"主五脏六府寒热邪气，坚筋骨，长肌肉，倍力"，李杲善于治胃，对甘草了解最透"其性能缓急，而又协和诸药，使之不争，故热药得之缓其热，寒药得之缓其寒，寒热相杂者，用之得其平。"郑钦安言"甘草调和上下，又能伏火。"

本方使用生甘草，取其甘缓调和之性，使寒热相合。黄柏、砂仁、生甘草组成封髓丹，郑钦安言三味共使"真火伏藏，则人身之根蒂永固"。又言"其中更有至妙者，黄柏之苦，合甘草之甘，苦甘能化阴。西砂之辛，合甘草之甘，辛甘能化阳。阴阳合化，交会中宫，则水火既济"。

4. 现代药理研究

对处方中的药物，大部分具有免疫调节作用、抗菌抗炎作用。

(1)君药地黄、黄柏的现代药理研究：现代药理研究显示，地黄中的有效成分可以调节免疫功能，抗肿瘤，对血液系统有明显促进造血的作用。刘福君等发现地黄低聚糖(RGOS)在机体免疫功能低下时有免疫增强作用。陈力镇等发现地黄多糖 b 增强 T 淋巴细胞的功能发挥抑瘤作用。魏小龙等发现低分子量地黄多糖(LRPS)可能通过影响基因的表达从而产生抗肿瘤作用。还有研究者对地黄多糖的造血功能做了研究，发现它能刺激正常小鼠和快速老化模型小鼠骨髓 CFU – S、CFU – GM、CFU – E 和 BFU – E 的增殖，具有促进造血功能的作用。体外对环磷酰胺作用后小鼠骨髓粒系祖细胞有促进其恢复作用，并对放射损伤有一定的保护和促进恢复作用。

黄柏有抗菌作用：赵鲁青等发现复方黄柏冷敷剂对金色葡萄球菌感染的破损皮肤，有明显的抗菌、抗炎作用；郭志坚等发现黄柏叶的 3 种成分对金黄色葡萄球菌、柠檬色葡萄球菌及枯草杆菌有抑菌作用；缴稳苓发现幽门螺杆菌对对黄柏敏感；袁昌衡等研究表明淋球菌对黄柏高度敏感。免疫调节作用：吕燕宁等发现黄柏有抑制小鼠迟发型超敏反应(DTH)的作用，从而抑制免疫反应，减轻炎症损伤；Mori H 等发现黄柏碱能明显抑制结核菌素诱发的迟发型超敏反应的诱导期，有抑制细胞免疫的作用。宋智琦等也发现黄柏能明显抑制 2、4 – 二硝基氟苯(ACD)引发的迟发型超敏反应。赵向忠等研究发现：黄柏可增加胸腺细胞的凋亡率，表现出较强的类似糖皮质激素样的作用，使 B 细胞产生抗体的能力下降。另外，黄柏还有降糖、促进肠蠕动、降压、抗溃疡、抗氧化、抗痛风、抗病毒等作用。综上，在免疫病方面，黄柏不仅有抗菌消炎作用，还有明显的免疫抑制作用，可用于免疫耐受失常的免疫病。

(2)臣药山茱萸、丹皮、龟板的现代药理研究：山茱萸有明确的调解免疫作用和抗菌、降糖作用，对它调节免疫的功能研究比较深入。①山茱萸的免疫调节作用：山茱萸不同的提取物对免疫系统的作用不同。多糖类成分主要发挥免疫兴奋作用，而苷类成分发挥免疫抑制作用。杜伟峰等研究发现山茱萸多糖可提高免疫低下小鼠的非特异性免疫、体液免疫以及细胞免疫功能。李雅江等山茱萸通过抑制大鼠细胞免疫功能对大鼠佐剂性关节炎(AA)产生疗效。吕晓东等研究表明：山茱萸免疫活性部位 F – 1C 可增加正常小鼠 Ts 细胞数量并增强 Ts 细胞抑制功能，发挥其免疫抑制作用；②抗菌、消炎作用。李勇等研究得出的结论是：山茱萸总苷能抑制实验性变态反应性脑脊髓炎(EAE)大鼠外周血清 C 干扰素(IFN – C)、可溶性白细胞介素 – 2 受体(sIL – 2R)的表达，达到抗炎作用。抑制致炎剂引起的大鼠耳肿胀，山茱萸总皂苷对金黄色葡萄球菌的抑制效果明显。此外山茱萸还有抗衰老、抗心律失常、对缺血再灌注损伤的保护作用和抗休克等作用，临床应用广泛。

现代药理研究比较清楚的是丹皮中的丹皮酚，有调节免疫，抗肿瘤，抗菌消炎，对心血管系统有改善动脉硬化、抗心律失常、对缺血再灌注损伤等作用，还有对糖尿病骨质改善和糖尿病血管病变改善均有一定作用。与免疫有关的作用：①丹皮酚的免疫作用：李逢春等研究观察到低浓度丹皮酚可以增加 T 淋巴细胞在血液循环中的比例，还能使 T 淋巴细胞释放细胞因子，对吞噬细胞系统和 T 淋巴细胞系统有激活作用。朱作金等应用丹皮酚雾化吸入，不仅能提高机体肺局部非特异性免疫功能，而且还可提高体液免疫功能。丹皮酚对 Ⅱ、Ⅲ 和 Ⅳ 变态反应均有抑制作用，皮酚对变态反应的抑制无抗原特异性，作用于 T 细胞对抗原的感应和效应阶段，提示牡丹皮在发挥抗炎作用的同时，不能抑制正常体液免疫功能；②抗菌作用：Papandreou V 等研究提示，丹皮酚对金黄色葡萄球菌、表皮葡萄球菌、铜绿假单胞菌、阴沟肠杆菌、肺炎克雷伯杆菌、大肠杆菌、白色念珠菌、热带念珠菌、光滑球拟酵母菌，均有很强的抗菌活性，尤其是对致病性真菌效果更好。另外，丹皮酚还可以直接诱导肿瘤细胞凋亡和通过提高荷瘤小鼠 IL-2 及 TNF-A 的生成发挥其抗肿瘤作用。

对臣药龟板的现代药理研究较少，有部分文献显示：龟板具有调节能量代谢、增强免疫、补血、健骨、保护神经系统、促进生长等作用。①龟板增强免疫作用：顾迎寒等研究发现龟甲水提液对阴虚小鼠甲状腺、胸腺、脾脏萎缩有一定的抑制作用，龟甲胶还有升高白细胞的作用，在一定程度上发挥提高免疫力作用；②生血作用：龟甲胶还有提升血小板的作用，提升贫血小鼠的 RBC 和 Hb，缩短外伤致出血小鼠的出血时间等作用。

（3）佐药当归、陈皮、砂仁的现代药理研究：当归的免疫调节作用：当归的免疫调节作用主要通过细胞免疫、体液免疫、单核吞噬细胞系统和调解细胞因子含量实现。当归能促进非疾病人群的淋巴细胞的转化，增强小鼠 T 淋巴细胞功能的作用，达到提升细胞免疫的作用。研究表明，当归还可以提高其血清中抗体效价，提高 HBsAg 的免疫源性，说明其有提高体液免疫的作用。当归多糖可显著增强小鼠腹腔巨噬细胞对鸡红细胞（CRBC）的吞噬功能，对小鼠腹腔巨噬细胞吞噬功能的抑制作用。当归水溶性成分和脂溶性成分活化小鼠腹腔溶酶体酶系统的作用。说明当归对巨噬细胞系统吞噬功能有调节增强作用。翁晓春等研究发现，当归可以激活 Th 细胞促进其分泌 IL-2，增强细胞毒作用。当归对免疫系统的作用是复杂的，还能增强机体非特异性免疫反应。研究发现，当归浸出液可以使小鼠体重生长速度加快，提高耐寒力及肌力，延长小鼠在冷水中游泳的时间，调节机体的免疫反应状态等。此外，当归也有抗肿瘤作用，对心血管系统也有广泛作用。

现代药理研究显示，陈皮药理作用广泛，对消化系统、心血管系统有多种作用，也有一定的抗菌、抗炎、调节免疫、抗肿瘤作用。有研究发现：陈皮提高豚鼠血清溶血酶含量、血清血凝抗体滴度，提升心血 T 淋巴细胞 E 玫瑰花环形成率，可以促进体液及细胞免疫。丁光等研究发现陈皮可提高草鱼淋巴细胞转化率。陈皮可通过抑制过敏介质释放的某个环节或是直接对抗过敏介质而发挥作用。陈皮提取液有较好的抗菌能力，对常见浅部真菌有抑菌作用。陈皮还有抗肿瘤作用，有研究者发现，陈皮提取物对人肺癌细胞、人直肠癌细胞和肾癌细胞敏感。

砂仁主要的药理作用集中在对消化系统的作用。研究表明，砂仁有胃保护的作用，促进胃排空的作用，增加胃肠运动的收缩幅度。除了对消化系统作用外，砂仁也有抗菌消炎作用。有研究提示，砂仁提取物可抑制二甲苯致小鼠耳肿胀的厚度，对小鼠佐剂性足趾的肿胀也有一定的抑制作用。朱毅等认为海南砂挥发油可以通过抑制结肠组织中肿瘤坏死因子－α和核因子－κB p56 的表达的，从而抑制炎症级联反应。砂仁对免疫也有调节作用。吴师竹等报道阳春砂粉末混悬液，可减少抗体形成细胞（空斑形成细胞）数，提示砂仁有抗变态反应性炎症的作用。Kim 等研究发现，砂仁水提液具有减缓免疫球蛋白（IgE）介导的皮肤过敏反应，减少组胺释放、降低 p38 有丝分裂原蛋白激酶活性等作用，提示砂仁有抗过敏反应作用。

（4）使药甘草：甘草中含有多种有效成分：草黄酮、甘草酸、甘草多糖、甘草次酸等，具有抗炎及免疫调节作用，提高肾上腺皮质功能及其激素分泌，抗菌、抗病毒、抗肿瘤、解毒，对消化系统也有多样作用。下面主要介绍其抗炎、调节免疫作用和对肾上腺皮质的影响作用。①抗炎及抗变态反应：甘草酸能非特异地增强巨噬细胞（Mφ）的吞噬活性，并可消除抑制性 Mφ 的抑制活性。甘草次酸对大白鼠的棉球肉芽肿、甲醛性浮肿、结核菌素反应、皮下肉芽囊性炎症均有抑制作用。甘草酸胺、甘草次酸钠能有效地影响皮下肉芽囊肿性炎症的渗出期及增生期，其抗炎强度弱于或接近于可的松；②肾上腺皮质激素样作用：甘草能使多种动物的尿量及钠的排出减少，钾排出增加，血钠上升，血钙降低，肾上腺皮质小球带萎缩。有人认为其作用机制是甘草次酸抑制了肾上腺皮质固醇类在体内的破坏，因而血液中皮质类固醇含量相应增加，而呈现较明显的肾上腺皮质激素样作用。

综上所述，现代研究也表明：本方的主要成分有直接或间接调节免疫功能的作用。但现代研究仅限于单药的某种成分的作用，现代科技尚不能对药物所有成分和成分间的相互作用研究透彻，机制仅供参考。

5. 用药组方特色

（1）标本兼顾，补中有泻，以补为主：紫癜病阴虚火旺证以肾阴虚为本，火旺为标。故治疗缓则治其本，以生地、制龟板滋补肾阴，阴生则火降。火热已成，走窜游逛于全身，迫血妄行，又要兼顾其标，故加用苦辛寒之黄柏泻肾火，苦辛微寒之丹皮泻血中伏火，知母苦寒最重，少加知母，泻胃、肾二经之火。三者共同泻火以坚阴。根据病机，虽然处方中有补有泻，但以补为主。熟地黄补肾阴，山茱萸补肝阴，炒山药补脾阴，更用血肉有情之制龟板，"坚硬，得水之精气而生"，滋肾之力最强。当归与生地同用，补血生阴，牛膝强腰膝而助肾阴，并能引火下行。

（2）滋补不碍脾胃，祛邪不伤正气：滋阴易碍脾胃，泻火苦寒又易伐伤胃气。在大队补阴生血药和寒凉泻火药中，加入辛温之砂仁、陈皮，既能理气醒脾，又能散阴中伏火。健脾胃之炒山药与陈皮、砂仁共用，顾护后天之胃气不衰。全方共同滋补而不伤脾胃，泻火祛邪而不伤正气之妙。

（3）调和阴阳，以平为期：方中黄柏、砂仁、甘草组成封髓丹，郑钦安认为封髓丹为上、中、下并补之剂，纳气归肾之作，有调和阴阳，引火归元之妙。全方补中有泻，滋中有散，寒中有温，使肾阴得补，邪热得泻，相火得降，脾胃得护，阴阳调和。阴平阳秘，精神乃治。

（四）地柏滋阴升板方治疗紫癜病阴虚火旺证疗效分析

1. 提升血小板疗效肯定

临床观察结果表明，地柏滋阴升板方治疗组（简称地柏方组）治疗紫癜病阴虚火旺证，总有效率为 76.47%，糖皮质激素对照组（简称激素组）总有效率为 48.48%，经统计学处理，两组有显著性差异（$P < 0.01$），地柏方组疗效明显优于激素组。地柏滋阴升板方可明显提升患者血小板，从治疗前（15.90 ± 3.98）$\times 10^9/L$ 提升至（81.32 ± 12.89）$\times 10^9/L$。而激素组由治疗前的（16.98 ± 3.71）$\times 10^9/L$ 提升至治疗后的（48.15 ± 11.68）$\times 10^9/L$。两组均都能显著提升患者的血小板，但激素组提升血小板的幅度明显不及地柏方组，两者治疗后组间相比有显著性差异（$P < 0.05$），说明地柏滋阴升板方具有显著的提升阴虚火旺型紫癜病患者血小板的效果，疗效优于糖皮质激素。而且地柏滋阴升板方对白细胞和血小板没有明显影响，糖皮质激素有异常升高白细胞的作用。

此临床研究的中西药疗效均低于其他报道的平均水平，考虑本研究证型入选的患者对激素普遍不敏感。丹溪言阴虚火动证最难治，也说明阴虚火旺型紫癜病属于难治性紫癜病。

2. 地柏滋阴升板方能明显降低骨髓异常增生程度，减少骨髓幼稚型和颗粒型巨核细胞比例

地柏方组使骨髓巨核细胞数 > 50 枚者，由治疗前的 22 例降至治疗后的 10 例，而激素组由治疗前的 20 例变为治疗后的 17 例。经统计学分析，地柏方组治疗前后对骨髓巨核细胞影响有统计学差异（$P < 0.05$），而激素组没有此影响变化。

地柏方组能明显降低不成熟巨核细胞比例，提升产板型巨核细胞种类，经统计学分析治疗前后有明显差异（$P < 0.05$）和非常明显差异（$P < 0.01$）。激素组治疗后颗粒型明显降低（$P < 0.05$），产板型明显提高（$P < 0.01$），幼稚型反而较前有提高（$P < 0.05$）。经统计学分析，其变化有统计学意义。

治疗后两组间比较，在降低巨核细胞数量和提升产板型巨核细胞比例方面，治疗组优于对照组（$P < 0.05$）；在降低幼稚型巨核细胞比例方面，治疗组明显优于对照组（$P < 0.01$）。两者治疗前后对裸核均无明显影响。

地柏滋阴升板方降低不成熟型巨核细胞比例,提升产板型巨核细胞,其机制考虑与地柏滋阴升板方减少了自身抗体对骨髓巨核细胞破坏,从而降低骨髓造血功能异常亢进有关。激素虽然能抑制异常免疫对巨核细胞的破坏,但能刺激骨髓异常造血,其机制尚不明确。

3. 地柏滋阴升板方具有明显的免疫调节作用,可与糖皮质激素相媲美

地柏方组和激素组试验后 CD_3^+、CD_4^+ 比例及 CD4/CD8 较试验前提高,经统计有明显差异($P < 0.05$);CD_8^+ T 细胞比例较试验后下降($P < 0.05$);两组试验后组间比较,淋巴细胞亚群比例及亚群比值无明显变化。Th1 T 亚群比例有明显降低($P < 0.05$),Th2 T 细胞亚群比例有明显提升($P < 0.05$),Th1/Th2 比例明显下降($P < 0.05$)。两组间试验后无明显差异。

地柏滋阴升板方有提高调解型 CD_4^+ T 细胞和 Th2 T 细胞亚群的比例,降低杀伤性 CD_8^+ T 细胞比值,具有明显免疫调节作用,其作用可与糖皮质激素相媲美。其作用机制考虑地柏滋阴升板方具有明显的双向调节免疫功能的作用。

4. 地柏滋阴升板方可降低血小板表面特异性抗血小板抗体的表达

地柏方组和激素组试验后血小板特异性抗体 GPⅡb/Ⅲa%、GPⅠb/Ⅸ%、GPⅡb/Ⅲa + GPⅠb/Ⅸ% 较试验前均明显降低,总阳性率较试验前也明显降低。经统计学分析有统计学意义($P < 0.05$)。两组试验后组间比较无明显差别。地柏滋阴升板方提升血小板的作用考虑与降低了血小板表面特异性抗血小板抗体的表达,减少了这些抗体复合物对血小板和对骨髓巨核细胞的破坏有关。

5. 地柏滋阴升板方改善症状效果明显

在改善临床症状方面,地柏方组总有效率为 88.24%,而激素组为 24.24%,经统计学分析有非常明显的差异($P < 0.01$),疗效明显优于激素组。而且能改善紫癜、出血、烦渴、五心烦热、潮热盗汗、腰膝酸痛、神倦乏力、面色晦暗、头晕目眩、心悸、失眠多梦、多食易饥或食欲不振、尿赤、便秘等单项症状,疗效明显优于激素组。我们认为紫癜病阴虚火旺证的病机关键是肾阴不足,阴不潜阳,阳火离位而妄动。相火妄动,火热迫血妄行或灼伤络脉,则成紫癜病。故制订了滋阴降火,引火归元之地柏滋阴升板方以滋阴补肾、泻火坚阴、调整脏腑功能,使阴阳气血调和,相火归元。方证相对,疗效显著。这正说明了我们对紫癜病阴虚火旺证病因病机的认识是正确的,组方用药是科学、合理的。

(五)地柏滋阴升板方毒副反应小

从临床研究中可以看出,地柏滋阴升板方对患者血压、血脂、血糖、血电解质、骨质等均无显著影响。而糖皮质激素明显增加患者患高血压、糖尿病、骨质疏松症等疾病的

风险,经统计学分析有显著差异(P<0.05)和非常显著差异(P<0.01)。而且糖皮质激素降低了患者的抵抗力,增加患胃溃疡、痤疮的风险,容易引起电解质紊乱和股骨头坏死等严重并发症。其毒副反应过高使许多患者难以接受。地柏滋阴升板方不仅没有引起糖皮质激素的副作用,对部分血压升高、血糖升高阴虚阳亢证患者,还起到了降压、降糖作用。

(六)地柏滋阴升板方应用安全

安全性是药物疗效评价的重要内容,是决定患者接受治疗依从性、耐受性高低的重要因素。本研究地柏方组34例患者中,有1例患者试验初期服药后轻度便溏,仍坚持原计划治疗,4天后便溏症状消失,对疗效不构成影响;有1例服药后胃脘闷胀疼痛,嘱其饭后半小时服药,后症状减轻,经解释仍坚持试验,未影响疗效统计。本方中虽然加用了护胃药,但总体仍偏寒凉,此反应考虑与患者脾胃阳气虚弱有关。本研究表明,地柏滋阴升板方临床应用中不良反应少,安全有效,值得推广应用。

六、胁痛诊治心得

胁痛,是指以一侧或两侧胁肋部疼痛为主要表现的病证,是临床上比较多见的一种自觉症状。胁,指侧胸部,为腋以下至第12肋骨部的总称。

胁痛为肝病的常见症状之一,有很多病症都是根据胁痛来判断为与肝脏有关。因足厥阴经经脉属肝,络胆,上贯膈,布胁肋,肝脉受邪,经气不利,则胸胁胀满,少腹疼痛。虽然痰饮等证也可见胁痛,但其在肝病比较多见。胁痛的性质可以表现为刺痛、胀痛、灼痛、隐痛、钝痛等不同特点,在临床中尤以胀痛最为多见。

引起胁痛的原因有情志不遂、跌扑损伤、饮食所伤、外感湿热、劳欲久病等。其基本病机为肝络失和,病理变化可归结为"不通则痛"与"不荣则痛",因肝郁气滞、瘀血停着、湿热蕴结所致胁痛多属实证,是为"不通则痛";而因阴血不足、肝络失养所致的胁痛则为虚证,即"不荣则痛"。

肝病胁痛,不论虚实,多易影响消化功能,引起脾胃症状,如纳呆、恶心、腹胀等。

肝病出现胁痛,以气郁最为常见,常因情志抑郁,或性急易怒,或思虑过度,使肝气不能调达,疏泄不利,气阻络痹,所以胁痛之前或之中常有胀满感,常为右胁胀痛,时痛时止,久则影响左胁,亦能影响到背部引起疼痛不适,伴随胸闷、嗳气、纳呆、口苦,舌苔薄白,脉弦。治宜疏肝理气法,方用柴胡疏肝散、小柴胡汤等加减,常用药物有柴胡、枳壳、香附疏肝理气;白芍、甘草养血柔肝、缓急止痛;川芎、郁金活血行气通络。胁痛甚者,可加青皮、延胡索;气郁化火,症见口苦口干,烦躁易怒者,可去辛温的川芎,加栀子、丹皮、黄芩、夏枯草;若肝气横腻犯脾,症见肠鸣、腹泻、腹胀者,可加健脾益气的白术、茯苓等;肝郁化火伤阴,症见胁肋隐痛、眩晕少眠者,去川芎,配丹皮、栀子、枸杞、首乌等;兼见胃失和降,恶心呕吐者,可加半夏、生姜、旋复花等;气滞兼血瘀者,可加丹皮、赤芍、当归、郁金、延胡索等。

　　胁痛日久会影响血分，瘀血停滞，痛似针刺感，痛处不移，治疗当理气中佐以活血通络，用血府逐瘀汤加减。用当归、川芎、桃仁、红花活血化瘀、消肿止痛；柴胡、枳壳疏肝理气、散瘀止痛；香附、郁金行血中之气；五灵脂、延胡索散瘀活血止痛；三七活血通络，祛瘀生新。若因跌打损伤而致胁痛，局部积瘀肿痛者，可用复元活血汤，穿山甲（或用醋鳖甲代）、大黄、天花粉破瘀散结、通络止痛。

　　治疗肝病胁痛虽多以疏肝为主，但肝为刚脏，非柔不克，疏肝理气药常耗气耗血，如叶天士曾说："柴胡劫肝阴"，故治疗时注意配伍柔肝养阴之品，以固护肝阴，以利肝体。

　　下面对于治疗胁痛的几位常用中药做一个简要分析。

　　柴胡：味辛、苦，性微寒，归肝、胆、肺经。功效和解表里，疏肝解郁，升阳举陷，退热截疟。柴胡用于肝病，主要以理气、解郁为主，多与血分药配合，如逍遥散、柴胡疏肝散里用当归、白芍。柴胡又常与黄芩同用，柴胡泻半表半里之外邪，黄芩泻半表半里之里邪。柴胡解少阳在经之表寒，黄芩解少阳在府之里热。柴胡升清阳，黄芩降浊火。柴胡疏木，使半表之邪，得从外宣；黄芩清火，使半里之邪，得从内彻。二药相合，升清降浊，调和表里，和解少阳，清少阳之邪热甚妙。柴胡又长于开郁，黄芩又善于泄热。两药相互为用，既可调肝胆之气机，又可清泄内蕴之湿热。

　　黄芩：味苦，性寒，归肺、胆、脾、大肠、小肠经。功效清热燥湿，泻火解毒，止血，安胎。《本草疏证》说："气分热结者，与柴胡为耦。血分热结者，与芍药为耦。湿热阻中者，与黄连为耦。以柴胡能开气分之结，不能泄气分之热；芍药能开血分之结，不能清迫血之热；黄连能治湿生之热，不能治热生之湿。譬之解斗，但去其斗者，未平其致斗之怒，斗终未已也。故黄芩协柴胡能清气分之热。"

　　丹皮：味苦、辛，微寒。归心、肝、肾经，功效清热凉血；活血散瘀。清理肝脏血瘀效果好。

　　郁金：辛、苦，寒。归肝、心、肺经。功效活血止痛，行气解郁，清心凉血，利胆退黄。用于肝病气滞胁痛。其为气中血药，理气之外有散瘀作用，故气滞血瘀，用之最相宜。

　　川芎：辛、温，归肝、胆经，功效：行气开郁，法风燥湿，活血止痛。气滞而致血瘀者适用。

　　当归：甘、辛、温，归心、肝、脾经，补血；活血；调经止痛；润燥滑肠。当归与白芍同用和血，与川芎同用活血行气，与人参、黄芪同用生血祛瘀。

　　白芍：味苦、酸，微寒，入肝经，具有补血养血、平抑肝阳、柔肝止痛、敛阴止汗。疏肝理气药多属香燥耗阴，需用柔润之药加以防护，如柴胡配白芍。白芍还有缓中作用，如因肝旺克脾者可用之。

下面试举几例：

许××，女，45 岁，2015 年 12 月 29 日初诊。患者主因两胁下胀痛 2 个月就诊。患者两胁胀痛，偶有口苦，无口干，无恶心呕吐，无胸闷，背部偶有疼痛不适感，无发冷发热，纳食可，夜寐安，大便不成形，每日 2 次，舌淡红苔白厚，脉弦。查腹部 B 超示：胆囊炎，胆结石。辨证为肝气郁结、湿热内蕴证。治宜疏肝解郁、利胆排石，处方予小柴胡汤加减：

柴胡 6g　　　黄芩 10g　　　郁金 10g　　　鸡内金 10g

金钱草 30g　海金沙 15g　炒苍术 10g　五倍子 10g

炒白术 10g　茯苓 10g　　枳壳 10g　　清半夏 10g

党参 10g

7 剂，日 1 剂，分早晚两次温服。

患者服药后胁痛明显减轻，后继续守原方并随症加减以疏肝解郁、利胆排石治疗。

按：患者女性，年过四旬，工作生活压力大，情绪不畅，日久则可使肝失调达，疏泄不利，气阻络痹，发为胁痛；气机不畅，胆腑不通，加之平素饮食不节，湿热内蕴，日久煎熬成石。处方予小柴胡汤加减，柴胡配伍黄芩，升清降浊，调和表里，和解少阳，既可调肝胆之气机，又可清泄内蕴之湿热；半夏和胃降逆，散结消痞；党参益气扶正；白术、茯苓、苍术健脾利湿；五倍子涩肠止泻；鸡内金、金钱草、海金沙、郁金四味药清利湿热，通里止痛，为化石、溶石、排石之要药。

张××，女，35 岁，2015 年 9 月 13 日初诊。患者主因右侧胁肋疼痛 1 年来诊。患者自 1 年前出现右侧胁痛，每于情志不舒时加重，口干不苦，眼干，乏力，后背无不适，急躁易怒，月经正常，纳可，寐安，大便 3～4 日一行，舌淡红苔微黄腻，脉细右关滑。辨证为肝郁气滞证，治法疏肝理气活血止痛，予柴胡疏肝散加减：

柴胡 6g　黄芩 10g　郁金 10g　鸡内金 10g

枳壳 10g　枳实 10g　白术 10g　白芍 10g

茯苓 10g　当归 10g　川芎 10g　苏梗 10g

丹皮 10g　佛手 10g

7 剂，日 1 剂，分早晚 2 次服用。

2015 年 9 月 20 日复诊：患者诉胁痛明显减轻，仍有乏力，腰背部不适，舌淡红苔微黄，脉弦细。患者乏力，腰背部不适，脉细，为肾虚之像，故于原方中加女贞子、墨旱莲、杜仲等补肾之药，处方如下：

柴胡 6g　黄芩 10g　郁金 10g　鸡内金 10g

枳壳 10g　枳实 10g　白术 10g　白芍 10g

茯苓 10g　当归 10g　川芎 10g　苏梗 10g

木香 6g　黄连 3g　杜仲 10g　酒女贞子 10g

墨旱莲 10g　牛膝 10g

7 剂，日 1 剂，分早晚 2 次服用。

患者服用后胁痛明显减轻，未再服用中药。

按：方中用柴胡疏肝解郁为君药；川芎行气活血而止痛，助柴胡以解肝经之郁滞，二药相合，增其行气止痛之功。枳实、枳壳、佛手、苏梗理气行滞；芍药养血柔肝，缓急止痛；当归、郁金增强行气活血之力；黄芩、丹皮清热活血散瘀；茯苓、白术健脾利湿；鸡内金健脾消滞。诸药相合，共奏疏肝行气，活血止痛之功。使肝气条达，血脉通畅，营卫自和，痛止而寒热亦除。患者需调整情绪，以助药效。

第七部分 医 案

一、心血管病医案

1. 高血压病案

乔某，男，46 岁，2010 年 10 月 16 日初诊。头目眩晕 1 年，加重 4 天。患者 1 年前出现头晕，血压不稳，单位体检：血压 150/95mmHg，但未引起重视，间断服用降压药治疗，血压控制不良。10 天前患者头晕加重伴胸闷、心悸，血压曾升高至 160/110mmHg，今于我院就诊。刻下头晕、头痛、胸闷心悸、心烦燥热，舌暗红，苔薄黄，脉弦有力。追问有高血压病史 1 年，其母亲患有高血压病。查体：Bp 160/110mmHg，胸廓对称，双肺叩清音，心界不大，听诊心律整，$A_2 > P2$，各瓣膜未闻及病理性杂音。心电图示：窦性心律，左室高电压。西医诊断为高血压病，中医诊断为眩晕，阴虚阳亢证。治以滋阴潜阳法。方用天麻钩藤饮加减：

生地 20g   山茱萸 15g   白芍 10g   夏枯草 15g

牡丹皮 10g   泽泻 10g   怀牛膝 10g   天麻 15g

钩藤 30g^(后下)   生牡蛎 30g^(先煎)   石决明 30g^(先煎)

水煎服，日 1 剂。

二诊，头痛眩晕明显减轻，血压下降至 140/90mmHg，嘱继服前方 7 剂。

三诊，血压 130/85mmHg，头痛眩晕等症状消失。

按：高血压是全球最常见的多发病，是心、脑血管疾病最常见的危险因素之一。当今高血压病的知晓率、明确诊断率和控制率均较过去提高。而中医学中无高血压的记载，而是概括高血压的临床表现，归属"眩晕"范畴。病因方面，高血压病均有明显的家族遗传史，高血压患者多为阴虚阳亢之体质，阴虚阴不潜阳，阳气上扰于头（脑）而发病。眩晕可兼夹风、火、痰、瘀等，临床应对眩晕的主症和兼症进行分析后，对眩晕做出证型的诊断，并作为处方用药的依据。

当今对防治高血压病高度重视，为尽早控制高血压病，防止心、脑血管疾病的发生，要求治疗高血压病一定要使血压降至或维持至正常水平。我们认为，天麻钩藤饮是当今治疗高血压的常用效方，此例选用生地、山茱萸、白芍重在滋补肝肾之阴，牡丹皮、泽泻以清热泻火，共奏养阴以治阴虚之本，清热泻火以除标热(火)，以生牡蛎、石决明潜镇上逆之阳气，并用牛膝引亢盛之阳气(火与热)下降。此方妙用天麻与钩藤，有平肝熄风作用，是治疗高血压眩晕最有效的药物。天麻俗称定风草，有解痉、降压、止痛的作用；现代药理研究钩藤中的钩藤碱，异钩藤碱具有扩张血管、减轻血流阻力，而使血压下降的作用，故此二味药是降压的核心药物，也是治疗高血压病必选的常用药物。

2. 血脂异常病案

血脂异常案1：

王某，男，36岁。2014年3月16日初诊。主诉单位体检报告示血脂高，脂肪肝。胆固醇6.20mmol/L，三酰甘油6.12mmol/L，高密度脂蛋白0.9mmol/L，低密度脂蛋白4.22mmol/L。肝超声示中度脂肪肝。刻下症见形体肥胖，时感乏力，舌淡红苔白滑腻，脉弦滑。

西医诊断：混合性高脂血症

中医诊断：脾虚痰浊

治法：健脾化湿，祛痰通络。

处方：

炒白术15g	半夏10g	陈皮10g	茯苓10g
茵陈30g	薏苡仁20g	丹参20g	郁金10g
泽泻10g	山楂12g	石菖蒲10g	

14剂，日一剂，水煎300ml，分两次温服。

二诊：服药后无不良反应，并坚持每日2km中速行走，查舌淡红苔薄白，脉弦。继服上药加党参20g，荷叶10g，煎服法同前。

三诊：患者自述经服药配合体力活动，体重减轻10kg，乏力症状消失，精力旺盛。患者要求继服上药30副，煎服法同前。

四诊：复查血生化全部指标正常，胆固醇5.10mmol/L，三酰甘油1.60mmol/L，高密度脂蛋白1.22mmom/L，低密度脂蛋白3.14mmol/L。肝超声检查脂肪肝消失。

按：此例为混合性高脂血症，患者年轻体胖，血脂异常及脂肪肝。根据其脉症等中医辨证为脾虚痰湿聚集，形成痰浊证；故治宜健脾化湿、祛痰通络法。方中炒白术、薏苡仁健脾益气化湿；半夏、茯苓、陈皮为二陈汤成分而燥湿化痰；茵陈、泽泻、郁金、菖蒲芳香化浊以助前两者化湿祛痰，并另配用有降浊化痰作用的丹参、山楂而获满意疗效。

血脂异常案2：

裴某，男，59岁，2014年8月10日就诊。患者诉有高血压病5年，冠心病史1年，经降压、扩冠等西药控制较好，唯血脂高服用他汀类、贝特类降脂药引起肌肉疼痛，肝酶升高，肝区隐痛。故转请中医予以降脂。刻下患者述时有头晕乏力，胸闷、气短，肝区隐痛，纳呆少食。舌红苔薄白，脉弦有力。查血：胆固醇5.60mmol/L，三酰甘油

1.92mmol/L，高密度脂蛋白1.02mmol/L，低密度脂蛋白4.12mmol/L，血糖、肝肾功能正常。血压140/90mmHg，心电图示窦性心律，心率77次/分，$V_2 \sim V_5$ T波低平。心动超声示：心脏结构正常，舒张功能减低。

西医诊断：高血压　冠心病　高脂血症

中医诊断：阴虚阳亢　痰瘀阻络

治法：滋阴潜阳，祛痰化瘀。

处方：

天麻10g　钩藤30g^(后下)　何首乌30g　生地15g

丹参30g　葛根15g　山楂15g　川芎10g

姜黄10g　郁金10g　元胡10g　泽泻10g

水蛭6g

7剂，每日一剂，水煎400ml，分两次温服。

二诊：患者服用上药后胸闷气短、肝区隐痛减轻，治疗继用前方减掉元胡，加绞股蓝30g。30剂，煎服法同前。

三诊：患者自述服30剂后，体力增加，精神爽快，血压正常，心电图正常，ST-T改善，复查血糖、血脂、肝肾功能均已正常，故停服以上中药，而后常以绞股蓝30g、丹参20g、山楂15g水煎代茶饮，血脂一直保持正常。

按：此例为高血压、冠心病、高脂血症。根据患者病史、症状、舌象、脉象及理化检查以上诊断成立。证属中医眩晕、胸痹心痛病的范畴。病机为肝肾阴虚、肝阳上亢、痰瘀交阻；治宜滋补肝肾之阴以潜降上逆之肝阳；同时予以活血化瘀、祛痰降浊之剂。本例常年服用降压扩冠西药，可控制血压在理想水平上，心绞痛得以控制。唯血脂服用西药降脂药而引起药物性肌炎肌肉痛，及肝区疼痛、肝酶升高。此时中医诊治应以整体观念和辨证论治为指导。故选用天麻、钩藤平肝潜阳以稳定血压，同时配伍具有良好降脂作用的何首乌、生地。而用丹参、川芎、葛根、姜黄、郁金、水蛭、元胡、山楂活血化瘀，疏通心脉，有利控制冠心病心绞痛的发作，现代研究及临床应用表明以上诸活血化瘀药具有良好的降脂作用。更伍以泽泻、绞股蓝以益气健脾利湿，加大降脂之药力而收良效。为巩固疗效可用绞股蓝，丹参，山楂水煎代茶饮，有化瘀降脂作用，常服无任何不良反应。

3. 冠心病案1

冯某，女，54岁，2013年7月6日初诊。主诉胸闷痛1月余，曾查心电图示窦性心律，$V_2 \sim V_4$导联ST段压低，T波低平，提示心肌缺血，诊断为冠心病。近因生气着急致病情加重，胸闷、两胁胀痛，心悸气短，嗳气不舒，纳少便秘，舌红苔薄白，脉弦。证属中医胸痹心痛气滞型。治以疏肝解郁，宽胸通脉法。处方：

香附15g　郁金10g　枳壳12g　当归15g

丹参 20g　　川芎 10g　桃仁 10g　红花 15g

炒莱菔子 15g

7 剂，日一剂，水煎 300ml，分早晚饭后 2 小时温服。

二诊：胸闷，两胁胀痛。嗳气已消失，唯心悸气短不减，脉弦缓。继服上方去香附，加降香 10g、太子参 20g、黄芪 20g，14 剂，日一剂，煎服法同前。

三诊：自诉病已痊愈，复查心电图正常。

按：本例冠心病，为稳定性心绞痛，因情绪波动而诱发，故疏肝解郁，理气宽胸，活血通脉可使症状缓解。

4. 冠心病案 2

张某，男，56 岁，2013 年 7 月 16 日初诊。有冠心病史 5 年，2 年前行冠脉造影后，植入 3 枚支架，病情一直稳定，近 2 个月来出现胸闷发憋，气短心慌伴汗出，口服单硝酸异山梨酯 20mg，每日 2 次，拜阿司匹林 100mg 每日 1 次，辛伐他汀 20mg 每日 1 次，美托洛尔 12.5mg，每日 2 次，病情不见好转，复查心电图窦性心律，心率 80 次/分，未见 ST－T 改变，舌淡苔薄白，脉沉细无力，诊断为冠心病，属心阳不振，心气亏虚，冠脉瘀阻证，治以温心阳，益心气，化瘀通脉法。处方：

党参 20g　黄芪 30g　制附子 6g　桂枝 10g

丹参 20g　川芎 10g　枳壳 12g　　降香 10g

水煎服，日一剂，共服 5 剂。

二诊：患者诉仍有胸闷气短，遂于上方加水蛭 10g、地龙 10g、穿山甲 10g，5 剂后以上诸症消除，后嘱患者可间断服用上方，以防止介入治疗后的冠脉再狭窄的发生。

按：本例冠心病心绞痛发生在冠脉介入治疗 2 年后，恐防冠脉再狭窄，故治以益心气温心阳以增强心功能，并配以益气活血之品，治法虽然正确，但此方化瘀之力稍逊，故于方中加入破瘀通脉之水蛭、地龙、穿山甲后迅速奏效。表明水蛭、地龙、穿山甲等药有较好的抗凝化瘀，疏通冠状动脉的作用。

5. 冠心病案 3

姚某，男，65 岁，2014 年 3 月 8 日初诊。主诉高血压病史 11 年，屡发心前区疼痛，常含服硝酸甘油片而获暂时缓解。曾查心电图示窦性心律，左室高电压，$V_2 \sim V_5$ ST 压低，T 波倒置，心脏彩超示左室舒张期内径（LV）52mm，舒张功能减低，查血胆固醇（TC）5.82mmol/L，三酰甘油 2.50mmol/L，高密度脂蛋白 0.82mmol/L，低密度脂蛋白 4.12mmol/L，血压 160/100mmHg，空腹血糖 5.6mmol/L，西医诊断为高血压，冠心病，建议其做冠脉造影而被拒绝。刻下症见，心前区闷痛，心悸不安，肢麻，寐少多梦，口干，舌红少苔，脉弦细涩，属胸痹心痛，阴虚阳亢，心血瘀阻证，治以滋阴潜阳，活血通脉法。

处方：

生地 15g	麦冬 15g	山萸肉 10g	天麻 10g
钩藤 30g^(后下)	夜交藤 30g	丹参 30g	川芎 10g
怀牛膝 10g	地龙 10g	水蛭 10g	生牡蛎 30g^(先煎)

石决明 30g^(先煎)

5 剂，日一剂，水煎服。

二诊：心前区疼痛未再发作，复查血压 150/90mmHg，继用上药，加三七粉 3g 冲服，煎服法同前。

三诊：心绞痛未再发作，头晕肢麻也减轻，血压 140/90mmHg，夜寐较前安静。脉弦细，继服前方加山楂 15g、泽泻 10g、何首乌 15g，15 剂。

四诊：复查 Bp 140/90mmHg，心电图示窦性心律，心率 72 次/分，$V_2 \sim V_4$ T 波平直，心绞痛一直未再发作。血脂均已下降，接近正常值。

按：本例患者为冠心病不稳定心绞痛，属急性冠脉综合征范畴，无奈患者本人拒做冠脉造影检查，本病治疗关键是稳定血压，改善冠脉供血，其根本是减轻冠状动脉粥样硬化，保护血管内皮。即中医平肝潜阳以降压，强力活血化瘀通脉，以改善冠脉供血，无论从近期远期治疗可降低血脂以防动脉粥样硬化斑块形成和扩大。即中医祛痰瘀的传统治法。本例，以钩藤等为主药降压，以丹参、水蛭活血破瘀通脉，并配以山楂、泽泻、首乌可降血脂，以上诸法可保护血管内皮，起到防止延缓冠状动脉粥样硬化，无论从近期远期均有较好的治疗意义。

6. 风湿性心脏病 心力衰竭案

马某，女，39 岁，主因心悸，气短 10 年，双下肢浮肿 2 个月，加重 10 天，于 1990 年 6 月 25 日住院。现主症：胸闷、心悸气短、双下肢浮肿，舌质黯淡，苔薄白，脉沉细迟。查体：体温 36.2℃，脉搏 80 次/分，Bp 100/65mmHg，呈慢性痛苦病容，颈静脉怒张，两肺底可闻及干湿性啰音，心界向左扩大，心律不齐，心率 80 次/分，心尖部及各瓣膜听诊区可闻及Ⅲ级以上收缩期杂音，肝在右肋缘下 4cm，颈静脉逆流征阳性，双下肢水肿。理化检查，超声诊断肝瘀血，心动超声示：风湿性心脏病，联合瓣膜病。心电图示：异位心律 心房纤颤。西医诊断：风湿性心脏病，联合瓣膜病，心力衰竭。中医诊断：心气虚弱，心血瘀阻，心阳不振，水湿泛滥。治以益气温阳，化瘀行水。方用：

生黄芪 30g	炮附子 6g	丹参 30g	泽泻 15g
茯苓 15g	泽兰 15g	防己 15g	冬瓜皮 30g

琥珀粉 3g^(冲)

水煎服，初服 3 剂后诸症悉减，浮肿基本消失，肝回缩至肋下 1cm，继服 7 剂后病情明显好转，心衰缓解，并嘱患者继服前方益气温阳活血之品以巩固疗效。

按：本例充血性心力衰竭，抓住了心气虚，无力运血，而因虚致瘀，心气虚而心阳亦虚，失于温化水湿，水湿泛滥，凌于心肺则喘咳，溢于下则水肿的病因病机，治予益气温阳以扶正，化湿利水以祛邪，药证相符，故治见速效。

7. 风湿性心脏病 房颤案

陈某，男，49岁，于1990年11月20日入院，诊断为风湿性心脏病，二尖瓣狭窄及关闭不全，左心扩大，心衰Ⅲ度，心房纤颤。入院后给予地高辛0.25mg每日1次，呋塞米40mg/d，心衰有所改善，浮肿减轻，加用中药治疗，此时患者心悸气短，不能平卧，畏寒浮肿，面色苍白，舌淡苔白，脉沉细结代。查体，双肺底湿性啰音，左心扩大，肝颈静脉回流征阳性，肝瘀血肿大于右肋缘下2cm，双下肢浮肿。中医辨证为阳虚水泛证，予益气活血，温阳利水法。处方：

党参20g　桑白皮15g　黄芪20g　葶苈子10g

桂枝10g　丹参15g　当归10g　车前子15g^(包煎)

泽兰10g　益母草15g

水煎服，日一剂。

共服5剂后，患者心悸气短减轻，已能平卧，下肢浮肿减轻，肝脏缩小，肺底啰音消失，遂于上方减葶苈子，共服半月，心衰纠正而出院。

按： 本例风心病，房颤表现为全心衰。心衰基本病因是心气虚衰，久之心肾气阳两虚，复因气虚致瘀，阳虚致水饮停聚是因虚致实，是本虚标实之证，治应扶正，即补益心气，温补肾阳，药用党参、黄芪、桂枝；瘀血阻脉，则用丹参、泽兰、当归、益母草以化瘀血，使心之血脉畅利；应用葶苈子、桑白皮、杏仁宣肺化痰饮，可治左心衰竭以使呼吸调畅，并以猪苓、车前子等利尿以消除水肿，可缓解右心衰竭。以上诸药合用共奏益气活血，宣肺，温阳利水之功，可缓解心力衰竭，与西药结合治疗效果更佳。

8. 急性风湿热案

章某，女，14岁，1990年3月10日初诊，半月前曾患感冒、咽痛，相继出现右侧膝、踝关节疼痛，伴发热，体温39～40℃，今查发热，右侧膝、踝关节红肿疼痛，急查血常规：白细胞$9.6×10^9$/L，中性粒细胞85%，血沉86mm/h，抗链"O"800U，C反应蛋白阳性，舌淡红，苔薄白，脉滑数，咽红充血，诊断为急性风湿热，证属中医"热痹"，治以清热解毒，疏风通络法。处方：

忍冬藤30g　连翘20g　生石膏30g　知母10g

桂枝10g　羌活10g　牛蒡子10g　元参10g

牛膝10g

5剂，水煎服，日一剂。

二诊：药后体温下降，咽痛减轻，右膝、踝关节红肿渐消。继用前方去石膏加麦冬10g，7剂，水煎服。

三诊：体温已正常，诸症基本消除，复查血常规正常，抗链"O"200U，血沉20mm/h，C反应蛋白阴性，为巩固疗效又按上方服药7剂，后随诊未见复发。

按：本例急性风湿热，目前认为是与甲族溶血性链球菌感染密切相关的全身变态反应性疾病。属中医"热痹"证。笔者认为本病是外感风湿化热流注关节经络所致，故用白虎加桂枝汤，重在清热通络，并配伍有抗链球菌感染作用的忍冬藤、连翘、牛蒡子清热解毒药而奏效。方中元参、麦冬、牛膝与白虎汤组成玉女煎，有清热的作用。

9. 病毒性心肌炎案

王某，男，17岁，2014年4月16日初诊，主诉半月前感冒发热，头痛，咳嗽，咽痛，曾服用复方氨酚烷胺片、板蓝根颗粒、银翘解毒片等，感冒症状略有减轻，近两天来，特别疲倦乏力，胸闷时有发作，头晕，多汗。检查，咽红充血，舌质红苔薄黄，脉数。查心电图示窦性心动过速，心率110次/分，胸透心肺膈未见异常，心肌酶谱，乳酸脱氢酶（CHD），肌酸磷酸激酶（CPK）及其同工酶（CK–MB）均升高。诊断为病毒性心肌炎。属于中医胸痹（邪毒侵心证），治以清热解毒，益气养阴法。处方：

金银花30g　连翘15g　苦参10g　贯众10g

黄连10g　　虎杖10g　黄芪30g　麦冬15g

红花10g　　葛根15g　郁金10g　炙甘草10g

7剂，日一剂，水煎300ml，分早晚两次温服。

二诊：自诉发热、咽痛、头晕已愈，仍感乏力，胸闷多汗，舌红苔薄白，脉细数，查心电图窦性心律，心率90次/分，治予上方加太子参30g、玉竹10g以加强益心气养心阴之功，7剂，服法同前。

三诊：自诉各种症状均好转，舌红苔薄白，脉细数，心率80次/分，复查心电图、心肌酶谱均正常。上方减苦参、虎杖、贯众，继服14剂，煎服法同前。

四诊：出院复诊，查心电图并加做心动超声等均正常。嘱患者可服用生脉饮口服液以巩固疗效。

按：本例病毒性心肌炎，患者先有感冒，病毒感染病史，有明显的心脏心肌受损症状、体征，而且心肌酶升高，故可诊断为病毒性心肌炎。此属胸痹，邪毒化热侵心，并耗伤心气、心阴而致病，故急则治其标，以金银花、连翘、苦参、黄连、虎杖、贯众等有抗病毒作用的清热解毒药以清解毒邪，同时应用黄芪补益心气，麦冬、玉竹以养心阴达到护心作用。并以红花、葛根、郁金活血通络，以上诸药共用达到祛邪扶正，保护心肌的作用而获良效。

10. 病态窦房结综合征案

曹某，女，53岁，1998年10月25日初诊。症见胸闷，发憋，时欲叹息，头晕乏力，腰膝酸软，纳差便溏，舌淡苔薄白，脉沉细迟，心率43次/分，心律齐。心电图示：交界性异搏心律。此前曾在省内某大医院诊断为冠心病，病态窦房结综合征，建议安装起搏器，被患者拒绝而来我院求中医治疗。根据以上病史及临床表现，诊断为病态窦房结综合征，中医属心肾阳虚，血脉瘀滞证，给予温阳通脉法治疗。处方：

党参 30g   麦冬 15g   黄芪 30g   当归 10g

桂枝 10g   淫羊藿 15g   补骨脂 10g   川芎 10g

炒白术 15g   山药 10g   炙甘草 10g

水煎服，日一剂。

服用一个月后，心率增至 56～60 次/分，胸闷憋气，头晕乏力诸症状均减轻。复查心电图为窦性心律，心率 56～60 次/分。嘱患者间断服用上药以巩固疗效。

按：本例病态窦房结综合征，是因窦房结本身或周围组织器质性病变或功能障碍，造成窦房结起搏和传导功能异常。中医认为心肾阳虚是本病的主因，心肾阳虚可致心脉瘀阻，治应以温通为法，即以桂枝、淫羊藿、补骨脂温补心肾之阳，辅以党参、黄芪、白术、炙甘草以补心气，共振心肾之阳气，再配用当归、川芎益气活血而达到心脉通利，提高心率的治疗目的。

11. 扩张型心肌病案

患者，魏某，男，64 岁，2013 年 9 月 16 日就诊。原有扩张型心肌病史 5 年，房颤 2 年。近 2 个月，胸闷气短心悸加重，夜间不能平卧，出虚汗，脘腹胀满，周身水肿而住院治疗。住院后经强心利尿、扩张血管、抗凝等治疗，心衰控制不良。于是请中医会诊，检查患者，神疲乏力，端坐呼吸，腹部胀满，少尿，全身浮肿，下肢尤甚，按之凹陷不起，舌质黯淡，苔薄白，脉浮细数无力，节律不整。查体，两肺底满布湿性啰音，心脏听诊心音强弱不等，心率快慢不齐，房颤律，心率 120 次/分，二尖瓣听诊区可闻及收缩期杂音。腹部膨隆，叩诊有移动性浊音，肝肿大于锁骨中线，右肋缘下 6cm，剑突下 10cm，颈静脉逆流征阳性。心动超声多普勒示全心扩大，其中左心房内径 55mm，右心房内径 40mm，二三尖瓣重度反流，射血分数 26%，短轴缩短率 13%，心电图示：快速心房纤颤，ST 段压低，T 波倒置。超声示：有胸水、腹水、充血性肝肿大。血浆脑利钠肽前体（NT－proBNP）3600ng/L，诊断为扩张型心肌病，心房纤颤，全心衰竭。属于中医心衰病，病机为心气虚，全身脉道因气虚而血瘀，心肾阳虚，水湿泛滥凌于心肺。证型诊断为心肾气阳虚衰，水气泛滥。治以益气活血，宣肺温阳利水法。方用真武汤合葶苈大枣泻肺汤加减。处方：

黄芪 30g   炒白术 15g   炮附子 15g   白芍 10g^(先煎)

茯苓 30g   猪苓 30g   丹参 30g   益母草 20g

葶苈子 20g   桑白皮 15g   杏仁 10g   车前子 20g^(包煎)

日一剂，水煎 400ml，分两次温服。

7 天后，患者浮肿、胸水、腹水全部消退，呼吸平稳，夜能安卧，腹胀减，愿进饮食。

脉细，节律不齐。按上方继服 7 剂后诸症减轻，并能下床行走。后继服中药治疗，改用处方：

太子参 30g　黄芪 30g　麦冬 10g　玉竹 10g

丹参 20g　川芎 10g　桂枝 10g　茯苓 10g

当归 10g　泽兰 10g　益母草 10g　炙甘草 10g

水煎服，日 2 剂，分早晚 2 次温服。

并配合西药治疗，治疗 1 个月心衰控制，病情稳定出院。1 年后来院行全面检查，病情稳定。

按：本例依据其病史，临床症状、体征及超声心动图示心脏增大，尤以左心房、室增大为著，左室射血分数和短轴缩短率减低，符合扩张型心肌病、房颤、全心衰竭的诊断。本病基本病机为心气虚，心阳不振，心气虚则心脉瘀滞，心腔瘀血久之心脏扩大，脉管系统瘀血，并可使多脏器如肺脾肾受累，并渐致功能失调，引起水液代谢障碍，水饮犯肺则咳喘不能平卧，水泛于中下焦则肝瘀血、肿大，尿少，双下肢浮肿，或见胸水、腹水诸症。本证属本虚标实之证。故以益气温阳扶正以治本，以化瘀宣肺利水以治标，方中太子参、黄芪、茯苓、甘草以益心气，丹参、益母草活血化瘀，以达到益气化瘀，改善心脏及全身血脉瘀滞状态的作用。方用附子、桂枝以温心肾之阳，与利水药茯苓、猪苓、车前子合用有温阳利水增加尿量减轻心脏负荷（前负荷）作用，有利于纠正心衰，与此同时，以葶苈子、杏仁、桑白皮泻肺水，宣肃肺气，与利水药相配合则加大利尿之功，使肺瘀血，上、下腔静脉瘀血均得到缓解，因而左右心衰竭均能控制。扩张型心肌病心力衰竭控制后，当以益心气、养心阴、活心血，可使扩大的心脏逐渐缩小，心功能逐渐得到提高，方能提高本病患者的生活质量，延长其生存期。

12. 心悸案

闫某，女，60 岁，2014 年 11 月 28 日初诊。

主诉：心悸 10 年余，加重 2 月。

现病史：患者 10 年前劳累后出现心悸，休息后不能缓解，经检查提示房颤，心脏彩超提示左房增大。经治疗后恢复窦律，但时发房颤。2 年前房颤后未能及时转律。现心悸，胸闷，活动后加重，乏力，头晕，口干，心中烦，活动易汗出，左侧体肢活动欠灵活，纳食少，二便可，夜寐差，能平卧。舌红嫩，苔少，脉沉细结代。

既往史：高血压病史 10 余年，血压控制不良，时高时低，最高 180/110mmHg。糖尿病史 5 年，口服降糖药，空腹血糖控制在 8 ～ 10mmol/L，脑梗死病史 1 年。

体格检查：神志清楚，言语流利，应答切题。全身皮肤黏膜无黄染，眼睑无水肿，口唇轻度发绀。颈软无抵抗，双侧颈静脉无怒张，肝颈静脉回流征（-）。双侧胸廓对称，双肺呼吸音清，未闻及干湿啰音、胸膜摩擦音。心前区无隆起，未闻及明显心尖冲动，叩诊心界向左侧扩大，心率 80 ～ 99 次/分，律不齐。心前区各瓣膜听诊区均未闻及杂音、附加音，周围血管征（－）。腹平坦，无压痛及反跳痛，肝脾肋下未触及，Murphy 征（－），肾区无叩痛。四肢肌力正常，双下肢无水肿。左侧肢体感觉迟钝，生理反射正常，病理反射未引出。

辅助检查：心电图示：心房纤颤，胸前导联 T 波低平。心脏彩超：LA 42mm，二尖瓣、三尖瓣关闭不全，左室舒张功能减低。血常规：WBC $6.31 \times 10^9/L$，PLT $122 \times 10^9/L$。肝肾功能：Glu 9.8mmol/L，Cr（E）59μmol/L，NT－proBNP 236pg/ml，余项大致正常。

中医诊断：心悸。

证候诊断：心脉瘀阻，气阴两虚。

西医诊断：心律失常 房颤，高血压病 3 级（极高危），2 型糖尿病。

治法：益气养阴，安神定悸。

处方：

定心汤加减。

太子参30g　　麦冬20g　　　炙甘草10g　　黄连10g

山药10g　　　山茱萸15g　　远志10g　　　炒枣仁20g

鬼箭羽10g　　黄芪15g　　　寄生15g　　　玉竹10g

枳壳10g　　　丹参20g

7 剂，水煎服，日 1 剂。继续服用降压、降糖药物。

二诊：21 天后复诊，患者心悸、胸闷减轻，乏力基本消失，精神较前好转，口干、烦燥消失，左侧上下肢活动仍欠灵活。纳食少，二便可，夜寐好转。舌淡红，少苔，脉沉细结代。上方加焦三仙30g，炒莱菔子10g，7 剂。

三诊：患者口干、失眠、乏力症状均消失，纳食好转，偶有心悸，查心率70～90 次/分，2～3 天服药一剂，维持治疗。

按：此型患者气血亏虚，心主血，主藏神。心血亏虚无所主，心中悸动不安。心阴血虚，虚火扰动，则失眠、心烦，汗出。此患者除了有心悸外，还患有消渴，并且有口干等上消症状，故以益气养阴，宁心安神为大法。定心汤中西洋参或太子参益气养阴，药理实验证明其能明显增加心肌血流量，降低冠脉阻力，对心肌缺血有明显保护作用；麦冬、玉竹以养心阴达到益气养阴，营养心肌；丹参活血化瘀，能增加心脏血流，提高心肌氧浓度，减慢心率；酸枣仁养心安神，能减慢心率，降低异位节律点的自律性，对抗心律失常；枳壳理气通脉，能明显改善心脏泵血功能；山药偏于健脾益肾生精，山茱萸、寄生偏于滋补肝肾，益阴生精，黄芪补气健脾，在诸多养阴药中加入补气之黄芪，使"阴得阳助则生化无穷"。鬼箭羽味苦，寒，归入足厥阴经，有破血、通经、杀虫作用，现代药理研究有很好的有降低血糖、尿糖及增加体重之作用；黄连清心火，交通心肾；远志宁心安神。诸药合用益气活血，故对胸痹引起的心悸有效。

13. 多汗案

刘某，男，60 岁。

主诉：多汗 10 余年，加重半月。

现病史：患者 10 年前因劳累出汗吹风，后出现多汗伴有心烦，乏力，腰膝酸软，肢体困重，失眠，早上遗精，曾多处求医治疗，症状无明显好转。现上午自汗，午间及夜间盗汗，汗出多，自觉乏力，全身沉重，腰膝酸软，精神不振，最近两个月失眠明显，早醒，遗精，大便溏，日 3 次。舌红，苔薄白腻，脉沉数。

既往高血压病史 20 年，药物控制可。

中医诊断：多汗证

证候诊断：气阴两虚 肾精不固

治法：益气养阴，补肾固精，交通心肾。

处方：

太子参 30g　生牡蛎 30g　麻黄根 15g　山茱萸 20g

益智仁 20g　炒薏米 15g　黄精 15g　麦冬 15g

金樱子 15g　覆盆子 15g　夜交藤 30g　五味子 10g

远志 10g　茯苓 15g　寄生 15g

14 剂，水煎服，日 1 剂。

二诊：汗出、乏力、腰酸较前减轻，仍心烦，失眠，梦遗。舌红，苔薄腻，脉沉细。黄芪 30g、生牡蛎 30g、麻黄根 15g、山茱萸 15g、益智仁 20g、浮小麦 15g、炒山药 10g、炒薏米 15g、金樱子 15g、覆盆子 15g、夜交藤 30g、五味子 10g、远志 10g、龟板 15g、砂仁 6g、黄连 10g、黄柏 10g、肉桂 3g，日 1 剂，水煎服，21 剂后明显减轻，心烦、汗出、乏力消失，失眠、梦遗好转。继续调理 20 剂后诸症消失。

按：患者年 60 岁，正处于更年期，多汗、心烦、梦遗，肾阴已亏，阴不潜阳，相火妄动，相火动则心火亦动。火热内扰，肾精不固外泄，气随津泻，气亦亏虚，阴不内守外泄，津气更亏。治疗以益气养阴，补肾固精为大法，一诊治疗虽然用了益气补肾，但太子参补气固涩作用不如黄芪，补肾滋阴应用龟板，龟板填补肾阴最强。黄连清心火，交通心肾。黄柏清相火，使火清、精固而汗止。

二、风湿免疫性疾病医案

1. 系统性红斑狼疮性肾炎 1

程某，女，36 岁，2000 年 6 月 10 日初诊。追问病史，患者 3 年前经某医院诊断为系统性红斑狼疮性肾炎，经激素、环磷酰胺治疗，病情缓解，近又复发，症见发热，面颊蝶形红斑，关节疼痛伴脱发，腰酸乏力，下肢水肿，查血常规，WBC 3.2×10^9/L，RBC 3.4×10^{12}/L，Hgb 110g/L，PLT 9.8×10^9/L，尿常规示：尿蛋白 + + +，尿潜血 +，抗核抗体阳性1∶1000，抗 ds - DNA 抗体阳性，抗 SM 抗体阳性，C3 0.6088g/L，C4 0.12g/L，IgG 23.0g/L，诊断为系统性红斑狼疮性肾炎（活动期）。中医诊断为红蝴蝶疮，热毒伤肾，水湿泛滥，治以清热解毒，利水消肿。方用自拟生地紫草汤合五苓散加减，处方：

生地 20g	紫草 20g	金银花 30g	连翘 20g
水牛角丝 30g	赤芍 15g	丹皮 15g	茯苓 15g
猪苓 20g	车前子 20g^(包煎)	白花蛇舌草 30g	

3 剂，水煎服，日一剂，并配合西药泼尼松 40mg/d。

二诊：体温正常，关节痛消失，下肢水肿减轻，继服上药 7 副。

三诊：体温正常，面部红斑变浅，明显减轻，下肢水肿消失，继服上药减去水牛角，加黄芪 30g、女贞子 15g、旱莲草 15g，10 副，水煎服，日一剂。

四诊：服药后诸症均见大减，复查血常规，三系正常，尿常规，尿潜血消失，尿蛋白 ＋＋，遂于上方减赤芍、丹皮，加芡实 30g、金樱子 15g、淫羊藿 10g，20 副，泼尼松改为 35mg/d。

五诊：患者自诉一切症状消失，唯觉乏力，尿蛋白 ＋，遂嘱患者继服上方，泼尼松改为 30mg/d，后患者一直坚持服用以上诸药，20 天减泼尼松 5mg，最终为 10mg/d 维持，至今病情一直稳定，免疫系统检查项目均已正常。

按：此例系统性红斑狼疮性肾炎病程较长，狼疮活动时发热，关节痛，皮肤红斑，尿蛋白，均同时出现热毒炽盛伤肾，故方用生地、紫草、水牛角丝、银花、连翘、白花蛇舌草等，以清泻气分、血分热毒，利水以保肾。病情缓解，热毒已清，故予方中加入黄芪、芡实、女贞子、旱莲草、金樱子以益气养阴以消除尿蛋白，并作为巩固疗效，防止复发的必要措施。

2. 系统性红斑狼疮性肾炎 2

温某，女，28 岁，2001 年 7 月 6 日初诊。患者于 2 年前因蛋白尿、血尿、浮肿，住某大医院经肾穿刺活检，诊断为系统性红斑狼疮性肾炎（Ⅳ），经糖皮质激素及免疫抑制剂等治疗，浮肿消退，每日服泼尼松 20mg，维持，但尿蛋白、血尿长时间持续不断，要求中医治疗，故来院治疗。刻下主症：腰膝酸软，倦怠乏力，纳差，大便秘结，小便黄赤，舌质红，有瘀点，脉弦细数。查尿蛋白定量 3.8g/24h，尿检红细胞 8～10 个/HP。中医诊断为气阴两虚并夹痰湿瘀血。治疗上继服泼尼松 20mg/d，中药予以益气养阴，兼以活血清利之剂，处方：

黄芪 30g	太子参 30g	生地 20g	女贞子 10g
旱莲草 20g	白茅根 20g	茯苓 10g	泽泻 10g
益母草 10g	白花蛇舌草 30g		

日一剂，水煎服。

共服上药 2 个月后，泼尼松递减至 15mg/d，查尿检血尿消失，尿蛋白定量 0.5g/

24h，此后继服上方加白术 10g、芡实 20g，去白茅根、旱莲草，又连续服用 3 个月，再查尿常规蛋白消失，泼尼松 10mg/d，维持，后随诊 1 年，患者病情稳定。

按：此例为系统性红斑狼疮性肾炎，初诊时病程已 2 年，持续蛋白尿、血尿难以消退，其病机为气阴两虚，肝肾亏虚，故先以益气养阴，活血清利之剂而获效。此后又加重补健脾肾而病获缓解。此例前后两个阶段的治疗体现了明确诊断后要明确证型，即明确病机，方能恰中病情而获效。表明中医辨证论治在诊治疾病中是非常重要的。

3. 系统性红斑狼疮性肾炎 3

患者姓名：东某，女，28 岁，2014 年 9 月 26 日初诊。

主诉：腰酸痛，白带量多 2 周。

现病史：曾于 5 年前因皮肤红斑，腰痛，就诊于省某医院风湿病科，经免疫检查，肾活检，诊断为系统性红斑狼疮性肾病(LN－Ⅳ型)，经西药糖皮质激素、甲氨蝶呤、骁悉等治疗，肾中蛋白时多时少，皮肤皮疹减少，无胸闷憋气，无关节疼痛。后辗转就诊于董老师处，经中药结合激素、骁悉治疗 2 年，尿中蛋白已经消失，无皮疹。逐渐停治疗 2 年。近 2 周因劳累后出现腰痛，白带量多，遂就诊于董老师处。现症：腰部酸痛，沉重，小腹坠胀，白带多，略带红色，无皮肤红斑，无黏膜破损，无胸闷胸痛，无关节肿痛，晨起关节僵硬，持续 5~10 分钟自然缓解，近期无明显脱发。小便量可，无尿频尿急尿痛，大便溏，日 3 次。纳食较以前减少，夜寐多醒。舌质暗红，苔薄黄腻，脉沉细。目前未服用任何西药。

既往史：儿时体弱，曾多次患肺部感染及过敏性疾病。

过敏史：青霉素类、花粉、海鱼。

体格检查：全身皮肤黏膜无红斑及破损，脊柱关节无畸形肿大。心肺听诊(－)，全身浅表淋巴结未触及肿大，腹软，小腹轻度压痛，无反跳痛及肌紧张。双肾区叩击痛。

辅助检查：尿常规：RBC(＋)，WBC(－)，余(－)。血常规：WBC 4.0×10^9/L，余项正常。自身免疫系列未复查。

中医诊断：腰痛。

证候诊断：相火妄动，湿热内扰。

西医诊断：狼疮性肾炎

治法：清热除湿，引火归元。

处方：

苍术 10g	黄柏 10g	生薏米 30g	小蓟 20g
仙鹤草 30g	益母草 15g	白茅根 30g	藤梨根 30g
寄生 15g	威灵仙 15g	木瓜 10g	青风藤 20g
陈皮 10g	竹茹 6g	三七粉 3g(冲)	白花蛇舌草 15g

14 剂，水煎服，日一剂，避免阳光照射。

复诊：患者白带量减少，小腹坠痛消失，仍感腰痛，经期长，8～10天。大便正常，小便可。夜间醒次数减少。舌暗红，苔薄稍腻，脉沉细。

处方：

生薏米 30g　　秦艽 10g　　青风藤 15g　　茯苓 12g

芡实 15g　　金樱子 15g　　小蓟 30g　　白茅根 30g

寄生 15g　　益智仁 10g　　菟丝子 10g　　忍冬藤 20g

三七粉 3g^(冲)

21剂，水煎服，日一剂。嘱其预防感冒，药后症状消失可停药观察，1～3个月复查尿常规一次。

3个月后回访，药后诸症均消失。

按：董燕平教授治疗系统性红斑狼疮分阶段，分层次。系统性红斑狼疮多见于青年女性，青春期肾气充沛，生殖功能正常。若患者先天不足，肾精不足，不能涵养肾阳，阳不潜于阴，青春期为物所感，君火易动，导致君火不制相火，出现相火妄动，随三焦游行于全身。相火妄动，易耗气伤精，早期若遇外邪，多表现实热症；中期多夹湿夹瘀，虚实夹杂；后期阴津耗伤，多表现阴虚内热，兼夹湿瘀，甚至阴损及阳，表现脾肾阳虚或阴阳两虚。此患者已经患狼疮肾5年余，经过先期治疗，疾病进入平稳阶段。此次复见腰痛，尿常规异常，白带增多，跟患者本身体质加诱因诱发有关。患者素体不足，肾元不固，相火妄动，三焦为气血水之通道，相火通过三焦，夹带湿邪下注于肾，水道失常，表现湿邪为患。第一步当燥湿醒脾，化湿通络。待湿清后，健脾益肾，引火归元。用三妙散加减苍术、黄柏、生薏米合陈皮、竹茹健脾行气化湿于中，益母草、白茅根、小蓟利小便，清湿热于下，使湿热之邪从小便去，威灵仙、木瓜、青风藤、三七粉祛风湿，活血通络止痹痛。白花蛇舌草、仙鹤草清热解毒，藤梨根、寄生滋补肝肾之阴，合黄柏泄肾浊，引火归元。诸药合用，有补有泻，使湿热去，肾元固，相火安。

4. 系统性红斑狼疮性肾炎 4

范某，女，39岁。2014年8月15日初诊。

主诉：系统性红斑狼疮，狼疮性肾病15年余，尿蛋白增多3个月。

现病史：患者15年双下肢水肿，关节痛，经检查诊断为系统性红斑狼疮性肾炎，经中西医结合治疗病情控制可。3个月前因劳累后出现双下肢水肿，腰痛，复查尿常规示：尿蛋白＋＋＋。来诊。患者现：腰痛，双下肢水肿，面部颈部皮肤陈旧性色素斑，双手腕、双踝关节疼痛，晨僵5分钟可自动缓解。疲乏，纳食可，夜寐多梦，小便多，大便调。舌红，苔薄白，脉细。

既往史：过敏性紫癜20余年，曾在10年前复发，经治疗近几年未复发。

过敏史：花粉、螨虫。

体格检查：神志清楚，发育正常。面部，颈部皮肤陈旧性色素沉着斑，全身皮肤黏膜无黄染，浅表淋巴结未及肿大。眼睑无水肿，口唇无发绀，口腔黏膜无溃疡，颈软无抵抗，双侧颈静脉无怒张，肝颈静脉回流征（－）。胸肋骨无压痛，双肺呼吸音清，未闻及干湿啰音、胸膜摩擦音。叩诊心界不大，心率80次/分，心前区各瓣膜听诊区均未闻及杂音，腹平坦，无压痛及反跳痛，肝脾肋下未触及，Murphy征（－），肾区无叩痛。关节无红肿、压痛，肌力正常，双下肢指凹性水肿。四肢感觉对称正常，生理反射正常，病理反射未引出。

辅助检查：尿常规：尿蛋白＋＋，潜血＋，颗粒管型1～2/HP。24小时尿蛋白定量：5.1g。肝肾功能K 3.5mmol/L，Alb 26g/L，Na 129mmol/L，Cl 93mmol/L，Glu 6.8mmol/L，Cr（E）59μmol/L，TBIL 11.1μmol/L，DBIL 4.5μmol/L，TCO_2 26.1mmol/L，Ca 2.25mmol/L，Urea 5.37mmol/L，ALT 30U/L。

中医诊断：水肿。

证候诊断：相火妄动，精微外泄。

西医诊断：系统性红斑狼疮性肾炎。

治法：固涩肾元，清泻相火。

处方：

黄柏10g　　砂仁6g　　青蒿10g　　忍冬藤30g

黄芪30g　　芡实20g　　金樱子15g　生牡蛎20g

覆盆子15g　生地20g　　丹皮10g　　益母草20g

生甘草10g

14剂，日1剂，水煎服。避免日光照射，注意休息，继续服用雷公藤多甙。

二诊：腰痛减轻，双下肢仍水肿，纳食可，夜寐欠安，舌红，苔薄黄，脉细。尿蛋白＋＋。黄柏10g、牛膝10g、青蒿15g、女贞子15g、黄芪30g、芡实30g、旱莲草30g、生牡蛎20g、白术15g、生地10g、白花蛇舌草20g、益母草15g、忍冬藤30g。

三诊：30剂后尿蛋白减少为＋，24小时尿蛋白2.4g/L。腰痛、疲乏消失，双下肢无明显水肿，纳食可，夜寐安，舌淡红，苔薄黄，脉细。继续原方加减治疗半年后尿蛋白完全消失。

按：相火有正常之相火和相火妄动两端。元·朱丹溪《格致余论·阳有余阴不足》说："主闭藏者肾也，司疏泄者肝也，二脏皆有相火，而其系上属于心。心，君火也，为物所感则易动，心动则相火亦动，动则精自流。""相火易起，五性厥阳之火相煽，则妄动矣。火起于妄，变化莫测，无时不有，煎熬真阴，阴虚则病，阴绝则死"。相火在正常情况下是推动和维持人体生命活动的动力，温煦诸脏，促进生长。如内经所言"少火生气"。如果相火过盛，则成壮火、邪火，夹痰、湿、瘀、浊等，可从三焦流窜全身，上蒸头面，成痤成痱，下扰精室，可导致遗精滑泄。内扰血脉经络，还可导致血热妄行出血和关节疼痛。封髓丹出自《医宗金鉴》，由黄柏、砂仁、甘草组成，能清火止遗。方中黄柏苦能坚肾，寒能清肃，专清相火，为君；青蒿清虚热，透热外出。《本草新编》"青蒿，味苦，气寒，无毒。入胃、肝、心、肾四经。盖青蒿泻火热，又不耗伤气血，用之以佐气血之药，大建奇功。"牛膝苦平，善降泄，导热下泄，引血下行，并能活血祛瘀，二者为臣；砂仁辛温，善能入肾，肾之所恶在燥，而润之者惟辛，以之通三焦达津液，纳五脏六腑之精而归于肾；黄芪、芡实、金樱子、生牡蛎、覆盆子五味，既能补脾肺之气以固摄，又能补肝肾之精以培元，防止精微遗漏太过。精血同源，生地甘、寒，《神农本草经》谓之逐血痹，填骨髓，长肌肉，肾主骨，肾足则水足而骨髓充。丹皮辛寒，可以散血热。益母草苦、辛，微寒，归肝、心包经，活血调经，利尿消肿。生甘草为使药，缓急和调，泻火解毒。

5. 狼疮性关节炎

患者：董×，女，42 岁，2014 年 10 月 10 日初诊。

主诉：双手远端指关节间断疼痛 5 年余，加重 2 周。

现病史：患者 5 年前因关节疼痛、脸部红斑，就诊于某三甲医院，检查诊断为系统性红斑狼疮，已经经过多方治疗，病情控制，但激素始终不能撤减，经加用中医药治疗，激素已经减至 5mg/d。近期因天气转凉，未注意保暖，双手指关节疼痛，伴晨僵 8～10 分钟，屈伸不利，并逐渐加重，为求进一步治疗来诊。现：双手远端指关节轻度疼痛，晨僵 8～10 分钟自动缓解，屈伸不利，乏力，口腔溃疡时发时止，口干口苦，纳食不多，夜寐差，舌暗红瘦，苔薄黄稍腻，脉细数。

既往史：既往体健。

过敏史：未发现。

体格检查：脸部，双上肢皮肤仍可见暗色陈旧性斑痕，皮肤黏膜无紫癜，全身淋巴结未触及肿大。心肺(－)，腹部肝脾无肿大，双肾无叩击痛，脊柱四肢无畸形，神经系统(－)。

辅助检查：血常规、尿常规未见异常。

中医诊断：痹症

证候诊断：肾元不固　外邪扰动　伏毒流窜

西医诊断：狼疮性关节炎

治法：扶正培元，解毒散邪。

处方：

黄芪 30g　女贞子 15g　白花蛇舌草 30g　虎杖 15g

党参 20g　藤梨根 30g　鸡血藤 20g　　茜草 10g

生地 15g　山茱萸 10g　青风藤 15g

21 剂，水煎服，日一剂。

复诊：1 个月后复诊，患者关节疼痛减轻，近期无口腔溃疡，疲乏消失。睡眠差，多梦易醒，手足心热，纳食增多，大便干，解时费力，小便可，舌红，苔薄黄，脉细数。旱莲草 15g、女贞子 15g、白花蛇舌草 30g、虎杖 15g、青风藤 15g、怀牛膝 10g、炙鳖甲 10g、藤梨根 30g、鸡血藤 20g、茜草 10g、生地 15g、山茱萸 10g、炒枣仁 30g、泽泻 10g。7 剂，水煎服，日一剂。

2 周后症状逐渐消失，共服药 45 天后改为 3 天服药一剂，逐渐停药。

按：患者患系统性红斑狼疮 5 年，病情平稳，此次感寒后关节疼痛加重，但患者未表现风寒外感症状，与其体质有关：系统性红斑狼疮患者多素体肝肾阴虚，虚火易动，外邪乘虚，入里化热，引动伏邪，伏毒流窜四肢关节，痹阻经络，则走窜疼痛。痼疾加新病，治疗标本兼治，扶正固本，解毒散邪。用生地、女贞子、山茱萸补肾生精；黄芪、党参益气固表，配合青风藤祛风散邪；藤梨根生津止渴，白花蛇舌草、虎杖清热解毒，鸡血藤、茜草凉血活血，通经活络止痛。二诊患者外邪渐去，肝肾阴虚相火妄动症状明显，以补肾填精之品巩固治疗。

6. 痛痹案

陈某，女，56 岁，2014 年 1 月 16 日初诊。主诉双侧膝关节至足冷痛 1 年余，察视其膝关节不红肿，活动自如，X 光片及化验检查均未见异常，经多家医院予以抗炎止痛，及针灸理疗等均无效果。今察舌质淡，苔薄白，脉沉，辨证为阴寒凝滞经脉关节之寒痹证。治以温经散寒，活血通脉法，处方：

炙麻黄 10g　细辛 3g　炮附子 10g　桂枝 10g
鸡血藤 20g　川牛膝 15g　穿山甲 10g
水煎服，日一剂，共服 14 剂。

二诊：自服上药，双膝以下冷痛感明显减轻，遂又继用上方减穿山甲，加淫羊藿 15g，14 剂。

三诊：患者自诉双膝以下冷痛全部消失，无任何不适，停药观察，1 年未见复发。

按：此例痛痹，系患者自身阳气虚弱，阴寒内生，兼或外寒侵入下肢经脉，阴寒凝滞不散，阳气不达于下肢，故产生本病。本方以麻黄、桂枝、附子、细辛温经散寒，辅以当归、鸡血藤、穿山甲活血通脉，川牛膝引药下行，共奏温经散寒，活血通脉而愈寒痹。本因山甲昂贵，为减轻药费而减去不用，加入淫羊藿，增加补肾温阳通痹之力而获全功。

7. 类风湿关节炎案 1

周某，女，35 岁，2013 年 3 月 16 日初诊。患者两月前无明显诱因出现双手指及腕关节疼痛，曾服用布洛芬等药未效，且逐渐加重。遂来我院就诊，刻下患者双手近端指关节、掌指关节及双腕关节红肿热痛伴晨僵，时有发热，心烦，大便秘结，苔薄黄，脉滑数。查血沉 96mm/h，类风湿因子阳性，C 反应蛋白阳性，抗环瓜氨酸肽抗体阳性。西医诊断为类风湿性关节炎，中医诊断为骨痹（湿热型），治法清热解毒，活血通痹，处方：

忍冬藤 30g　白芍 30g　元参 20g　白花蛇舌草 30g

青风藤 30g　羌活 20g　当归 15g　威灵仙 15g

蜈蚣 2 条

水煎服，每日一剂。

共服 7 剂后双指、腕关节疼痛减轻，且体温正常。后继服上方去元参共服 14 剂后，指腕关节疼痛消失，复查血沉 20mm/h，C 反应蛋白阴性，后随访半年未见复发。

按：本例类风湿性关节炎，属急性活动期，中医诊断为骨痹（湿热型），而以清热解毒，活血通痹法，连续用药，而迅速控制了风湿活动而获愈，控制了病情的发展。故笔者认为类风湿性关节炎初发一定要正规化积极治疗是防止病情发展的关键。

8. 类风湿性关节炎 2

刘某，男，60 岁，2014 年 10 月 17 日初诊。

主诉：双肘关节、腕关节、膝关节肿痛伴晨僵 2 年，加重 1 月余。

现病史：2 年前双肘关节、膝关节疼痛，至某三甲医院检查：类风湿因子阳性，血沉 29mm/h，CRP 阳性，抗核周因子抗体（APF）阴性；抗环瓜氨酸肽抗体（CCP）阳性，X 线检查：双手关节腔积液。诊断为类风湿性关节炎（RA）。用甲氨蝶呤片 7.5mg，1 次/周口服、来氟米特 10mg，1 次/日、激素 10mg，2 次/日、芬必得 75mg/d，联合口服用药后疼痛减轻，停用糖皮质激素、芬必得后，患者用药不规律，自行停用甲氨蝶呤，近 1 年手关节外翻，疼痛时轻时重，来诊。患者现：双手指掌关节、左肩、双膝关节肿胀疼痛，晨僵一般持续 1 小时，皮肤颜色正常，双手关节畸形，外翻。纳食可，夜寐欠安，大便可，小便黄，舌红，苔黄，脉沉细数。

既往史：高血压病史 3 年，药物控制良好。

过敏史：未发现。

体格检查：全身皮肤黏膜无红斑及破损，双手指掌关节畸形肿大，左膝关节轻度肿大，无畸形。心肺听诊（-），全身浅表淋巴结未触及肿大，腹软，无压痛，无反跳痛及肌紧张。双肾区无叩击痛。

辅助检查：尿常规：RBC（+），WBC（-），余（-）。血常规：WBC 3.6×10^9/L 余项正常。自身免疫系列：ANA 1:100，余项正常。ESR 47mm/h，CRP 78，AKA（+），抗-CCP（+），UA 136μmol/L。

中医诊断：骨痹

证候诊断：风湿痹阻

西医诊断：类风湿性关节炎

治法：祛风除湿止痛。

处方：

青风藤 20g　当归 10g　姜黄 10g　木瓜 15g

威灵仙 10g　桑寄生 20g　天麻 10g　川断 15g

鹿衔草 10g　忍冬藤 30g　元胡 15g

14 剂，水煎服，日一剂。仍服用西药甲氨蝶呤片 7.5mg，1 次/周口服、来氟米特 10mg，1 次/日。

二诊：疼痛较前稍减轻，仍晨僵，纳食可，药后便干，舌嫩红，苔少，脉细滑。前方加生地 20g、鬼箭羽 15g、炒山药 10g。

三诊：7 剂后复诊仍感关节疼痛，晨僵 1 小时，纳食，二便正常，处方：

青风藤 20g　秦艽 15g　　徐长卿 15g　威灵仙 12g

知母 10g　　忍冬藤 15g　桑枝 10g　　木瓜 10g

玄参 10g　　元胡 10g　　天麻 10g　　地龙 10g

茵陈 15g　　赤芍 15g　　砂仁 10g

7 剂，水煎服，日 1 剂，分早晚 2 次温服。

四诊：药后疼痛明显好转，仍感乏力。

青风藤 20g　秦艽 15g　　徐长卿 15g　威灵仙 12g

知母 10g　　忍冬藤 15g　桑枝 10g　　木瓜 10g

玄参 10g　　元胡 10g　　天麻 10g　　地龙 10g

茵陈 15g　　赤芍 15g　　砂仁 10g　　仙灵脾 10g

鸡血藤 30g

按：该患者为类风湿性关节炎，症状与红斑狼疮性关节炎有不同之处，该患者风寒湿邪内阻经络，气血运行不畅，不通则痛故见关节疼痛，经久难愈。青风藤，苦、平，祛风湿，通经络，利小便。多用于风湿痹痛、关节肿胀、麻痹等症。现代药理研究其具有良好的镇痛，调节免疫作用。姜黄《证类本草》味辛、苦，大寒，无毒。主心腹结积，疰忤，下气破血，除风热，消痈肿，功力烈于郁金。威灵仙味苦，温，无毒。主诸风，宣通五脏，去腹内冷滞，心膈痰水，久积症瘕，癖气块。鹿衔草。味辛、凉，性平，无毒。走足少阴，添精补髓，延年益寿。治筋骨疼痛，痰火之症。忍冬藤《本草再新》：味甘苦，性微寒。入心、肺二经。清热，解毒，通络。寄生、川断祛风湿同时有强肝肾作用。元胡止痛。诸药合用，共同祛风除湿，通经活络止痛。疾病后期，注意加强扶正顾护胃气。

9. 强直性脊柱炎案

侯某，男性，2013 年 9 月 6 日初诊。患者 1 年前腰髋部疼痛伴晨僵，活动后反而减轻，并在当地某医院 CT 检查示：两侧骶髂关节改变符合强直性脊柱炎，HLA－B27 阳性，血沉 86mm/h，诊断为强直性脊柱炎，曾服用柳氮磺吡啶治疗，症状略有好转，但未明显改善。遂来我院收住院治疗。来诊时，腰骶部疼痛，半夜痛醒，翻身困难，活动后稍减轻，倦怠乏力，舌质红苔黄腻，脉细无力。CT 检查示中度骶髂关节炎，血沉 68mm/h，类风湿因子阴性，C 反应蛋白阳性，西医诊断为强直性脊柱炎，中医诊断为骨痹，证属肾督亏虚，湿热内阻。治以补肾强督，清化湿热，处方：

淫羊藿 20g　杜仲 10g　薏苡仁 30g　苍术 15g

虎杖 15g　　地龙 10g　生龙骨 30g　生牡蛎 30g

独活 10g

服上方 20 天后腰髋部疼痛减轻，出院带药，于上方加鸡血藤 30g、丹参 20g、桂枝 10g、熟地黄 15g，水煎服，共治疗 2 个月后，诸症缓解，查血沉 12mm/h，后患者继续用上方巩固治疗。随访 2 年未见复发。

按：强直性脊柱炎，主要侵犯脊柱及骶髂关节，90%～95% 患者 HLA－B27 阳性，类风湿因子阴性，影像学检查脊柱和骶髂关节对诊断极有帮助。中医治疗以补肾强督及对因治疗，本例患者肾督虚损，故予以补肾治本，肾督相通，补肾即是强督，因有湿热内蕴，故兼以清化湿热以止痛。而本病缓解后即应继续补肾强督，益气养血，加强体质，提高抵御任何外邪的能力，使病情长期稳定，防止畸形的发生。

10. 局限性硬皮病案

金某，男，44 岁，2004 年 3 月 15 日初诊。自诉左半身胁肋部有 3 个如硬币样圆形的皮肤肿硬，约有 3 年余。经检查左胁肋部从第 6 至第 10 肋约有 3 个如一元硬币样圆形皮肤肿胀变厚，局部皮肤变黄，边界清楚。经各种免疫检查未见异常，病理皮肤活检提示局限性硬皮病。患者舌质淡红，苔薄白，脉沉缓，属中医"皮痹"证，治以软坚散结，活血通络，处方：

桂枝 10g　　丹参 30g　　鸡血藤 20g　当归 10g

淫羊藿 10g　巴戟天 10g　白芷 10g　　浙贝母 12g

皂角刺 10g　积雪草 20g　青蒿 15g　　炙鳖甲 10g

水煎服，日 1 剂，分早晚 2 次温服。

连续服用 3 个月后，皮损部位变软。嘱患者上方去浙贝母、白芷、皂角刺，加用桑寄生 15g、秦艽 10g，水煎服，每月连服 10 天，休息 10 天，如此治疗，以防再度皮肤损害变硬，后随访 2 年，未见异常。

按：局限性硬皮病，多因外感风寒湿邪，郁于皮肤，局部皮肤失于宣泄，壅阻气血，凝而不去，久则成为本病，故治疗温肤散结，活血通络是基本治法，本例以桂枝、淫羊藿、巴戟天以温肤，以丹参、鸡血藤、当归以养血活血，并以丹参、积雪草、浙贝母、白芷、皂角刺、青蒿、炙鳖甲软坚散结，共奏温养皮肤，使之柔软如常。

11. 系统性硬皮病案

郑某，女性，48 岁，2003 年 5 月 6 日初诊。主诉全身皮肤进行性肿硬，伴双手肿胀疼痛冷凉（雷诺征）5 年。1998 年发病后，曾经某大医院病理检查，符合系统性硬皮病，并经多次中西医多种方法治疗不见好转。近 10 天来出现胸闷，活动后气喘，双下肢水肿，现检查，患者神疲乏力，面部无表情，皮肤肿胀呈面具状，头部毛发稀疏，张口困难，咽食水尚可，四肢末端手足不温，皮肤色素沉着，触之冷硬，关节活动受限，轻微体力活动即感胸闷，气喘，小便短少，全身水肿，舌质黯淡，无苔少津，脉沉细。西医诊断系统性硬化、心力衰竭，中医诊断为皮痹，证属气阴两虚，气血凝滞证。治以温阳益气，破瘀散结法。方用自拟的启膝消痹饮加减治疗，处方：

黄芪 30g　　党参 30　　肉桂 10g　　当归 20g

丹参 30g　　积雪草 30g　浙贝母 15g　葶苈子 10g

桑白皮 15g　杏仁 10g　　益母草 15g　车前子 15g^(包煎)

7 剂，水煎 400ml，分早晚两次温服。

二诊：胸闷，气短及双下肢水肿明显减轻，继服上方 7 剂。

三诊：胸闷，气喘，双下肢水肿俱消退，表明心功能改善，心力衰竭得到控制，治疗去上方桑白皮、杏仁、葶苈子、肉桂，加仙灵脾 15g、巴戟天 10g、桂枝 10g、白芥子 10g、白芷 10g、皂角刺 10g，7 剂，水煎服，服法同前。

四诊：自诉面部及全身皮肤变软，张口，各关节活动较前松软，僵硬减轻，遂于上方加鸡血藤 30g，14 剂，每日一剂，水煎服。

五诊：病情目前为巩固疗效，嘱患者避风寒、防劳累，防止感冒和心力衰竭的发生，并可服上药半月，休息半月，间断治法。半年后患者来院复查，病情极大好转，各项检查指标正常。维持正常生活。

按：系统性硬皮病（SSc）是一种原因不明的以皮肤增多和纤维化为特征的结缔组织病，除皮肤受累外，也可影响内脏，本例系统性硬皮病，除皮肤受累外也影响到心肺，本病属中医皮痹，病本为虚，虚实夹杂。虚为患者气阳两虚，气阳虚卫表皮肤肌腠失于温润，则皮肤因寒凝血滞渐至皮肤增厚，肢体僵硬不温，久之可累及内脏，加重病情。针对本例病情证型，初治以益气温阳，破瘀散结，兼以宣肺利水法，心衰及双下肢水肿得到控制。故方中减桑白皮、杏仁、葶苈子、益母草、车前子等而加入仙灵脾、巴戟天、桂枝、白芥子、皂角刺，重在改善皮肤硬化症状。方中党参、黄芪补气，当归、丹参、鸡血藤养血，配以积雪草、白芥子、浙贝母以散结透皮，启膝消痹，仙灵脾、巴戟天、桂枝温补心肾之阳气以通达全身上下表里内外而奏效。现代中药研究以上诸药如丹参，积雪草等具有抗组织纤维化和胶原纤维降解的作用。

12. 干燥综合征案 1

孙某，女，48 岁，2012 年 8 月 17 日初诊。患者 2 年前因双目干涩，视物不清，口干咽食困难，经多处求治无效，遂来我院诊治。刻下两目干涩无泪，如有砂子样摩擦感，口鼻咽干燥，无汤水相助难以咽下饭食。全身无力，心烦便秘，舌红龟裂，少津无苔，脉细数。进一步检查 SSB 抗体阳性，角膜实验阳性，唾液率过滤减低，故诊断为原发性干燥综合征。属于中医燥痹，气阴两虚型。遂予益气生津，滋阴润燥法。处方：

沙参 30g　石斛 10g　太子参 30g　麦冬 30g

生地 15g　元参 15g　天花粉 15g　菊花 15g

红花 10g　草决明 10g

7 剂，水煎服，日一剂，分早晚 2 次温服。

7 天后复诊，自诉双目及口干减轻，乏力减轻，于上方加密蒙花 15g、丹参 20g、共服 90 剂，口眼干燥症状基本消失。后患者本人又间断服上药半年，病情一直稳定。

按：本例原发性干燥综合征，属于中医"燥痹"范畴，本例属于气阴两虚证，故用太子参益气以布散津液，予大剂麦冬、沙参、石斛、生地、元参、花粉以滋润肺、胃、肝、肾、三焦之阴津，以达益气生津之功，以菊花、草决明明目清热，气阴虚久必致血瘀，故用红花、丹参以活血散瘀，以利气津之散布，达到养阴祛燥之治疗目的。

13. 干燥综合征案 2

白某，女，48 岁，2015 年 4 月 17 日初诊。

主诉：干燥综合征病史 10 年，反复双下肢皮肤紫癜 3 年余，加重半月。

现病史：患者 10 年前出现双眼干涩、口干，未特别注意，未就诊。2012 年出现皮肤紫癜，先后就诊于某三甲医院，经系统检查提示为"干燥综合征"。用糖皮质激素甲泼尼龙 24mg/d，用药 1 年半后症状减轻逐步停药。近半个月劳累后出现双下肢皮肤紫癜，关节疼痛，来诊。患者表现双手指关节肌肉疼痛，双下肢皮肤散在紫癜，色暗红，皮肤瘙痒，口眼干燥，无恶心呕吐，纳食可，夜寐安。大便干，小便可，舌暗红，少苔，脉沉细。

既往史：体健。

过敏史：未发现。

体格检查：神志清楚，双下肢皮肤散在紫暗红色出血点，不高出皮面。全身皮肤黏膜无黄染。浅表淋巴结未及肿大。咽不红，双扁桃体未见充血肿大。双手指关节肿胀，活动轻度受限。

辅助检查：自身抗体系列：SSA（ + ），SSB（ - ），ANA（ + ），余项均阴性。免疫球蛋白：IgG 19.00g/L（7.51 ~ 15.6），C3 0.44g/L（0.79 ~ 1.52），C4 0.12g/L（0.16 ~ 0.38），风湿三项 RF 73.90U/ml（ <20 ），CRP 10.9mg/L（0 ~ 8）。生化大致正常，血常规正常。

中医诊断：燥痹。

证候诊断：气阴两虚。

西医诊断：干燥综合征，过敏性紫癜。

治法：益气养阴，生津润燥。

处方：

沙参麦门冬汤加减。

沙参 10g　　麦冬 15g　　石斛 15g　　丹皮 10g

赤芍 10g　　白藓皮 30g　乌梅 6g　　地肤子 10g

蛇床子 10g　蝉衣 10g　　秦艽 15g　　制鳖甲 10g

7剂，水煎服，日1剂。

复诊：2周后二诊：皮肤紫癜暗淡，未见新鲜出血点，皮肤瘙痒减轻，仍觉口眼干燥，大便干，小便可。舌暗红，少苔，脉沉细涩。继用前方减蛇床子、蝉衣、秦艽。加丹参20g、藤梨根30g。20剂后口眼干燥症状减轻。皮肤未见紫癜，仅留暗褐色斑点。自行停药。

按：干燥综合征属免疫系统疾病，临床治疗效果差。该例患者不仅有干燥症状，还有关节不适、皮肤紫癜，临床应与其他免疫性血小板减少鉴别。患者因阴津不足，阴不敛阳，虚火扰动，动血，出现出血。肝肾不足，肝主筋，筋失濡润，导致关节僵硬，活动不利。所以以滋阴生津之沙参、麦冬为君，恐阴津久耗，再加入血肉有情之制鳖甲补肾填精。石斛助沙参、麦冬滋阴生津。乌梅与麦冬酸甘化阴。燥盛则干涩，血流不畅，加入赤芍、丹皮活血行血而不伤阴。蛇床子、地肤子、蝉衣止痒，秦艽祛风湿止痛。待虚风去，瘙痒止，去蛇床子、地肤子、秦艽等祛风药，加丹参活血生血，藤梨根加强养阴生津力量。阴伤不能速生，必须坚持服药，方可痊愈。患者不能坚持，恐以后复发。

14. 贝赫切特病(白塞病)案

焦某，男，48岁。2015年6月2日初诊。

主诉：口腔间断溃疡2年，加重1周。

现病史：患者2年反复出现口腔溃疡，经用双料喉风散喷剂、意可贴等治疗，口服维生素 B_2、牛黄上清片等都无效。1年前出现阴部2处溃疡，经西医院检查后诊断为"白塞氏病"。1周前口腔又出现多处溃疡，疼痛难忍，为进一步治疗来诊。患者现：口腔有5处溃疡，周围红肿，中间白膜覆盖，有绿豆至黄豆大小，说话，吃饭均受影响。阴部2处溃疡。食纳可，乏力，口干口苦，大便不爽，便黏。小便正常，睡眠差，无关节红肿疼痛、无皮下结节。舌红，苔黄厚腻，脉沉细。

体格检查：口腔颊部黏膜、牙龈有5处溃疡，周围红肿，中间白膜覆盖，有绿豆至黄豆大小。阴囊有2处黄豆大小溃疡面，中间覆有白膜。全身皮肤黏膜未见出血点，无黄染。浅表淋巴结未及肿大。咽红，双扁桃体无肿大。心率68次/分，心肺听诊未闻异常。腹软，肝脾未触及，Murphy征(-)，皮下关节未扪及肿块结节。四肢关节无畸形，双下肢无水肿。

辅助检查：血常规：WBC 6.31×10^9/L，N% 65%，HGB 145g/L，PLT 212×10^9/L。尿便常规无异常。自身抗体系列未见异常。

中医诊断：狐惑病。

证候诊断：脾虚湿阻，热毒蕴结。

西医诊断：贝赫切特病(白塞氏病)。

治法：健脾升阳，泻火解毒。

处方：

银花 20g	连翘 10g	生甘草 10g	生薏米 30g
天花粉 12g	浙贝母 12g	蝉衣 10g	黄连 10g
丹皮 10g	赤芍 15g	五倍子 10g	白花蛇舌草 20g

7 剂，水煎服，日 1 剂。

苦参 30g、黄柏 10g、赤芍 10g 水煎洗外阴，日一剂。

复诊：7 天后二诊：患者口腔、阴部溃疡无明显变化，疼痛稍有减轻，纳食不多，大便黏滞不爽，乏力、出汗多，口干口苦，睡眠差，舌红，苔黄腻，脉弦滑。考虑其湿浊内蕴，阻滞中焦，郁滞化火。治疗以健脾助运，泻降郁火。

银花 20g	连翘 10g	生甘草 10g	生薏米 30g
柴胡 12g	浙贝母 12g	蝉衣 10g	黄连 10g
丹皮 10g	赤芍 15g	五倍子 10g	白花蛇舌草 20g
黄芪 30g	当归 12g	车前子 10g	泽泻 10g

25 剂，水煎服，日 1 剂，分早晚 2 次温服。

25 剂后纳食、乏力明显好转，大便正常，疼痛基本消失，溃疡面积明显减少。仍用外洗方。

按：白塞氏综合征是一种原因不明的自身免疫性疾病，以血管炎为病理基础。临床常见口腔溃疡、眼炎、阴部溃疡三联征，但化验检查常常没有阳性结果，只靠临床症状诊断。中医归属"狐惑病"范畴。《金匮要略》"狐惑之为病，状如伤寒，默默欲眠，目不得闭，卧起不安，蚀于喉为惑，蚀于阴为狐，不欲饮食，恶闻食臭，其面目乍赤、乍黑、乍白，蚀于上部则声嗄，甘草泻心汤主之"《心典》，"则赵氏所谓湿热停久，蒸腐气血而成瘀浊，于是风化所腐而成虫者当矣，甘草泻心。不特使中气运而湿热自化，抑亦苦辛杂用，足胜杀虫之任。"其基本病机是湿热停久化热，湿热来源于脾胃。素体脾虚或饮食不节，过食肥甘，或七情过激，损伤脾胃，水谷不运，反化为水湿，蕴结停留，郁而化热，脾开窍于口，其华在唇，主肌肉，热毒流窜致溃疡出现。《圣济总录》曰："口疮者，心脾有热，气冲上焦，熏发口舌而作疮也"。又说："胃气弱，谷气少，虚阴上发而为口疮。"董老师认为虽然表现为红肿疼痛溃疡等热毒症状，单用清热解毒，热去而湿留，病症不愈。故健脾升阳散火，升清降浊，使中焦运化正常，湿、热尽去，病方向愈。方中黄芪、甘草补脾胃，益中气；柴胡、银花、蝉衣升阳散火，使脾胃健，清阳升发，泽泻、车前子泻阴火，导热下行，黄连、白花蛇舌草、连翘内清郁结热毒，当归、丹皮、赤芍养血清血中伏火，五倍子、浙贝母助肉膜生长。全方为甘温升补与苦寒泻降并用，标本兼顾而收良效。

15. 痛风

张某，男，36 岁。2015 年 1 月 16 日初诊。

主诉：双足大足趾内侧红肿疼痛，双膝关节疼痛20天。

现病史：患者20天前无明显原因出现双足趾内侧红肿疼痛，疼痛剧烈，后又出现双膝关节疼痛，时发时止，曾到某医院检查，提示血尿酸高，给别嘌呤醇、碳酸氢钠口服，金黄膏外用。疼痛稍有缓解，为进一步治疗来我院。现患者双足趾内侧红肿，双膝关节疼痛，夜间剧烈，行走困难，纳差，夜寐不安。小便少，大便可。舌红，苔黄腻，脉弦数。

既往史：体健。

体格检查：神志清楚，双足趾皮肤红肿，触碰疼痛，屈伸欠灵活。双膝及其他关节无畸形、红肿、结节。全身皮肤未见出血点，瘀斑。浅表淋巴结未及肿大。咽不红，双扁桃体未见充血红肿。

辅助检查：血尿酸：560μmol/L，肾功能、肝酶无明显异常。

中医诊断：热痹。

证候诊断：湿热浊毒流注。

西医诊断：痛风。

治法：清热解毒，通络止痛。

处方：桂枝芍药知母汤加减。

知母10g　　白术10g　　防己15g　　土茯苓30g

银花30g　　川牛膝12g　当归20g　　羌活10g

皂刺10g　　浙贝母15g　赤芍10g　　丹皮10g

生甘草10g

10剂，水煎服，日1剂。

二诊：足趾双膝关节疼痛较前减轻，红肿消减，感乏力，口干，寐差，大便偏干，小便调。舌红，苔黄，脉沉细。继用前方减知母、防己，加白术10g 生薏米15g。7剂。

三诊：患者足趾疼痛明显减轻，红肿基本消退，口干减轻，仍寐差，大便偏干，小便可。

土茯苓30g　银花30g　　川牛膝12g　当归10g

白芷10g　　皂刺10g　　浙贝母15g　赤芍10g

丹皮10g　　黄柏10g　　生薏米15g　络石藤30g

夜交藤30g

10剂后诸症消失。

按：痛风病应该属于中医痹症范畴，其病因与素食肥甘厚味，损伤脾胃，致脾胃运化失常，湿热、痰瘀内生，同性相求，外风湿邪容易入侵，内外合邪，湿热痰浊浸淫肌肉，流注关节，致使关节脉络不通则痛。《疡医大全·风部》"盖风寒湿三气客于经络血脉之中，未经疏散，则郁久生热，热极化火，而更兼风变，其性流走不定，伏行于周身经络血脉之间，是为病原。"急性期多为风湿热郁，当清热利湿，解毒通络。土茯苓、防己、川牛膝驱湿于下，用羌活祛风于表，知母、生甘草清热于中，银花、皂刺、浙贝母解毒散结，当归、赤芍、丹皮活血通络止痛。恐清热解毒药日久伤脾，加白术、薏米健脾胃化湿浊。

16. 急性痛风性关节炎案

张某，男，50岁，2013年11月12日初诊。患有痛风病史2年，2天前因大量饮酒后，当夜右(母)趾及踝部关节红肿灼热疼痛，难于步行，次晨即来就诊。急查血常规示白细胞9.8×10^9/L，中性粒细胞82%，血尿酸866μmol/L，血沉56mm/h，X线检查足踝部软组织肿胀。舌质红，苔黄腻，脉滑数有力。诊断为急性痛风性关节炎。辨证为浊毒流注关节之痹症。治以清利湿热(浊毒)，通络止痛法。方用二妙散合四妙勇安汤加减，处方：

苍术10g	黄柏10g	土茯苓30g	萆薢15g
车前子15g(包煎)	生薏米30g	银花30g	元参30g
地龙10g	川牛膝10g	当归15g	

水煎400ml，每日一剂，分两次温服。

5天后复查血尿酸418μmol/L，血沉20mm/h，足踝关节红肿明显缓解，并能下床行走。治于上方减去黄柏、元参，继服7剂后查血尿酸366μmol/L，血沉12mm/h，足踝关节疼痛全部消失，一如常人。随访1年未见复发。

按：本例痛风，病因为嘌呤代谢紊乱，血尿酸排泄减少所致的急性痛风性关节炎，高血尿酸，中医称之为湿热浊毒，其所形成的关节炎并非风寒湿热等邪痹阻所致的痹症，故治当清热利尿以排泄湿浊毒邪(血尿酸)，方能迅速奏效，董教授以上方治疗急性痛风性关节炎疗效显著。

17. 银屑病性关节炎

于某，男，42岁。2015年3月13日初诊。

主诉：皮肤脱屑20余年，加重3个月。

现病史：患者于1992年曾出现皮肤脱屑，红斑，在省某医院检查，诊断为"银屑病"，用甲氨蝶呤控制可，皮屑间断小面积出现，可自愈。2014年出现双手指指关节疼痛，未进行检查治疗。3个月前出现双上肢皮损，脱屑，因不愿意再用西药治疗，来诊。患者现双上、下肢广泛皮损，色红，脱屑明显。双手指指关节轻微疼痛，屈伸不利。纳食、二便可。舌红，苔薄黄腻，脉沉滑。

既往史：体健。

过敏史：未发现。

体格检查：神志清楚，双上肢、双下肢皮肤广泛皮损，色红，有脱屑。全身皮肤黏膜无黄染，未见肝掌、蜘蛛痣。浅表淋巴结未及肿大。咽不红，双扁桃体未见异常。

辅助检查：血沉：27mm/h，风湿三项未见异常。自身免疫系列未见明显异常。三大常规、生化大致正常。

中医诊断：牛皮癣。

证候诊断：毒蕴血瘀。

西医诊断：银屑病性关节炎。

治法：清热解毒，活血祛瘀。

处方：

土茯苓 40g　银花 30g^(后下)　赤芍 15g　丹皮 10g

浙贝母 12g　白芷 10g　　皂刺 10g　当归 15g

荆芥 10g　　防风 10g　　水蛭 6g　蛇床子 15g

日 1 剂，水煎服，10 剂。

二诊：药后皮损减轻，无新发皮损，脱屑明显减少，关节疼痛减轻。无其他不适。舌红，苔黄腻，脉沉滑。

继用前方水蛭改为 10g，加三七粉 3g（冲服）。

三诊：10 剂后皮损基本消失，皮肤遗留暗褐色斑，微痒，舌红，苔黄腻，脉沉滑。前方加积雪草 30g、六月雪 15g、白鲜皮 30g、地肤子 15g。20 剂后诸症消失，停药。

按：银屑病是顽固性皮肤病，病程长，易复发。该患者仅有皮肤症状，无全身其他症状表现。体征从舌脉上看有湿热像。证属湿热蕴结，气血阻滞兼有血瘀。治疗以清热祛湿解毒为主，加活血散结走皮表之品。方中土茯苓为君，甘、淡、平，归肝、胃经。除湿、解毒，通利关节。用于湿热淋浊，带下，痈肿，瘰疬，疥癣，梅毒及汞中毒所致的肢体拘挛，筋骨疼痛。银花清热解毒，当归、丹皮、赤芍活血，促进瘀血消散；浙贝母、白芷、皂刺软坚散结，软化痂皮，荆芥、防风、蛇床子祛风止痒。加用水蛭，是取大黄䗪虫丸之"虫以动其瘀"之意，且虫类药能走皮表。复诊加入六月雪和积雪草，两者清热凉血解毒，现代药理研究还有调节免疫作用。药证相符而起沉疴。

18. 产后痹症

王珍，女，37 岁。2014 年 11 月 7 日初诊。

主诉：手指关节疼痛、腰膝疼痛 1 月余。

现病史：患者 1 个月前小产后不慎受风，手指关节、双膝关节疼痛，腰痛，全身酸痛不适，经多处检查，风湿、类风湿、自身抗体等检查及 X 线检查均未见阳性，来诊。现：手指关节、双膝关节疼痛，无明显晨僵，腰痛，全身不适，疲乏，纳差，夜寐可。舌淡红，苔薄白，脉沉细。

既往史：体健。

体格检查：全身皮肤黏膜未见黄染及出血点，浅表淋巴结未触及肿大，四肢脊柱无畸形，心肺（－），腹软，无压痛反跳痛和肌紧张，四肢关节和脊柱活动正常，神经系统检查未见异常。

辅助检查：血、尿、便常规正常。风湿诸项相关检查未见异常。

中医诊断：痹症，血痹。

证候诊断：正气不固，风湿痹阻经脉。

西医诊断：产后风湿痛。

治法：益气补肾，祛风除湿。

处方：

当归 15g　寄生 15g　木瓜 10g　威灵仙 10g

川芎 6g　杜仲 10g　羌活 10g　仙灵脾 10g

黄芪 30g　白术 15g　天麻 12g　徐长卿 15g

防风 10g　三七粉 2g^(冲)

7 剂，水煎服，日一剂。

复诊：关节疼痛减轻，仍感乏力，精神不振，腰膝酸软，舌红，苔薄白，脉沉细。

当归 15g　寄生 15g　木瓜 10g　威灵仙 10g

川芎 6g　杜仲 10g　羌活 10g　仙灵脾 10g

黄芪 30g　白术 15g　天麻 12g　徐长卿 15g

仙鹤草 20g　桑葚子 10g　三七粉 2g^(冲)

21 剂后诸症消失。

按：患者小产后，气血亏耗，卫外不固，外邪乘虚侵淫经络，阻滞气血运行，则经络阻滞，不通则痛。肾主生殖，肾精足，肝疏泄调达，冲任调畅，固有子，应瓜熟蒂落自然分娩，诸脏腑功能才能正常。患者人为停止妊娠，肾精损伤，肝失条达，经络受邪，故百病变生。治疗补肾，益气，祛风活血通络，仿黄芪桂枝五物汤之意，当归、川芎养血活血，木瓜酸温，归肝脾经，舒筋活络，和胃化湿。威灵仙辛、咸，温。归膀胱经，祛风除湿；羌活辛、苦，温。归膀胱、肾经。散寒，祛风，除湿，止痛。有类似桂枝辛温调经作用，天麻、防风辛温祛风。仙灵脾、寄生、杜仲补肝肾强筋骨。黄芪、白术健脾益气，扶正固本。徐长卿善祛风通络，止痛，善去经络疼痛。二诊风邪渐去，加强扶正力度，经治疗风邪去，气血条畅，经络和则病愈。

19. 病毒感染后血管炎

师某，男，56 岁。2014 年 9 月 19 日初诊。

主诉：双下肢麻木疼痛、抬举无力 1 年余。

现病史：患者 1 年前 EB 病毒感染后出现双下肢疼痛、沉重，无力抬举，行走无力。经下肢血管超声显示血管炎。经中西医治疗效果不明显，并逐渐出现麻木。患者现双下肢疼痛麻木，足趾抬举无力，活动障碍，腰酸痛，纳食可，寐安，二便调。舌暗红，苔薄白，脉浮数。

既往史：高血压病史 4 年，药物控制良好。

过敏史：未发现。

体格检查：双下肢皮肤颜色黯紫红，扪之肤温较他处稍高，指凹性水肿。全身皮肤黏膜未见黄染及出血点，浅表淋巴结未触及肿大，四肢脊柱无畸形，心肺（－），腹软，无压痛反跳痛和肌紧张，四肢关节和脊柱活动正常，神经系统检查未见异常。

辅助检查：血、尿、便常规正常，风湿诸项相关检查未见异常。

中医诊断：脉痹。

证候诊断：湿毒下注，气滞血瘀。

西医诊断：病毒性血管炎。

治法：清热解毒，理气活血通络。

处方：

黄芪 30g	生地 20g	地龙 12g	红花 15g
赤芍 15g	川牛膝 10g	秦艽 10g	威灵仙 15g
青风藤 15g	络石藤 10g	制鳖甲 10g	蝉衣 10g
鸡血藤 10g	银花 30g	连翘 20g	王不留行 10g

7 剂，水煎服，日一剂。

二诊：患者下肢疼痛明显减轻，肤温正常，指凹性水肿较前减轻，仍感觉麻木，抬举无力。纳食、睡眠可，舌红，苔薄白，脉弦数。原方减清热解毒，加通络祛风药。

黄芪 30g	生地 20g	地龙 12g	红花 15g
赤芍 15g	川牛膝 10g	秦艽 10g	威灵仙 15g
青风藤 15g	制鳖甲 10g	鸡血藤 10g	木瓜 10g
王不留行 10g	路路通 10g	桑枝 30g	天麻 10g
泽泻 10g			

21 剂，水煎服，日一剂。

三诊：患者下肢水肿基本消退，仍感麻木，余症均消失。舌红，苔薄白，脉弦微数。继续用上方减泽泻，加用水蛭粉 5g 冲服，蜈蚣 2 条，40 余剂，麻木基本消失。

按：同为痹症，该患者病邪侵袭下肢络脉，邪气深伏，风邪易去，痰湿难去，治疗费时较长。患者病程较长，用祛风活络药，易耗气伤血，所以治疗同时要顾护正气。一诊时患者除疼痛麻木外，还有肤温偏高，热毒内壅，在活血通络时加用清热解毒之品。用黄芪补气行血，促进瘀血消散。蝉衣、青风藤祛风通络、解痉，现代药理研究还有抗炎抗风湿，调节免疫作用。董老师善用虫类药，在冠心病不稳定心绞痛及久病入络时均加用水蛭，用水蛭同时加用黄芪补气，一可益气扶正，辅助驱邪外出；二可防止水蛭走窜伤正，导致出血。

20. 痤疮

刘某，女，19 岁。2014 年 8 月 29 日初诊。

主诉：头面痤疮 3 年余，加重 6 月。

现病史：患者 3 年前面部逐渐出现痤疮，经期严重，过食辛辣刺激则加重。现诊：额部、两颊可见大小不等的粉刺，个别有白色脓头，饮食及二便无异常，月经不规律，经期 40~50 天，待经 7~9 天，量多。舌红，苔黄，脉弦。

体格检查：前额、鼻头、面颊部、下颌皮肤红色丘疹，个别有白色脓头。心肺听诊（-），全身浅表淋巴结未触及肿大，腹软，无压痛，无反跳痛及肌紧张。双肾区无叩击痛。

中医诊断：粉刺　痤疮

证候诊断：相火熏蒸　热毒交结

西医诊断：痤疮

治法：清相火，解热毒，散瘀结。

处方：

封髓丹加味。

黄柏 10g　　砂仁 10g　　生甘草 10g　金银花 10g

蝉蜕 10g　　白芷 10g　　赤芍 10g　　牛膝 10g

地骨皮 10g　白鲜皮 10g　皂刺 10g

日 1 剂，水煎服，6 剂。

中药外洗：百部 30g　蝉蜕 10g　丹皮 15g　侧柏叶 10g

日 1 剂，水煎外洗。忌辛辣刺激性食物，清淡饮食。

二诊：痤疮较前减少，纳食可，舌红，苔薄黄，脉弦滑，继用前方加桑白皮 10g。20 剂后痤疮全部消退，仅留下色素沉着，慢慢消散。

按：相火是推动和维持人体生命活动的动力，温煦诸脏，促进生长。如果相火过盛，则成壮火、邪火，夹痰、湿、瘀、浊等上蒸头面，形成痤疮。相火衰旺与年龄有关，青春期年少气充，处于相火易于旺盛阶段，人体脏腑功能活动活跃，过旺则易成此疾。封髓丹出自《医宗金鉴》，由黄柏、砂仁、甘草组成，能清火止遗。方中黄柏苦能坚肾，寒能清肃，专清相火，为君；金银花解毒，赤芍凉血，牛膝苦平，善降泄，导热下泄，引血下行，并能活血祛瘀，三者为臣；砂仁辛温，善入肾，肾之所恶在燥，而润之者惟辛，以之通三焦达津液，纳五脏六腑之精而归于肾；蝉蜕透疹止痒；白芷排脓消肿，辛散邪毒，疏通血脉，其性虽温，但在群药之中，无助热之弊，而有反佐之功，并利皮脂排泄；生甘草为使药，缓急和调，泻火解毒。外用百部、蝉蜕、丹皮、侧柏叶等，煎取汁，外洗患处，每晚 1 次，次日清晨用清水清洗。方中重用百部杀虫抑菌；蝉蜕透疹止痒；丹皮、侧柏叶凉血通瘀。中药内服清相火；外洗解毒疗疮，透疹消瘀，相兼取效。

三、血液系统疾病医案

1. 免疫性血小板减少症

薛某，女，27 岁。2014 年 8 月 24 日初诊。

主诉：发现血小板减少 8 月余。

现病史：患者 8 个月前双下肢皮肤出现出血点，至医院检查血常规：WBC 9.61 × 10^9/L，LY 45%，HGB 131g/L，PLT 15 × 10^9/L。进一步查骨髓象提示骨髓增生活跃，巨核细胞增生，成熟障碍。抗血小板抗体阳性。诊断为免疫性血小板减少症，予激素治疗后有效，血小板最高升高至 115 × 10^9/L，但激素减量后血小板下降，为求进一步治疗来诊。现诊：双下肢散在出血点，口腔黏膜时发溃疡，面部痤疮，多食善饥，大便干，小便可，夜间多梦，月经量多。舌红，苔黄，脉弦数。

既往史：体健。

过敏史：未发现。

体格检查：库欣面容，双下肢膝以下皮肤散在出血点，口腔 4 个溃疡，底盘红，四肢关节无肿大，无畸形。心肺听诊（－），全身浅表淋巴结未触及肿大，腹软，无压痛，无反跳痛及肌紧张。双肾区无叩击痛。

辅助检查：血常规：WBC 9.54 × 10^9/L，LY 47%，HGB 117g/L，PLT 50 × 10^9/L。骨髓穿刺：骨髓增生极度活跃，全片巨核细胞 566 只，以颗粒巨为主，红白两系大致正常；血小板特异性抗体检测（金域）：GPⅡb/Ⅲa（＋）、GPⅠb/Ⅸ（－）。

中医诊断：紫癜病。

证候诊断：相火妄动，热毒流窜。

西医诊断：免疫性血小板减少症。

治法：清泻相火，解热生血。

处方：

知柏地黄汤加减。

生地 15g	山茱萸 10g	茯苓 20g	泽泻 10g
丹皮 10g	黄柏 10g	知母 6g	女贞子 20g
旱莲草 15g	鸡血藤 15g	茜草 10g	白花蛇舌草 20g

7 剂，水煎服，日 1 剂。注意预防磕碰，忌辛辣刺激性食物。

二诊：时有咽痛，口腔溃疡稍减轻，皮肤出血点减少，血象大致同前，仍有面部痤疮，纳食较前减少，舌红，苔黄，脉弦滑，继用前方去女贞子，旱莲草，加桑白皮 10g、银花 10g、连翘 15g、水牛角丝 15g、赤芍 15g、牛膝 10g。20 剂，水煎服，日 1 剂。

三诊：20 剂后口腔溃疡愈合，痤疮全部消失，胃纳少，大便调，继续减少激素用量，血小板维持在 50 × 10^9/L 已 2 周。舌红，苔薄白，脉弦滑。上方去水牛角，银花，连翘；

加用砂仁6g、甘草10g、当归10g、阿胶15g(烊化)。

四诊：20剂后激素减量至5mg/d，血小板升至107×10⁹/L。继续加减治疗一月后病情平稳停药。

按：相火有正常与异常两端。相火在生理状态下是安于其位，对身体是无害的；但如相火一旦擅离职守，则将成为病理之火，如"龙雷之火""壮火""毒火""食气之火""令人怔忡、面赤、烦躁"等，则其害是无穷无尽的。引起相火妄动的原因，朱丹溪亦认为有二：一是心为物所感，心动则相火亦动。《格致余论·阳有余阴不足论》："心君火也，为物所感，则易动，心动则相火亦动。"二是脏腑之火相煽。《相火论》："谓之动者，即《内经》之五火也，相火易起，五性厥阳之火相煽则妄动矣。"治疗相火妄动，应清解相火，引火归元，起初用知柏地黄汤合二至丸治疗，疗效不佳，分析原因为火势燎原，病重药轻，加用凉血清热透邪之品，并加入牛膝，牛膝苦平，善降泄，导热下泄，引血下行，并能引火归元，使实火从上从外解，填补肾精，引领相火下行归元。疾病后期，注意补血填精扶正，使肾精足，相火归位，达到治愈之目的。

2. 慢性粒细胞白血病

张某，男，60岁。2014年9月4日初诊。

主诉：发现白细胞增多8年余，加重1年。

现病史：患者8年前体检，查血常规：WBC 66.91×10⁹/L，N 79%，HGB 131g/L，PLT 235×10⁹/L，进一步住院检查，腹部CT：脾大；骨髓穿刺：骨髓增生极度活跃，粒：红=10:1，粒系增生为主，原粒细胞2%，早幼粒3%，中幼粒21%，晚幼粒18%，杆状核细胞14%，分叶核18%，嗜酸性粒细胞6%，嗜碱性粒细胞8%，全片共见巨核细胞117个，血小板量多。骨髓活检(金域)：成纤维细胞数量增加，网硬蛋白染色(+++)。当时诊断慢性粒细胞白血病；曾到北京某中医院用青黛治疗，8年来病情稳定。1年前白细胞再次增多，用青黛治疗后白细胞未下降。来我院，经住院检查，查血常规：WBC 89.91×10⁹/L，N% 79%，HGB 125g/L，PLT 335×10⁹/L，骨髓穿刺结果大致同前。骨髓染色体检测：46，XYt(9；22)(q34；q11)，骨髓细胞基因分析：BCR-ABL mRNA(+)。给羟基脲3g/d治疗后白细胞下降至50.32×10⁹/L。脾肋下7cm，纳差，腹胀，乏力，精神不振，出汗多，大小便正常，睡眠可，体重无明显变化。舌红降，苔黄腻，脉弦细。

既往史：体健。

过敏史：未发现。

体格检查：神志清楚，全身皮肤黏膜无黄染，未见肝掌、蜘蛛痣。浅表淋巴结未及肿大。咽不红，双扁桃体未见异常。颈软无抵抗，双侧颈静脉无怒张，肝颈静脉回流征(-)。双侧胸廓对称，胸肋骨无压痛，双肺呼吸音清，未闻及干湿啰音、胸膜摩擦音。叩诊心界不大，心率78次/分，心前区各瓣膜听诊区均未闻及杂音、附加音，周围血管征(-)。腹左侧膨隆，全腹无压痛及反跳痛，脾肋下8cm可触及，质硬。肝未触及，Murphy

征(-)，双下肢无水肿。

辅助检查：血常规：WBC 56.31 × 10⁹/L，RBC 4.50 × 10¹²/L，HGB 105g/L，HCT 40.3%，PLT 322 × 10⁹/L。生化检查：LDH 556U/L，Cr(E)59μmol/L，Ur 430μmol/L。

中医诊断：癥瘕。

证候诊断：相火熏蒸，热毒蕴结。

西医诊断：慢性粒细胞性白血病。

治法：清相火，解热毒，散瘀结。

处方：

大补阴丸合鳖甲煎丸加减。

黄柏10g	砂仁10g	生甘草10g	知母10g
制龟板10g	制鳖甲10g	赤芍10g	牛膝10g
地骨皮10g	青黛10g	茯苓20g	炒白术15g

西洋参15g

7剂，水煎服，日1剂。鳖甲煎丸1丸，2次/天。

14天后二诊：WBC 42.3 × 10⁹/L，RBC 4.60 × 10¹²/L，HGB 106g/L，PLT 302 × 10⁹/L。脾肋下6cm。纳食仍少，腹胀减轻，大便溏，乏力、精神好转，出汗多，睡眠可，舌红，苔黄腻，脉弦细。前方去地骨皮，加炒薏米30g、厚朴10g、枳壳10g、黄芪15g。共15剂。15剂后纳食增加，乏力明显减轻，便溏好转，减少羟基脲用量，继续此方口服至今，羟基脲已停用，白细胞在(8.0～11.2) × 10⁹/L。

按：唐·王冰《增广补黄帝内经素问》认为"肾生骨髓""肾之精气，生养骨髓"，骨髓是造血器官，与中医学的肾有密切联系。而相火是肾中生生不息，温煦生化的原动力，正如《相火论》所说，相火"具于人者，寄于肝肾二部"，相火动得其正，则生生不息，亦如《相火论》"人非此火不能有生"。但动失其正，动而不止，是妄动。《格致余论》所说："人之疾病，亦生于动，其动之极也，病而死矣"。白血病时骨髓的恶性增殖为相火妄动的一种表现。而相火位于肝、肾二脏，肾脏为精气之所藏，无实不可泻，故当相火妄动时，只能泻肝。诚如《医宗必读·乙癸同源沦》："北方之水，无实不可泻，泻肝即所以泻肾"故治疗以大补阴丸填补肾水，青黛性味咸寒，入肝经，善清肝胆郁火，去肝经郁热。地骨皮《本经》："味苦，寒。"入肺、肝、肾经。王好古："泻肾火，降肺中伏火，去胞中火，退热，补正气。"黄柏、砂仁、甘草组成封髓丹，能清火止遗。方中黄柏苦能坚肾，寒能清肃，专清相火，砂仁辛温，善能入肾，肾之所恶在燥，而润之者惟辛，以之通三焦达津液，纳五脏六腑之精而归于肾，生甘草缓急和调，泻火解毒。白术甘温，入脾经，《本经》谓之脾之正药，止汗，除热，消食。茯苓，甘淡，平。入心、脾、肺经。《别录》："止消渴，好睡，大腹，淋沥，膈中痰水，水肿淋结。开胸腑，调脏气，伐肾邪，长阴，益气力，保神守中。"西洋参能健脾补肺益气，培补后天以养先天。二诊患者相火妄动，耗精伤气，脾胃虚弱，不耐寒凉，故去掉地骨皮，增加健脾益气之品，使相火归位，阴精填补，脾运健壮，阴阳平衡。

3. 骨髓增生异常综合征

张某，男，65岁。

主诉：发现白细胞减少4年余，加重伴贫血2个月。

现病史：患者2011年5月查体时，血常规：WBC 2.1×10^9/L，N 49%，HGB 131g/L，PLT 135×10^9/L。至省某医院进一步检查，骨髓穿刺：骨髓增生极度活跃，粒：红 = 1.93:1，粒系增生活跃，部分粒细胞胞浆内有中毒空泡，红系增生，血小板少见，原粒细胞0.5%，铁染色：细胞外铁51%，环形铁幼粒细胞11%。诊断为骨髓增生异常综合征（难治性贫血）。2011年11月骨髓染色体检查：47XYX + 8[20]。2014年9月因肺部感染，血色素也下降。血常规：WBC 1.14×10^9/L，N 59%，HGB 81g/L，PLT 194×10^9/L。经住院治疗感染控制，并输注去白红细胞4U后出院，继续门诊中药治疗。患者现：面色白，疲乏，精神不振，动则短气，多汗，纳差，腹胀，乏力，大小便正常，睡眠可。舌淡，苔薄白，脉芤数。

既往史：高血压病史5年余，最高170/100mmHg，药物控制可。糖尿病发现2年，口服降糖药，空腹血糖控制在7～9mmol/L。

过敏史：未发现。

体格检查：神志清楚，全身皮肤黏膜色淡，无黄染，未见肝掌、蜘蛛痣。浅表淋巴结未及肿大。咽不红，双扁桃体未见异常。颈软无抵抗，双侧颈静脉无怒张，肝颈静脉回流征（－）。双侧胸廓对称，胸肋骨无压痛，双肺呼吸音清，未闻及干湿啰音、胸膜摩擦音。叩诊心界不大，心率88次/分，心前区各瓣膜听诊区均未闻及杂音、附加音，周围血管征（－）。腹平坦，全腹无压痛及反跳痛，肝脾肋下未触及。Murphy征（－），双下肢无水肿。

辅助检查：骨髓涂片：骨髓增生极度活跃，粒：红 = 1.93:1，粒系增生活跃，部分粒细胞胞浆内有中毒空泡，红系增生，血小板少见，原粒细胞0.5%，铁染色：细胞外铁51%，环形铁幼粒细胞11%。骨髓活检（金域）：造血面积70%，巨核细胞偶见，可见单元核。免疫组化 CD61（＋），GLrA（＋＋），MPO（＋），CD34（－）。自身免疫性血细胞减少相关性免疫抗原检测：CD71（＋），CD13（＋），CD34（＋），未见 IgG、IgM 表达。骨髓染色体检查：47XYX + 8[20]。生化检查：GLU 9.8mmol/L，余项正常。血清铁蛋白：986mg/ml。

中医诊断：虚劳。

证候诊断：肾元不固，相火妄动。

西医诊断：骨髓增生异常综合征。

治法：培补肾精，引火归元。

处方：

六味地黄汤加味。

生地 15g　　熟地 15g　　山药 10g　　山萸肉 10g

丹皮 10g　　茯苓 20g　　泽泻 10g　　女贞子 30g

旱莲草 15g　　萆薢 20g　　补骨脂 20g　　菟丝子 15g

何首乌 15g　　桑葚 30g　　枸杞子 20g　　太子参 30g

炒白术 10g

日 1 剂，水煎服，7 剂。

二诊：WBC 1.31×10^9/L，RBC 3.0×10^{12}/L，HGB 86g/L，PLT 182×10^9/L。疲乏，精神不振稍好转，仍短气，多汗，纳差，腹胀，大小便正常，舌淡，苔薄白，脉芤数。前方加炒枳壳 10g，牛膝 10g，炒内金 30g。

三诊：15 剂后纳食、乏力减轻，血常规：WBC 1.34×10^9/L，RBC 2.90×10^{12}/L，HGB 83g/L，PLT 192×10^9/L。

生地 15g　　熟地 15g　　山药 10g　　山萸肉 10g

丹皮 10g　　茯苓 20g　　泽泻 10g　　女贞子 30g

旱莲草 15g　　萆薢 20g　　知母 6g　　黄柏 10g

怀牛膝 15g　　肉桂 6g　　制鳖甲 15g　　制龟板 15g

阿胶 15g(烊化)　　炒白术 15g　　生牡蛎 30g　　炙甘草 10g

7 剂，水煎服，日一剂。

30 剂后白细胞，血色素均有明显升高，做成膏剂，继续此方调理。

按：朱丹溪对相火的正常生理认识为："天主生物，故恒于动，人有此生，亦恒于动，其所以恒于动，皆相火为之也"。可见，如相火安于其位，则能发挥其生理作用，使机体所纳入的谷气，游溢精气，脾气散精及水道通调。相反，如相火不安于其位，它将逛游于身体的上下，脏腑的内外，就会扰乱身体内在的阴阳平衡，而成为病态的相火。故治疗以大补阴精，引火归元为大法，青黛性味咸寒，入肝经，善清肝胆郁火，去肝经郁热。地骨皮《本经》："味苦，寒。"入肺、肝、肾经，王好古："泻肾火，降肺中伏火，去胞中火，退热，补正气。"黄柏、砂仁、甘草组成封髓丹，能清火止遗。方中黄柏苦能坚肾，寒能清肃，专清相火，砂仁辛温，善能入肾，肾之所恶在燥，而润之者惟辛，以之通三焦达津液，纳五脏六腑之精而归于肾，生甘草缓急和调，泻火解毒。白术甘温，入脾经，《本经》谓之脾之正药，止汗，除热，消食。茯苓，甘淡，平。入心、脾、肺经。《别录》："止消渴，好睡，大腹，淋沥，膈中痰水，水肿淋结。开胸腑，调脏气，伐肾邪，长阴，益气力，保神守中。"西洋参能健脾补肺益气，培补后天以养先天。二诊患者相火妄动，耗精伤气，脾胃虚弱，不耐寒凉，故去掉地骨皮，增加健脾益气之品，使相火归位，阴精填补，脾运健壮，阴阳平衡。

4. 血小板增多症

吴某，女，68岁。2015年5月7日初诊。

主诉：发现血小板增多3年。

现病史：患者3年前体检，查血常规：WBC 9.91×10^9/L，N 69%，HGB 135g/L，PLT 635×10^9/L。经进一步检查，腹部CT：脾大；骨髓穿刺：骨髓增生极度活跃，粒∶红 2.1∶1，粒系增生为主，各期粒细胞均见，部分粒细胞核浆发育不平衡。红系增生活跃，各期红细胞均见。全片共见巨核细胞317只，分类50个，其中颗粒巨13个，产板巨35个，裸核2个，产血小板功能佳，全片可见散在成堆血小板。染色体检查未见异常。骨髓活检：成纤维细胞数量增加，网硬蛋白染色（＋＋＋）。因不能耐受干扰素治疗，为求中医药到我院，经住院检查，查血常规：WBC 10.31×10^9/L，N 65%，HGB 145g/L，PLT 712×10^9/L，骨髓穿刺结果大致同前。骨髓染色体检测：46，XX[20]，骨髓细胞基因分析：JAK2 V617F（＋）。患者现食纳差，腹胀，肩背痛，乏力，精神不振，出汗多，口干口苦，怕风，关节冷。大小便正常，睡眠差，体重无明显变化。舌红绛，苔黄厚腻，脉弦细。

既往史：体健。

过敏史：未发现。

体格检查：神志清楚，全身皮肤黏膜未见出血点，无黄染，浅表淋巴结未及肿大。咽红，双扁桃体未见异常。颈软无抵抗，双侧颈静脉无怒张，肝颈静脉回流征（－）。双侧胸廓对称，胸肋骨无压痛，双肺呼吸音清，未闻及干湿啰音、胸膜摩擦音。叩诊心界不大，心率78次/分，心前区各瓣膜听诊区均未闻及杂音、附加音，周围血管征（－）。腹左侧膨隆，全腹无压痛及反跳痛，脾肋下2cm可触及，质中。肝未触及，Murphy征（－），双下肢无水肿。

辅助检查：血常规：WBC 10.31×10^9/L，N 65%，HGB 145g/L，PLT 712×10^9/L。骨髓活检：成纤维细胞数量增加，网硬蛋白染色（＋＋＋）。生化检查：LDH 556U/L，余项正常。

中医诊断：癥瘕。

证候诊断：血脉瘀阻。

西医诊断：原发性血小板增多症。

治法：活血破瘀通脉。

处方：桃红四物汤加减。

桃仁15g　红花10g　当归10g　川芎10g

赤芍15g　生地10g　莪术10g　三棱10g

龙葵10g　丹皮10g　丹参15g　白花蛇舌草10g

太子参15g　鸡血藤30g　牛膝10g　枳壳10g

日1剂，水煎服，7剂。鳖甲煎丸1丸，2次/天。羟基脲0.5g，每天2次。

二诊：WBC 7.33×10⁹/L, RBC 4.15×10¹²/L, HGB 136g/L, PLT 302×10⁹/L。脾肋下 1cm。纳食仍少，腹胀明显，大便黏滞不爽，乏力、出汗多，口干口苦减轻，关节冷减轻，睡眠可，舌红，苔黄腻，脉弦细。患者腹胀便溏，纳差，舌红，苔黄腻，考虑其湿浊内蕴，阻滞中焦，津不上呈，营卫失和所致。治疗以芳香化浊，清热泻火为法。

丹皮 12g　草蔻 6g　赤芍 12g　血竭 2g⁽冲⁾

菖蒲 9g　僵蚕 12g　焦槟榔 10g　黄芩 10g

郁金 10g　厚朴 10g　丹皮 10g　酒大黄 10g

苍术 10g　桃仁 15g　红花 15g　枳壳 10g

25 剂，水煎服，日 1 剂，分早晚 2 次温服。

25 剂后纳食、乏力明显减轻，大便溏，减少羟基脲用量，继续此方口服至今，羟基脲减至 0.5mg/d，血小板在(303～500)×10⁹/L。

按：患者血小板增多明显，出现明显气滞血瘀之象，虽用活血化瘀药能疏通部分血脉，但要究其根源，形成瘀血的原因是湿浊内停，或由于血瘀，导致气血运行不畅，水湿内停而化痰浊。所以治疗既要祛瘀血，又要化痰浊。二诊加入草蔻、厚朴、苍术、大黄等祛湿化浊之品，引入行气祛瘀之郁金，理气通下槟榔、大黄、枳壳，通以去其闭，使血瘀去，湿浊化，诸症减轻。

5. 白细胞减少症

焦某，女，65 岁。2015 年 3 月 24 日初诊。

主诉：周身乏力 1 年余，加重 3 个月。

现病史：患者 1 年前因子宫颈癌行手术切除术，并放化疗治疗。治疗后患者自觉乏力、易感冒，复查血常规提示白细胞低，2.0×10⁹/L，其余大致正常，服用沙丁胺醇、利可君等无明显变化，仍经常感冒，动辄高热。为求中医治疗，前来就诊。患者乏力，面色白，易汗出。舌淡红胖大，有齿痕，苔薄白，脉沉细。

既往史：高血压发现 10 年余，最高 170/100mmHg，药物控制可。

过敏史：未发现。

体格检查：神志清楚，全身皮肤黏膜色淡，无黄染，未见肝掌、蜘蛛痣。浅表淋巴结未及肿大。咽红，双扁桃体Ⅱ度肿大。颈软无抵抗，双侧颈静脉无怒张，肝颈静脉回流征(－)。双侧胸廓对称，胸肋骨无压痛，双肺呼吸音清，未闻及干湿啰音、胸膜摩擦音。叩诊心界不大，心率 88 次/分，心音低，心前区各瓣膜听诊均未闻及杂音，周围血管征(－)。腹平坦，全腹无压痛及反跳痛，肝脾肋下未触及。Murphy 征(－)，双下肢无水肿。

辅助检查：血常规 WBC 2.5×10⁹/L, RBC 3.6×10¹²/L, HGB 103g/L, PLT 121×10⁹/L。生化检查：GLu 6.8mmol/L，余项正常。血清铁蛋白：686mg/ml。

中医诊断：虚劳。

证候诊断：脾肾两虚。

西医诊断：宫颈癌术后，白细胞减少症。

治法：补脾益肾，生精养血。

处方：生白复力饮加减。

黄芪30g　　党参20g　女贞子15g　茜草15g

鸡血藤20g　当归10g　虎杖15g　　防风10g

炒白术15g　茯苓30g　炙甘草6g

7剂，水煎服，日一剂。

二诊：患者自觉乏力减轻五成，汗出减轻二三成。口腔溃疡，色红疼痛。未查血常规，原方加白花蛇舌草20g，继用7剂。

三诊：不适症状基本消除，口腔溃疡亦愈合。查血常规 WBC 3.8×10^9/L，RBC 4.1×10^{12}/L，HGB 114g/L，PLT 137×10^9/L。

黄芪30g　　党参20g　女贞子15g　茜草15g

鸡血藤20g　当归10g　赤芍15g　　防风10g

炒白术15g

10剂后白细胞，血色素均升至正常。

按：本病患者以乏力、易外感发热为主症，凡先天禀赋不足、后天失养、大病久病、虚劳内伤、久虚不复等均可致脏腑气血阴阳亏损，中医将其归为"虚劳""气血虚""温病"等范畴。病损部位主要在五脏，尤以脾肾两脏更为重要。生白复力饮中黄芪、党参扶正益气，黄芪甘，温，入脾、肺经，具有补气升阳、固表止汗等作用。它甘温纯阳，有升发之性，故能补气升阳，并可固表止汗。补气以助于生血。党参甘，平。入脾、肺经，补中益气，养血生津。它既能补气，又能补血。且可生津，不燥不腻，善于补脾养胃，健运中气，党参、黄芪两者合用，补益脾气，培土益源。女贞子甘、苦，凉。入肝、肾经。有滋补肝肾，乌发明目的功效。配黄芪、党参益气养阴，补而不燥。当归甘、辛、苦，温。入肝、心、脾经。当归既能补血，又可活血。鸡血藤苦、微甘，温。入肝、肾经。活血而能补血。与党参、黄芪合用，益气补血。茜草苦、微酸，凉。入肝经血分，配党参、黄芪即可补气健脾，又可凉血，防止燥热之品耗血动血。虎杖苦，微寒。入肝、肾经。能凉血解毒。白花蛇舌草甘寒，善清热解毒，用于各种热邪、毒邪。白细胞减少患者因正气亏虚，卫外不固，易受外邪侵袭；正气虚，不易驱邪外出，邪毒留恋，病情迁延。董燕平教授结合临床观察，发现白细胞减少症患者虽然表现为脾肾亏虚，纯以补益之品难以取效，故在健脾补肾，补气生血同时加入凉血清热之品，清解血分伏火。有火热症状出现者，加用清热解毒之虎杖、白花蛇舌草，共同达到补中有清，攻补兼施，标本兼治的目的。

四、消化肝胆疾病医案

1. 乙型肝炎案

纪某，男，49，一般干部，汉族。初诊日期：2014 年 6 月 10 日。

主诉：间断右胁疼痛 1 年，加重 7 天。

现病史：患者缘于 12 年前查体时发现 HBsAg 阳性，肝功能正常，未系统治疗。5 年前出现右胁疼痛，后间断口服中药（具体不详）治疗。2 年前查体发现 HBV－DNA 49.5E＋4U/ml，肝功能示：ALT 49U/L，其余未见明显异常。上腹部彩超示：慢性肝病，肝内高回声结节，胆囊壁增厚。后开始皮下注射聚乙二醇干扰素 α－2a 抗病毒治疗，并规律口服中药汤剂，病情控制可。患者 7 天前缘于情志不畅后出现右胁疼痛，为求系统治疗遂收住院。现主症：右胁疼痛，两胁胀满，全身乏力，口干口苦，纳少，寐欠安，小便发黄，大便可，1 次/日。

既往史：平素健康状况一般，既往左上唇外伤术后 21 年，否认结核或其他传染病史，否认外伤史。否认手术史。否认输血史。

过敏史：否认药物及食物过敏史。

家族史：母亲已去世，死因不详，父亲体健，家族中无相关疾病记载，否认家族中有遗传病史。

检查：腹部彩超示：脾大、脂肪肝。血常规、尿常规未见异常。生化全项 ALT 128U/L，AST 159U/L，A/G 2.1，CK 246U/L，MB 155ng/ml，TG 2.72mmol/L，HDL－C 0.67mmol/L，VLDL 1.24mmol/L，Apo A 0.93mmol/L。凝血五项未见异常。

中医四诊：神志清楚，精神得神，皮肤未见黄染，皮肤未见斑疹、丘疹、斑丘疹、出血点，目窠无浮肿，白睛不黄。腹部平坦柔软，四肢关节活动自如，爪甲红润有光泽，气息均匀未闻及咳喘、呻吟、太息、呕恶、谵语等声，口气无特殊体气无特殊，舌暗红，苔黄腻，脉弦滑。

中医诊断：胁痛病，浊毒内蕴，肝络瘀阻证。

西医诊断：病毒性肝炎 乙型 慢性，脂肪肝。

治则：健脾祛湿，活血柔肝。

处方：

茵陈 15g	半枝莲 15g	生薏苡仁 30g	白花蛇舌草 15g
木香 9g	黄连 12g	柴胡 9g	生黄芩 12g
麸炒白术 12g	麸炒枳壳 12g	地耳草 15g	垂盆草 15g
虎杖 12g	生白芍 20g	郁金 15g	炒鸡内金 12g

日一剂，水煎服，分两次温服。清淡饮食，忌辛辣、油腻、刺激性食物；忌酒；避免劳累，注意休息；保持心情愉快，忌大怒、多思。

2014 年 8 月 2 日二诊：患者右胁疼痛减轻，伴后背疼痛，口干、口苦减轻，膝盖疼痛，纳可，寐安，大便可，一日一行。舌暗红，苔薄黄腻，脉弦滑。

检查：腹部彩超：脂肪肝，胆胰脾未见明显占位病变。

处方：有效继续服中药汤。

茵陈 15g	炒栀子 12g	生白术 12g	茯苓 15g
浙贝母 12g	生牡蛎 15g	半枝莲 15g	半边莲 15g
郁金 15g	炒鸡内金 12g	紫苏梗 15g	苦参 12g
生薏苡仁 30g	麦冬 12g	地耳草 15g	白花蛇舌草 15g
当归 15g	醋鳖甲 15g	黄连 12g	柴胡 12g
生黄芩 12g			

日一剂，水煎服。医嘱：口服中药汤剂，分早晚两次温服；恩替卡韦（博路定），0.5mg，1 次/日。清淡饮食，忌辛辣、油腻、刺激性食物；忌酒；避免劳累，注意休息；保持心情愉快，忌大怒、多思。

2014 年 9 月 1 日三诊：患者昨日上腹部疼痛，牵及后背，深吸气时加重，胃怕凉，口干、口苦减轻，膝盖疼痛减轻，纳可，寐安，大便可，每日一行。舌暗红，苔薄黄，脉弦滑。

处方：

柴胡 6g	黄芩 10g	郁金 10g	炒鸡内金 10g
木香 6g	黄连 3g	当归 10g	醋鳖甲 10g
茜草 10g	半枝莲 15g	白术 10g	茯苓 10g

日一剂，水冲服。医嘱：继续口服中药汤剂，分早晚两次温服。

2014 年 10 月 2 日四诊：患者右胁无疼痛，口干、口苦减轻，偶有乏力，纳可，寐安，大便可，一日一行。舌暗红，苔薄白，脉弦。

处方：患者目前病情尚稳，据病情调整中药。

茵陈 15g	炒栀子 10g	柴胡 6g	黄芩 10g
当归 10g	醋鳖甲 10g	垂盆草 15g	半枝莲 15g
白术 10g	茯苓 10g	茜草 10g	郁金 10g
川芎 6g	泽泻 10g	浙贝母 10g	

日一剂，水煎服。

随诊：患者复查肝功能：ALT 41U/L，AST 40U/L，其余未见异常。血常规、尿常规、便常规及潜血、凝血五项未见异常。

按语：中医《难经》："见肝之病，知肝传脾，故先实其脾气。"张仲景于《金匮要略·脏腑经络先后病篇》中说："夫治未病者，见肝之病，知肝传脾，当先实脾，四季脾旺不受邪，即勿补之。"根据这一宝贵的理论，治肝炎注重"实脾"，故提出健脾补气，扶土抑木以治疗慢性肝炎的思路。总的原则不离健脾，这是通过长期的临证、科研，摸索到脾虚是慢性肝炎的共性而确立的。随证加减则按辨证论治之原则处理。至于慢性肝炎之肝脏肿大而稍硬者，或有脾大者，按中医理论应属于癥块（或称积块），多因气滞血瘀内结所致，宜用祛瘀药物治疗。西医对于肝纤维化患者可进行对症处理，中医药则通过辨证分型可以延缓肝纤维化进程甚至可以逆转肝纤维化，改善患者体质，总体提高患者生活质量。

2. 黄疸型肝炎案

王某，女性，65 岁，河北献县人。初诊日期：2015 年 1 月 9 日。

主诉：身黄目黄小便黄 19 天，加重 6 天。

现病史：患者 19 天前情绪波动且饮食失宜后出现身黄、目黄、小便黄，伴胃脘部胀闷、隐痛，自服"吗丁啉片"后稍有缓解，后仍间断自觉胃脘部胀闷，稍有反酸，进食量减少，精神差，善太息，懒言乏力，间断口服"鸡内金""吗丁啉片"，上述症状均未见好转。6 天前，患者无明显诱因身黄加重，于献县中医医院查上腹部彩超：肝脏体积稍大、胆囊体积缩小，胆囊壁增厚。肝功能：AST 1751U/L，ALT 1985U/L，ALP 263U/L，GGT 165U/L，TBIL 185.3μmol/L，DBIL 151.3μmol/L。血常规示：中性粒细胞数目 1.6×10^9/L，淋巴细胞百分比 52.3%、中性粒细胞百分比 35.9%，血红蛋白 151g/L。尿常规示：胆红素（＋）、酮体（＋）、草酸钙结晶（＋）。乙肝五项均为阴性。现患者身黄、目黄、小便黄，其黄鲜明如橘皮色。时有胃脘部胀闷，乏力懒言，无口干口苦，无烧心反酸，精神差，纳差，夜寐欠安，大便不成形，色白，隔日一行，小便色深黄，量可，舌质淡红，苔色白，苔质厚腻，脉象弦细。自发病以来体重下降近 2.5kg。

查体：全身皮肤黏膜中度黄染，睑结膜及巩膜黄染。腹平坦，全腹软，剑突下及右肋缘压痛，无腹肌紧张及反跳痛，墨菲征阴性，麦氏点无压痛，肝区无叩痛，移动性浊音阴性，肠鸣音正常存在，双下肢无水肿，四肢肌力及肌张力正常。

查：肝功能 AST 995U/L，ALT 1540.0U/L，GGT 182U/L，TBIL 250.20μmol/L，DBIL 208.4μmol/L，IB 41.80μmol/L，ALP 222U/L，LDH 359U/L。

中医诊断：黄疸病，浊毒内蕴。

西医诊断：黄疸型肝炎。

治法：化浊解毒，利胆退黄。

处方：自拟化浊解毒退黄方。

车前草 15g	茵陈 30g	柴胡 12g	生黄芩 12g
木香 9g	黄连 12g	炒栀子 12g	生大黄 6g
茯苓 15g	麸炒白术 12g	麸炒枳壳 12g	麸炒枳实 15g
生薏苡仁 30g	垂盆草 15g	虎杖 15g	

日一剂，水煎取汁 300ml，分早晚 2 次温服。

方中黄芩、虎杖、柴胡、生薏仁化浊解毒为君，车前草、垂盆草、茵陈、栀子、茯苓清热利湿、利胆退黄为臣，黄连清热解毒，木香、枳实、枳壳行气止痛，白术健脾燥湿共为佐使。诸药相伍，共奏化浊解毒、利胆退黄之功。

2015年1月15日复查肝功能：AST 172U/L，ALT 443U/L，GGT 183U/L，TBIL 130.80μmol/L，DBIL 106.0μmol/L，IB 24.80μmol/L，ALP 153U/L。上腹部CT：胆囊增大，胆总管稍扩张，请结合临床。

2015年1月19日二诊：患者服上药后精神较前好转，身黄、目黄、小便黄减轻，仍时有胃脘部胀闷不适，无口苦、口干，无烧心反酸，纳可，夜寐稍安，大便仍不成形，但颜色好转，小便量可，色黄。舌质淡红，苔色白，苔质厚腻，脉象弦细。

处方：前方基础上加猪苓12g、泽泻15g、桂枝6g以清热利水，服法同上。

2015年1月23日三诊：患者身黄、目黄、小便黄减轻，时有胃脘部胀闷，无口苦、口干，无烧心反酸，纳可，夜寐安，小便较黄，尿量正常，大便颜色渐趋正常。复查：肝功能 TP 58.00g/L，ALB 34.50g/L，AST 58U/L，ALT 119U/L，GGT 108U/L，TBIL 51.30μmol/L，DBIL 42.1μmol/L。患者平日情绪欠佳，加生白芍以养血柔肝。中药处方如下：

车前草15g	茵陈15g	柴胡12g	生黄芩12g
木香9g	黄连12g	炒栀子12g	生大黄6g
茯苓15g	麸炒白术12g	麸炒枳壳12g	生薏苡仁30g
垂盆草15g	虎杖15g	猪苓12g	泽泻15g
桂枝6g	生白芍20g		

日一剂，水煎，分早晚2次温服。

2015年1月29日四诊：患者服上方后精神明显好转，身黄、目黄明显缓解，诉无胃脘部胀闷，无口干口苦，无烧心反酸，纳可，夜寐安，小便黄减轻，尿量正常，大便正常。查肝功能：TP 58.60g/L，AST 35.0U/L，ALT 46U/L，GGT 88U/L，TBIL 36.10μmol/L，DBIL 30.1μmol/L，IB 6.0μmol/L，ALP 153U/L。患者无明显不适，嘱患者继续口服原方，以巩固疗效。

按语：黄疸的病理机制历代医家均有论述，其病理因素有湿邪、热邪、寒邪、疫毒、气滞、瘀血六种，但总的离不开湿热为患，或湿重于热，或热重于湿。汉·张仲景《金匮要略·黄疸病脉证并治》篇指出："黄家所得，从湿得之。"脾主运化而恶湿，脾运失健，湿邪壅阻中焦，则脾胃升降失常，脾气不升，则肝气郁结而不能疏泄；胃气不降，则胆汁的输送排泄失常，致使胆汁侵入血液而见周身发黄。湿邪可外感，也可内生，如外感疫毒为湿从外受；饮食劳倦及情志内伤为湿从内生。此案患者源于饮食失宜，且情绪波动之后出现身黄、目黄、小便黄，显属内生之湿邪。湿浊内生，蕴久化热，湿热蕴蒸，化生浊毒，浊毒熏蒸胆汁，外溢肌肤及双目而见身黄、目黄；湿热交蒸，下注于膀胱，故见小便色黄。黄疸总属少阳，然与中焦脾胃密切相关。故治疗也应当肝脾同治，方能见效迅速。患者黄色鲜明，其黄如橘，当属阳黄之胆腑郁热证，此案援用仲景之大柴胡汤方，同时结合患者病情特点，酌与利湿泻热中药，药证相符，故疗效显著。

3. 脂肪肝案

吴某，男，23 岁，个体经营者，汉族，初诊日期 2015 年 11 月 2 日。

主诉：间断右胁不适 1 年，加重 3 天。

现病史：1 年前因饮食不慎后出现右胁不适，胃脘胀满于当地医院检查发现"脂肪肝、肝功能异常"，间断服用中药及保肝降酶药物（具体不详），肝功能仍无明显缓解，3 天前右胁不适加重于我院查腹部彩超：超声提示脂肪肝，胆、胰、脾未见占位性病变。肝功能：谷草转氨酶 59.8U/L，谷丙转氨酶 159.6U/L。患者为求系统诊治入院治疗。现主症：右胁不适，胃脘胀满，痰多，头晕，乏力，易疲倦，纳差，口干口苦，寐差，大便黏滞不爽，小便正常，舌体胖大质暗，苔黄腻，脉弦滑。精神可，近期体重无明显减轻。

既往史：平素健康状况一般，既往体健。否认肝炎、结核或其他传染病史，否认外伤史。否认手术史。否认输血史。

过敏史：否认药物及食物过敏史。

家族史：父母体健，家族中无相关疾病记载，否认家族中有遗传病史。

检查：腹部彩超：脂肪肝，胆、胰、脾未见占位性病变。肝功能示：谷草转氨酶 134.8U/L，谷丙转氨酶 159.6U/L。肝纤五项：甘胆酸 322.56μg/dl。上腹部 CT 示：重度脂肪肝；左肾上极高密度影，考虑钙化。

中医四诊：神志清楚，精神得神，皮肤未见黄染，皮肤未见斑疹、丘疹、斑丘疹、出血点，目窠无浮肿，白睛无黄染，腹部柔软，四肢关节活动自如，爪甲红润有光泽，气息均匀未闻及咳喘、呻吟、太息、呕恶、谵语等声，口气无特殊体气无特殊，舌体胖大质暗，苔黄腻，脉弦滑。

中医诊断：胁痛病，浊毒内蕴。

西医诊断：非酒精性脂肪性肝。

治法：祛湿化痰，健脾疏肝。

处方：

泽泻 15g	焦山楂 12g	生白术 15g	茯苓 15g
生白芍 15g	柴胡 12g	生黄芩 12g	郁金 15g
炒鸡内金 12g	地耳草 15g	半边莲 15g	半枝莲 15g
白芷 12g	垂盆草 15g	黄连 12g	木香 9g
陈皮 12g	清半夏 9g	竹茹 12g	制远志 12g

30 剂，水煎服，日一剂。嘱清淡饮食，适当运动。

2015 年 12 月 4 日二诊：患者右胁不适减轻，偶有后背疼痛，口干、口苦减轻，咳痰较前明显减少，头晕，乏力，纳可，寐一般，大便好转，小便正常。舌体胖大质暗，苔白腻，脉弦滑。

处方：既见小效，上方泽泻为 12g，加党参 15g、葛根 12g、川芎 10g，去远志。

泽泻 12g	焦山楂 12g	生白术 15g	茯苓 15g
生白芍 15g	柴胡 12g	生黄芩 12g	郁金 15g
炒鸡内金 12g	地耳草 15g	半边莲 15g	半枝莲 15g
白芷 12g	垂盆草 15g	黄连 12g	木香 9g
陈皮 12g	清半夏 9g	竹茹 12g	党参 15g
葛根 12g	川芎 10g		

10 剂，水煎服，日一剂。加以运动锻炼，每日快走 1 万步；控制饮食，清淡饮食。

2015 年 12 月 15 日三诊：服药后自感右胁部不适明显减轻，咯痰较前明显减少，头晕减轻，精力增加，二便调。舌体大，质淡，苔白薄腻，脉弦滑。

检查：肝功能示：谷草转氨酶 85U/L，谷丙转氨酶 65U/L。

处方：既见小效，上方加入山楂 12g、大黄 6g。

泽泻 12g	焦山楂 12g	生白术 15g	茯苓 15g
生白芍 15g	柴胡 12g	黄芩 12g	郁金 15g
炒鸡内金 12g	地耳草 15g	半边莲 15g	半枝莲 15g
白芷 12g	垂盆草 15g	黄连 12g	木香 9g
陈皮 12g	清半夏 9g	竹茹 12g	党参 15g
葛根 12g	川芎 10g	山楂 12g	大黄 6g

日一剂，水煎服。口服中药汤剂，分早晚两次温服；加以运动锻炼，每日快走 1 万步；控制饮食，清淡饮食。

随诊：患者出院后间断用此方，病情未再复发。患者于 2016 年 2 月 9 日来门诊复查，肝功能：谷草转氨酶 45U/L，谷丙转氨酶 49U/L。其余未见异常。

按语：脂肪肝属"积聚""痞证"范畴。外因多为进食膏粱厚味或者嗜酒无度，生湿酿痰；内因则由肝失疏泄，脾失健运，水湿不化，聚湿为痰，瘀阻肝络，滞留于肝而形成本病。脂肪肝是一种可逆性疾病，只要能控制病因，病情就会改善和康复。当然长期持续发展下去，也会导致肝硬化。因此发现疾病，要及早治疗，以防病情迁延。此例患者因饮食不节，脾失健运，痰湿内阻，久之土壅木郁成本病。治疗时重在化痰健脾，兼以养肝疏肝。笔者体会，治疗痰湿阻滞型脂肪肝必须重用方中泽泻，方可起到明显疗效。泽泻味甘，性寒，入肾、膀胱经。功能利水，渗湿，泄热。现代研究表明，泽泻含泽泻醇 A 及乙酰泽泻醇 A 酯、乙酰泽泻醇 B 酯均有降胆固醇作用，泽泻水提取物及苯提取物具有抗脂肪肝作用。故本病重用泽泻显效。

4. 慢性非萎缩性胃炎伴食管反流案

张某，男性，65 岁，汉族，已婚，河北省石家庄市无极县人。初诊日期：2015 年 7 月 19 日。

主诉：患者呃逆伴胃脘胀满 40 余年，加重 1 周。

现病史：缘于 40 年前饮食不节后出现胃脘胀满，伴呃逆，于当地口服"木香顺气丸、银翘解毒丸"，症状有所好转。后症状反复出现，未予重视。4 个月前受凉后症状加重，遂于 2015 年 3 月 31 日就诊于河北某三甲医院，查电子胃镜示：慢性非萎缩性胃炎；Hp（＋）；肝胆胰脾彩超：脂肪肝、肝右叶钙化斑，左肾囊肿。口服"奥美拉唑、阿莫西林、克拉霉素"，症状好转后停药。1 周前患者饮食不节后再次出现胃脘胀满，伴呃逆频频，烧心反酸，甚则恶心呕吐，呕吐物为胃内容物，纳欠佳，寐欠佳，二便正常。舌紫暗，苔黄厚，脉弦滑。

查体：全身皮肤黏膜未见黄染及出血点，周身浅表淋巴结未触及异常肿大。双肺呼吸音清，各瓣膜听诊区未闻及病理性杂音。腹平坦，全腹触之柔软，右下腹压痛，无腹肌紧张及反跳痛，肝脾肋缘下未触及，墨菲征阴性，麦氏点压痛，肝区无叩痛，双肾区无叩击痛，移动性浊音阴性，肠鸣音正常存在。

辅助检查：电子胃镜（2015 - 3 - 31 某三甲医院）：慢性非萎缩性胃炎；Hp（＋）；肝胆胰脾彩超（2015 - 3 - 31 河北某三甲医院）：脂肪肝、肝右叶钙化斑，左肾囊肿。

中医诊断：呃逆

西医诊断：慢性非萎缩性胃炎

治法：和胃降逆，化浊解毒。

处方：

紫苏梗 10g　　石菖蒲 6g　　蜜旋复花 10g（单包）　　赭石 15g[先煎]

桂枝 6g　　　白芍 10g　　炙甘草 3g　　生姜 3g

大枣 10g　　　茯苓 10g　　白术 10g　　柴胡 6g

黄芩 10g　　　木香 6g　　　黄连 3g

日一剂，水冲服。

2015 年 7 月 27 日二诊，服上方 7 剂，呃逆减轻，胃脘胀满缓解不明显，处方如下：

紫苏梗 15g　　石菖蒲 30g　　柴胡 12g　　生黄芩 12g

木香 9g　　　黄连 12g　　　郁金 15g　　炒鸡内金 15g

生白芍 20g　　牡丹皮 9g　　川芎 10g　　陈皮 12g

清半夏 9g　　茯苓 15g　　　竹茹 12g　　生白术 15g

蜜旋复花 9g（单包）　　煅赭石 15g[先煎]

日一剂，水煎服。

随访：2015 年 8 月 10 日患者面告：无明显胃脘胀满，基本无呃逆，纳可，寐安，二便调。

按语：本证属于浊毒阻滞，胃络不通，阻滞气机，气机不畅，则有呃逆之症。饮食不当，脾运失健，水谷归于不化，水湿蕴久生热，湿热阻滞中焦，日久化浊生毒，浊毒之邪阻滞胃络，胃络不通阻滞气机，气机不畅，故有胃脘部胀满不适。气滞宜疏，浊毒宜化，气逆宜降，治当降逆化痰，解毒和胃。故用张仲景旋复代赭汤加减，方中旋复花下气消痰，降逆除噫；代赭石质重镇逆，坠痰止呕，与旋复花相协而加强降逆下气、止呕化痰之功。半夏祛痰散结，降逆和胃；生姜温胃化痰，散寒止呕，助旋复花、代赭石降逆而止呕。人参、大枣、炙甘草甘温益气，健脾养胃。甘草调和药性，兼为佐使。紫苏梗行气宽中、石菖蒲化湿开胃。诸药相合，标本兼顾，共奏降逆化痰、解毒和胃之功，使胃气复，浊毒消，气逆平，清气升而浊气降，则呕呃、痞满自除。

5. 慢性非萎缩性胃炎案

刘某，女，31 岁。2015 年 11 月 12 日初诊。患者主因间断性胃脘部胀痛伴反酸、呃逆 2 年，加重 3 天来诊。患者自 2 年前间断出现胃脘部胀痛伴反酸、呃逆，3 天前情绪不畅后胃脘胀痛加重，伴呃逆、反酸，无烧心，咽部及背部无不适，口干微苦，烦躁易怒，饮食不规律，寐安，大便 2 ~ 3 次/日，不成形，舌淡胖苔白，脉弦。查电子胃镜示：慢性非萎缩性胃炎。四诊合参，患者为胃痛病，属肝气犯胃，湿阻中焦。予柴胡疏肝散合二陈汤加减。方中柴胡、芍药、陈皮、郁金、苏梗、厚朴、木香等药疏肝理气，半夏、陈皮、茯苓、白芷、白术、鸡内金等药祛湿健脾，黄连、黄芩泄热和胃，葛根清热生津升阳止泻，浙贝母清热化痰制酸，具体处方如下：

柴胡 6g	黄芩 10g	木香 6g	黄连 3g
苏梗 10g	葛根 15g	白术 10g	茯苓 10g
白芍 20g	郁金 10g	白芷 6g	炒鸡内金 10g
浙贝母 10g	厚朴 6g	陈皮 6g	清半夏 9g

日一剂，水煎取汁 400ml，分早晚两次温服。予兰索拉唑肠溶片 20mg 早晨空腹顿服；忌生冷辛辣油腻食物，避风寒。

2016 年 11 月 19 日二诊：服上方 7 剂，患者现无胃痛，胃胀、反酸明显减轻，呃逆减少，偶有腹胀，无腹痛，口微干不苦，纳可，寐安，大便 2 ~ 3 次/日，已成形，舌淡苔薄白，脉弦。剑突下轻压痛。患者明显好转，剑突下压痛，是气机不畅，气不下行之故，故在原方的基础上去厚朴、倍芍药，加枳壳、苏叶，并加党参益气健脾。

柴胡 6g	黄芩 10g	木香 6g	黄连 3g
苏梗 10g	葛根 15g	白术 10g	茯苓 10g
白芍 10g	郁金 10g	白芷 6g	炒鸡内金 10g
浙贝母 10g	苏叶 6g	陈皮 6g	清半夏 9g
党参 10g	枳壳 10g		

日一剂，水煎取汁 400ml，分早晚两次温服。予兰索拉唑肠溶片 20mg 早晨空腹顿服。

2016 年 11 月 26 日三诊：服上方 7 剂，患者现无胃痛，偶有胃胀，反酸，呃逆明显减少，无腹胀腹痛，无口干口苦，纳可，寐安，大便 2 次/日，已成形，舌淡苔薄白，脉弦。患者拒服中药，予兰索拉唑肠溶片 20mg 早晨空腹顿服；舒肝颗粒 3g，每日 2 次，口服。

按：肝气犯胃的临床表现主要有胸胁胃脘胀满疼痛，呃逆嗳气，呕吐，或见嘈杂吞酸、烦躁易怒、舌苔薄白或薄黄、脉弦或弦数等。肝气郁结，疏泄失职，则见情志郁闷，善叹息，或烦躁易怒，胸胁胀痛；肝气横逆，气滞于胃，胃气上逆，则表现为胃脘胀痛，呃逆嗳气；气郁胃中而生热，可见吞酸嘈杂。因气郁化火与否的差别，舌苔可为薄白或薄黄，脉弦或弦数。肝脾二脏常相互影响，如肝失疏泄导致脾失健运者，称木横侮土，若脾失健运，气滞湿阻，而影响肝气疏泄者，则称为土壅侮木。肝气条达有助于脾的运化功能，脾气健运也有助于肝的疏泄。肝失疏泄，气机郁滞，故胸胁胀满或窜痛；气机郁滞，肝失条达，则时欲太息，情志抑郁或急躁易怒；脾失健运，运化失司，湿邪中阻则食欲不振，腹胀便溏；肝气横逆犯脾，气机阻滞，健运失职，则发作性腹痛腹泻，证情之发作与轻重，每与情绪有关。

6. 慢性非萎缩性胃炎伴胆汁反流案

王某，女性，26 岁，汉族，未婚。初诊日期：2015 年 6 月 29 日。

主诉：胃痛伴烧心反酸半年，加重伴恶心 1 周。

现病史：患者缘于 20 年前因进食不慎出现胃脘部疼痛，后自行缓解，此后间有胃脘部疼痛、胀满症状，间断口服吗丁啉、西沙必利、维 U 颠茄铝胶囊、奥美拉唑、胃痛宁等药物，症状时重时轻。1 周前患者再次因进食生冷后出现胃脘部疼痛、胀满，伴烧心、反酸，恶心，头晕，自行口服吗丁啉等药物，症状无缓解，遂就诊于石家庄某医院，门诊查电子胃镜示：慢性非萎缩性胃炎伴胆汁反流，电子肠镜示：直肠炎。现胃脘部疼痛，情志不畅时加重，伴烧心、反酸，伴恶心，无呕吐，肩背部不适，口苦、口干，纳差，夜寐差，大便干结，2～3 日一行，小便正常，舌质淡暗，苔白厚腻，脉弦滑。

查体：全身皮肤黏膜未见黄染及出血点，周身浅表淋巴结未触及异常肿大。腹平坦，全腹触之柔软，剑突下压痛，无腹肌紧张及反跳痛，肝脾肋缘下未触及，墨菲征阴性，麦氏点无压痛，肝区无叩痛，双肾区无叩击痛，移动性浊音阴性，肠鸣音正常存在。

中医诊断：胃脘痛。

西医诊断：慢性非萎缩性胃炎伴胆汁反流。

治法：疏肝理气，健脾和胃。

方药：

厚朴 15g	麸炒枳实 15g	生大黄 9g	柴胡 12g
清半夏 9g	茯苓 15g	白术 12g	郁金 15g

鸡内金 12g　炒莱菔子 15g　木香 9g　　黄连 12g

牡丹皮 9g　川芎 10g　　生白芍 30g　炙甘草 9g

水煎服，取汁 400ml，日一剂，分早晚 2 次温服。

2015 年 7 月 6 日二诊：服上方 7 副，胃脘疼痛减轻，口干、口苦较前缓解，大便干结好转，仍伴烧心反酸，无恶心呕吐，纳可，夜寐差，情绪较前好转，舌质淡暗，苔白厚腻，脉弦滑。处方如下：

厚朴 15g　　麸炒枳实 15g　生大黄 9g　柴胡 12g

清半夏 9g　　茯苓 15g　　白术 12g　郁金 15g

鸡内金 12g　炒莱菔子 15g　木香 9g　黄连 12g

牡丹皮 9g　川芎 10g　　生白芍 30g　炙甘草 9g

麸炒枳壳 12g　陈皮 12g　　竹茹 12g

水煎服，取汁 400ml，日一剂，分早晚 2 次温服。

2015 年 7 月 13 日三诊：服上方 7 副，无明显胃脘疼痛，烧心、反酸较前明显好转，口干口苦减轻，大便日行一次，无恶心呕吐，纳食可，夜寐可，情绪可。舌质淡红，苔白厚腻，脉弦滑。处方如下：

厚朴 15g　　麸炒枳实 15g　柴胡 12g　　清半夏 9g

茯苓 15g　　生白术 12g　郁金 15g　鸡内金 12g

炒莱菔子 15g　木香 9g　　黄连 12g　牡丹皮 9g

川芎 10g　　生白芍 20g　炙甘草 12g　麸炒枳壳 12g

陈皮 12g　　竹茹 12g　　白芷 12g　苏梗 15g

水煎服，取汁 400ml，日一剂，分早晚 2 次温服。

随访：2015 年 7 月 23 日患者面告：目前无明显胃痛、烧心反酸等症状，饮食、体力、精神状态均恢复正常。

按语：本证属胃脘痛之肝气犯胃、肝郁脾虚证。肝气郁结，横逆犯胃，胃气阻滞，故见胃脘疼痛、烧心、反酸。肝郁脾虚、脾失健运，故食欲不振。肝气不舒，故情志不畅、大便干结。在此，大便干结既为肝气郁结之果，反之又可加重患者的肝气郁结之象。因此，本案援用《伤寒论》之小承气汤，通过通腑降浊来调畅全身气机。同时，仿逍遥散之意疏肝健脾，其中柴胡、白芍疏肝柔肝，丹皮、川芎、郁金行气活血，白术、茯苓健脾渗湿。两方合用，药简而效佳。更加半夏降逆止呕，鸡内金、莱菔子健脾消食。诸药配合，使肝气得疏，胃脘痛、烧心、反酸等证皆除。

7. 萎缩性胃炎案

龚某，男性，65 岁，汉族，已婚。初诊日期：2015 年 10 月 17 日。

主诉：患者胃脘胀满 40 年，加重 2 年。

现病史：患者 40 年前缘于饮食不慎后出现胃脘胀满，未予重视。2 年前患者胃脘胀满加重，伴嗳气，遂于当地县医院查电子胃镜，诊断为慢性胃炎，自服木香顺气丸、越鞠保和丸等疏肝理气药物，症状时轻时重。现胃脘胀满，心烦易怒，夜间烦躁，自觉有一口痰气从脐部上冲，每于醒后发作，发作时二便不能排，痰气不能出，二便排出后痰气上冲出口，痰、气同出，痰量少质黏稠，平素嗳气，口干口苦，发作后九窍奇痒，痛苦不堪。纳可，寐差，大便黏滞不爽，小便正常。舌暗红苔黄厚腻，脉弦细滑。

查体：患者巩膜无黄染，咽部红肿，两肺呼吸音清，各瓣膜区未闻及杂音，腹平坦，脐上有一长约3cm的褐色老茧，全腹触之柔软，剑突下压痛，无腹肌紧张及反跳痛，肝脾肋缘下未触及，墨菲征阴性，麦氏点无压痛，肝区无叩痛，双肾区无叩击痛，移动性浊音阴性，肠鸣音正常存在。四肢脊柱无畸形，双下肢无水肿，四肢肌力及肌张力正常。生理反射存在，病理反射未引出。

辅助检查：电子胃镜示：反流性食管炎（LA－B级）、贲门炎、慢性糜烂性胃炎、十二指肠球炎。胃镜病理报告：①胃角：黏膜中度慢性炎症，黏膜糜烂；②胃窦：黏膜中度慢性炎症，黏膜糜烂，间质肌组织增生，腺体中度肠上皮化生。找到幽门螺旋杆菌。彩超示：脂肪肝，前列腺增生。

中医诊断：胃痞病。

西医诊断：萎缩性胃炎。

治法：和胃除痞，宣肺通腑。

处方：

厚朴15g	麸炒枳实15g	酒大黄12g	桂枝12g
白术15g	茯苓15g	炒苦杏仁9g	紫苏梗15g
石菖蒲30g	郁金15g	炒鸡内金12g	连翘12g
柴胡12g	生黄芩12g	陈皮12g	清半夏9g
竹茹12g	制远志12g	炙甘草12g	

日一剂，水煎取汁300ml，分早晚两次温服。

2015年10月23日二诊：服上方6剂，胃脘胀满减轻，呃逆减少，大便每日1次，质可，夜间仍有发作，但发作次数减少，脐上的褐色老茧变软，舌暗红，苔黄厚腻，脉弦细滑。处方如下：

厚朴15g	麸炒枳实15g	酒大黄12g	桂枝12g
生白术15g	茯苓15g	炒苦杏仁9g	紫苏梗15g
石菖蒲30g	郁金15g	炒鸡内金15g	连翘12g
柴胡12g	生黄芩12g	陈皮12g	清半夏9g
竹茹12g	制远志12g	炙甘草12g	瓜蒌12g
蜜紫菀10g			

日一剂，水煎取汁300ml，分早晚两次温服。

2015 年 10 月 28 日三诊：服上方 5 剂，患者诉病情好转，精神状态好转，夜间发作次数减少，纳可，寐好转，舌暗红，苔黄厚腻，脉弦细滑。方中加入宣肺之麻黄，处方如下：

厚朴 15g	麸炒枳实 15g	酒大黄 12g	桂枝 12g
生白术 15g	茯苓 15g	炒苦杏仁 9g	紫苏梗 15g
石菖蒲 30g	郁金 15g	炒鸡内金 15g	连翘 12g
柴胡 12g	生黄芩 12g	陈皮 12g	清半夏 9g
竹茹 12g	制远志 12g	炙甘草 12g	瓜蒌 12g
蜜麻黄 6g	生白芍 20g		

日一剂，水煎取汁 300ml，分早晚两次温服。

2015 年 11 月 10 日四诊：服上方十余剂，患者夜间发作减少，胃脘胀满明显减轻，口干口苦好转，睡眠好转，舌淡，根部苔白腻，脉弦滑，方中加入黑顺片温阳化气，处方如下：

厚朴 15g	麸炒枳实 15g	酒大黄 12g	桂枝 12g
生白术 15g	茯苓 15g	炒苦杏仁 9g	紫苏梗 15g
石菖蒲 30g	郁金 15g	炒鸡内金 15g	川芎 10g
柴胡 12g	生黄芩 12g	陈皮 12g	黑顺片 9g
竹茹 12g	炙甘草 12g	生白芍 20g	麸炒苍术 9g

2015 年 11 月 16 日五诊：服上方 6 剂，患者偶有夜间发作，痰易咳出，偶伴腰膝酸软，舌淡红，苔薄白，脉沉，故方中加入补骨脂、女贞子、墨旱莲补益肝肾，处方如下：

生白术 15g	茯苓 12g	桂枝 12g	生牡蛎 15g
厚朴 15g	麸炒枳实 15g	蜜麻黄 6g	炒苦杏仁 10g
酒大黄 9g	生白芍 20g	石膏 30g	当归 15g
盐补骨脂 12g	酒女贞子 15g	墨旱莲 15g	石菖蒲 30g
海螵蛸 9g			

日一剂，水煎取汁 300ml，分早晚两次温服。

按语：本证属寒热错杂之痞证，以实热为主，因饮食所伤，胃痞塞不通，上下不能交泰，则出现胃脘胀满之证，脾虚则痰生有源，加之实热之邪久居于中府则耗气伤阴，胃腑失养，则有萎缩之趋势。因此，本案用张仲景之小承气汤，使痞、满、实之证得以轻下，又用半夏泻心汤之意，消痞散结。方中酒大黄、厚朴、枳实涤荡胃肠、轻下热结共为君药，半夏散结除痞，又降逆止呕，紫苏梗行气宽中、杏仁润肠通便为臣药，白术、陈皮、茯苓、石菖蒲、鸡内金健脾燥湿化痰、化湿和胃，黄芩清热燥湿共为佐药。桂枝、郁金、远志化气解郁，宁心安神，竹茹清化热痰、开郁除烦、清胃止呕，连翘透发郁热，炙甘草调和诸药共为使药，诸药合用使热结得除，中焦得通，则痞证日蠲，脾健则生痰无源，痰气则休。

8. 慢性胃炎急性发作案

邢某某，男性，36 岁，河北石家庄人。初诊时间：2015 年 1 月 10 日。

主诉：间断呃逆 4 年，加重伴恶心呕吐 4 天。

现病史：患者 4 年前感冒后于当地门诊静点液体后出现呃逆，遂于我院予输液及口服中药汤剂治疗，经治疗呃逆症状明显缓解，后每于受凉后呃逆间断发作，口服中药汤剂后可缓解。4 天前患者因晚饭后受凉，呃逆再度发作，伴恶心呕吐，呕吐物为胃内容物，进食不能，食入即吐。现主症：呃逆，恶心、呕吐，呕吐物为胃内容物，进食不能，食入即吐，自觉胃脘部胀满，偶有反酸，无烧心，无口干口苦，纳差，夜寐差，大便干，3 日未行，小便可。精神差，近日体重无明显变化。舌质暗红，苔黄厚腻，脉象弦滑。

查体：腹平坦，全腹软，剑突下及右肋缘压痛，无腹肌紧张及反跳痛，墨菲征阴性，麦氏点无压痛，肝区无叩痛，移动性浊音阴性，肠鸣音正常存在，双下肢无水肿，四肢肌力及肌张力正常。

中医诊断：呃逆病，浊毒内蕴证。

西医诊断：慢性胃炎急性发作。

治法：化浊解毒，降逆止呃。

处方：以化浊解毒为大法组成中药处方，方中黄芩、清半夏、陈皮化浊解毒为君药，旋复花、竹茹、丁香、代赭石、柿蒂降逆止呃为臣药，佐以柴胡、白芍、瓜蒌疏肝理气，甘草调和诸药，诸药合用共奏化浊解毒、降逆止呃之功，处方如下：

柴胡 15g	生黄芩 12g	清半夏 12g	陈皮 9g
竹茹 12g	蜜旋复花 15g（单包）	煅赭石 30g（先煎）	丁香 6g
柿蒂 15g	生白芍 30g	甘草 6g	瓜蒌 20g

日一剂，水煎取汁 300ml，分早晚两次温服。

2015 年 1 月 14 日二诊：患者仍呃逆，恶心呕吐好转，呕吐物为胃内容物，进食困难，胃脘部胀满稍好转，偶有反酸，无烧心，无口干口苦，夜寐差，大便干，3 日一行，小便正常。舌质暗红，苔黄腻，脉弦滑。继续口服化浊解毒中药汤剂，方中豆蔻、茵陈、黄连化浊解毒为君，陈皮、丁香、柿蒂、旋复花、代赭石和胃降逆止呕共为臣，当归、白芍、川芎、乌药理气和血，茯苓、白术、鸡内金健脾燥湿，枳实、厚朴理气止痛，三七粉活血定痛，百合、竹茹、合欢皮解郁安神，共为佐使，具体处方如下：

百合 12g	乌药 12g	当归 9g	生白芍 30g
川芎 9g	麸炒白术 6g	茯苓 15g	炒鸡内金 15g
紫豆蔻 12g	三七粉 2g	茵陈 15g	黄连 12g
厚朴 15g	麸炒枳实 15g	竹茹 9g	陈皮 9g
清半夏 9g	丁香 9g	柿蒂 15g	蜜旋复花 15g（单包）

煅赭石 30g ^(先煎)　　合欢皮 15g

日一剂，水煎取汁 300ml，分早晚两次温服。

2015 年 1 月 17 日三诊：患者呃逆症状较前好转，恶心呕吐减轻，能少量进食，胃脘部胀满明显好转，偶有反酸，无烧心，无口干口苦，夜寐可，大便可，1 日 1 行，小便正常。舌质暗红，苔黄腻，脉弦滑。查电子胃镜示：慢性浅表性胃炎；十二指肠球炎。予患者行针刺疗法，百会、足三里、太冲、翳风、四神聪、膻中、外关透内关，左右各一，施调法，5 次/周。当前中药处方继服。

2015 年 1 月 21 日四诊：患者呃逆症状明显好转，无恶心呕吐，纳食可，胃脘部胀满明显好转，无反酸烧心，无口干口苦，夜寐可，大便可，日 1 行，小便正常。舌质暗红，苔黄，脉弦滑。调整化浊解毒中药汤剂，方中茵陈、黄连、瓜蒌化浊解毒为君；清半夏、陈皮、丁香降气和胃，竹茹、旋复花、赭石、柿蒂降逆止呃共为臣药，生白芍敛肝益阴为佐药，甘草调和诸药为使药，具体处方如下：

茵陈 15g	黄连 12g	清半夏 12g	陈皮 9g
竹茹 12g	蜜旋复花 15g（单包）	煅赭石 30g ^(先煎)	丁香 6g
柿蒂 15g	生白芍 30g	甘草 6g	瓜蒌 20g

日一剂，水煎取汁 300ml，分早晚两次温服。

随访：患者诸症好转，随访 10 个月，上述症状均未发作。

按语：呃逆，古称"哕"。《素问·宣明五气》记载："胃为气逆，为哕。"就已经认识到本病的基本病机为胃气上逆。胃气以降为顺，凡种种原因致胃失和降，膈间气机不利，逆气上冲于喉间，均可致呃逆发作。轻者偶然发作，可自愈；重者呃呃连声，不能自制，严重影响日常生活。此病基本病理机制为：胃失和降，上逆动膈。辨证当首辨虚实寒热。此案患者就诊时呃呃连声，严重影响正常交流与生活，根据患者症状及舌脉，诊断为胃火上逆证，治疗上虽数易其方，但总体思路仍在于清泄胃热，降逆止呃。患者诉每于吸入凉气后呃逆加重，此乃寒邪与阳气相争，寒邪损伤胃中阳气，故虽治疗的总体思路是以寒凉药为主，但不可过用寒凉以防重伤阳气致胃中无火，故加用些许温热之药以佐制其寒凉。患者思虑过多、情绪紧张时病情加重，夜间安睡时呃逆明显减轻，可见呃逆患者的精神调摄也是治疗的一个方面。

9. 重度糜烂性胃炎案

和某，女，31 岁。2016 年 1 月 7 日初诊。患者主因胃脘部胀满、烧心 1 年，加重伴胃疼 1 周来诊。患者 1 年前出现胃胀、烧心症状，饭后加重，1 周前患者因饮食不节上述症状加重，自喉部至胃脘部烧灼感，轻度胃疼，无呃逆反酸，无口干口苦，情绪可，纳一般，寐安，二便调。舌苔黄微腻，脉滑。查电子胃镜示：重度糜烂性胃炎。据四诊合参，患者属湿热中阻，气滞血瘀证，处方予以温胆汤加减以清热燥湿化痰，理气抑酸止痛。具体处方如下：

柴胡 12g	黄芩 12g	木香 9g	黄连 12g
浙贝母 12g	茯苓 15g	白术 15g	生牡蛎 15g^(先煎)
白芍 20g	苏梗 15g	陈皮 12g	清半夏 9g
竹茹 12g	远志 12g	丹皮 9g	枳壳 12g

日一剂，水煎取汁 400ml，分早晚两次温服。予兰索拉唑肠溶片 20mg 早晨空腹顿服；嘱忌生冷辛辣油腻食物。

2016 年 1 月 14 日二诊：患者烧心明显减轻，胃胀减轻，无呃逆，无反酸，食用甜食后即不适，少食即饱，不久复饿，寐安，二便调。舌淡红苔薄黄，脉滑。予原方加当归 12g 活血止痛，予兰索拉唑肠溶片 20mg 早晨空腹顿服。

2016 年 1 月 21 日三诊：患者近 1 周来胃部无明显不适，1 天前因受凉复见烧心症状，饥饿时重，伴呃逆，无反酸，无口干口苦，舌苔薄黄，脉滑。予上方加旋复花 12g、赭石 9g 以下气降逆，予兰索拉唑肠溶片 20mg 早晨空腹顿服。

2016 年 1 月 28 日四诊：患者近一周来偶有胃疼、轻度烧心，咽部不舒，无呃逆呕吐。处方如下：

柴胡 12g	黄芩 12g	木香 9g	黄连 12g
浙贝母 12g	茯苓 15g	白术 15g	生牡蛎 15g^(先煎)
白芍 20g	苏梗 15g	陈皮 12g	清半夏 9g
竹茹 12g	远志 12g	丹皮 9g	枳壳 12g
当归 12g	旋复花 12g(单包)	煅赭石 9g^(先煎)	

日一剂，水煎取汁 400ml，分早晚两次温服。予兰索拉唑肠溶片 20mg 早晨空腹顿服。

患者服药后胃部未见明显不适，遂停服中药，继续服用兰索拉唑肠溶片，嘱适寒温，慎起居，三个月后复查胃镜，不适随诊。

按：胃炎属于中医"胃脘痛"范畴，本案患者平素体虚，加之饮食不节，伤及脾胃，思虑过度，劳伤心脾，脾虚运化失常，痰湿内生，郁久化热，湿热中阻，气机不畅，不通则痛，故胃脘胀痛，烧心反酸；痰热内扰，胃失和降，气逆而上，则时有呃逆。肝气郁结，胃失和降，痰湿与气搏结，郁久化热，痰热内扰，则咽部异物感，阻塞不舒。故治疗用温胆汤清热燥湿化痰，加苏梗、木香、黄连清热行气，浙贝、牡蛎和胃制酸，白术健脾，旋复花、代赭石和胃降逆，柴胡、黄芩和解少阳，丹皮、当归、元胡活血止痛，诸药合用，标本兼治，疗效显著。

10. 呕吐病案

路某，女，27 岁。2015 年 9 月 10 日初诊：患者主因干呕伴胃疼 1 天来诊。患者 1 天前外出用餐后出现干呕，伴胃脘部疼痛，无呃逆，口干不苦，无发冷发热，无头晕心悸，无倦怠乏力，无四肢不温，平素情绪急躁，纳差，寐安，二便可，舌淡红有齿痕苔黄厚腻，脉弦滑。四诊合参，患者为呕吐病，痰气郁阻证，予温胆汤加减，利胆和胃，理气化痰，降逆止呕，处方如下：

苏梗 10g　石菖蒲 6g　　黄芩 10g　柴胡 6g

郁金 10g　炒鸡内金 10g　白芍 10g　白术 10g

茯苓 10g　炒枳实 6g　　陈皮 6g　　姜半夏 9g

竹茹 10g

日 1 剂，水煎取汁 400ml，分早晚两次温服。嘱患者忌食生冷辛辣油腻食物。

2015 年 9 月 13 日二诊：患者时有干呕，胃疼明显减轻，口干不苦，无烧心反酸，无呃逆嗳气，舌淡红苔中后部黄腻，脉弦滑。患者病情好转，予原方加葛根生津止渴。

苏梗 10g　石菖蒲 6g　　黄芩 10g　柴胡 6g

郁金 10g　炒鸡内金 10g　白芍 10g　白术 10g

茯苓 10g　炒枳实 6g　　陈皮 6g　　姜半夏 9g

竹茹 10g　葛根 15g

日 1 剂，水煎取汁 400ml，分早晚两次温服。

2015 年 9 月 17 日三诊：服上方 4 剂，患者现晨起刷牙时有干呕，无胃疼胃胀，无呃逆嗳气，心烦，舌苔厚微黄，脉弦滑。患者拒服中药汤剂，遂予行气和胃之蒲元和胃胶囊 4 粒，日 3 次，口服；予疏肝解郁之舒肝颗粒 1 袋，日 2 次，口服。嘱患者规律饮食。

2015 年 9 月 24 日四诊：患者无干呕，无胃疼，无烧心反酸，无呃逆嗳气，无口干口苦，无心烦，舌淡红苔中后部薄黄，脉弦滑。再予 7 剂中药巩固疗效：

苏梗 10g　石菖蒲 6g　　黄芩 10g　柴胡 6g

郁金 10g　炒鸡内金 10g　白芍 10g　白术 10g

茯苓 10g　炒枳实 6g　　陈皮 6g　　姜半夏 9g

竹茹 10g　葛根 15g

日 1 剂，水煎取汁 400ml，分早晚两次温服。予蒲元和胃胶囊 4 粒，日 3 次，口服；予舒肝颗粒 1 袋，日 2 次，口服。

按：干呕指患者有呕吐的声音、动作，但有声而无物吐出，或仅有涎沫而无食物吐出。《诸病源候论·呕哕病诸候》："干呕者，胃气逆故也。但呕而欲吐，吐而无所出。"此患者由于饮食不节，肝气郁滞，胃失和降，胃气上逆所致，治疗需利胆和胃，理气化痰，降逆止呕。以温胆汤理气化痰，和胃利胆，配合行气止痛化痰消滞之苏梗、白芍、郁金、石菖蒲、鸡内金等药，温凉兼进，令全方不寒不燥，理气化痰以和胃，胃气和降则郁得舒，痰浊得去则无邪扰，如是诸症自愈。

11. 血虚寒厥案

林某，女，21 岁，2016 年 1 月 7 日初诊。患者主因手足不温来诊。患者平素畏冷，手足不温，冬季严重，喜热饮，疲倦乏力，月经量少色暗，痛经，无胃疼胃胀，无胸闷心烦，无发冷发热，纳少，寐安，二便调。舌胖有齿痕，花剥苔，色白，脉细。患者精神少神，体瘦，触诊双侧乳房小结节，质中，活动度好，轻度压痛。患者手足不温，是为厥逆。属血虚寒厥兼之肝气不畅证，方用当归四逆汤加减，处方如下：

桂枝 6g　　白芍 10g　　炙甘草 3g　　干姜 3g

大枣 10g　　柴胡 6g　　川芎 6g　　淡附片 6g^(先煎)

鸡内金 10g　　当归 10g　　白术 10g　　茯苓 10g

日 1 剂，水煎取汁 400ml，分早晚两次温服。

2016 年 1 月 14 日二诊：服用上方 7 剂，患者仍有手脚不温，畏寒，乏力，口微苦，无腹痛腹胀，食欲明显改善，夜寐梦多，二便调。舌胖有齿痕，花剥苔，色白，脉细。予原方加丹皮 10g 以清热化瘀。日 1 剂，水煎取汁 400ml，分早晚两次温服。

2016 年 1 月 21 日三诊：患者诉手凉好转，仍有双足冰凉，乏力明显减轻，口干微渴，晨起时有头晕，纳可，夜寐梦多，二便调，舌胖有齿痕，花剥苔好转，脉细。患者病情明显好转，继续予原方加减，川芎辛散，久用伤阴血，故去之。加黄芩、苍术清热健脾燥湿，远志安神，葛根生津止渴，处方如下：

桂枝 6g　　白芍 10g　　炙甘草 3g　　干姜 3g

大枣 10g　　柴胡 6g　　淡附片 6g^(先煎)　　鸡内金 10g

当归 10g　　白术 10g　　茯苓 10g　　黄芩 10g

蜜远志 6g　　炒苍术 10g　　葛根 15g

日 1 剂，水煎取汁 400ml，分早晚两次温服。

2016 年 1 月 28 日四诊：患者诉手足不温较前好转，无口干口苦，乏力，时有头晕，此次月经颜色淡红，痛经明显好转。纳可，寐安，二便调。花剥苔较前好转，脉细，再予原方 14 剂：

2016 年 3 月 1 日五诊：因适逢年节，上 14 剂药患者间断服用。现患者手足不温好转，头晕减轻，乏力减轻，无口干口苦，无发热汗出，纳香，寐可，二便调，舌胖有齿痕，花剥苔明显好转，脉细。乳房小结节触痛。患者气虚乏力兼气机郁滞而有乳腺增生，故在原方的基础上加入四君子汤补气，并加入行气开郁之郁金、枳壳等，具体处方如下：

党参 12g　白术 15g　　茯苓 15g　　炙甘草 12g

桂枝 12g　白芍 20g　　生姜 9g　　大枣 9g

柴胡 12g　黄芩 12g　　黄连 9g　　木香 9g

郁金 12g　鸡内金 12g　当归 12g　　葛根 15g

枳壳 12g　川芎 10g　　黑顺片 9g^(先煎)

7 剂，日 1 剂，水煎取汁 400ml，分早晚两次温服。

2016 年 3 月 8 日六诊：患者手足不温明显好转，乏力减轻，头晕不明显，口干不苦，纳可，梦多，二便调，舌淡苔黄，脉细。予上方去热性之黑顺片、生姜，加丹皮清热化瘀，并予远志安神。

党参 12g　白术 15g　茯苓 15g　炙甘草 12g

桂枝 12g　白芍 20g　丹皮 10g　大枣 9g

柴胡 12g　黄芩 12g　黄连 9g　木香 9g

郁金 12g　鸡内金 12g　当归 12g　葛根 15g

枳壳 12g　川芎 10g　远志 12g

7 剂，日 1 剂，水煎取汁 400ml，分早晚两次温服。

2016 年 3 月 17 日七诊：患者手足稍凉，无乏力头晕，口微干不苦，因近经期出现乳房微胀，纳可，梦多，二便调，舌淡苔黄，脉细。予上方去川芎，加行气之苏梗。

按：入冬或遇冷后有手足冰凉者不乏其人，西医认为肢端血液循环不好所致，天气转暖即好无需治疗，但患者痛苦万分。《伤寒论·辨厥阴病脉证并治方》351 条："手足厥寒，脉细欲绝者，当归四逆汤主之。"用当归为君，以补血；以芍药为臣，辅之而养营气；以桂枝、细辛之温，以散寒温气为佐；以大枣、甘草之甘为使，而益其中，补其不足；以通草之淡，而通行其脉道与厥也。本病临床以女性患者为多，"女子以肝为先天，以血为本。"肝为风木之脏，性喜条达、恶抑郁，主藏血、主疏泄，由于性格、社会压力大等原因，女性肝失条达，抑郁日久，藏血不足，则血虚，又感经脉受寒，寒邪凝滞，血行不利，阳气不能达于四肢末端，营血不能充盈血脉，遂呈手足厥寒。这与当归四逆汤擅治血虚寒厥证相符。

12. 口腔溃疡案

袁某，女，23 岁，2015 年 8 月 23 日初诊。患者口腔溃疡 7 天来诊，伴鼻腔出血，口中时有异味，无头晕头痛，腹微胀，无腹痛，无恶心呕吐，平素思虑过度，月经 40 日一行，痛经，纳可，寐安，大便干燥，3～4 日一行，舌微红苔黄厚腻，脉细数。四诊合参，诊断为口疮病，胃热证，方用清胃散合小承气汤加减以清阳明经热，处方如下：

酒大黄 6g　厚朴 6g　炒枳实 6g　白芍 10g

当归 10g　郁李仁 10g　地黄 10g　黄连 10g

丹皮 10g　白术 10g　茯苓 10g　郁金 10g

日 1 剂，水煎取汁 400ml，分早晚两次温服。嘱患者忌食生冷、油炸，忌食韭菜。

2015 年 8 月 30 日二诊：患者口腔溃疡明显好转，口中无异味，不流涎，无鼻腔出血，无腹胀腹痛，思虑重，纳可，寐安，大便稍干，2 日一行，舌微红苔黄稍腻，脉细数。患者心脾、胃肠积热，服上方后病情好转，现仍予原方加柴胡、半夏升降互施，消痞散结，制首乌补益精血，养肝安神，决明子清热润肠通便，具体处方如下：

酒大黄 6g　厚朴 6g　炒枳实 6g　白芍 10g

当归 10g　郁李仁 10g　地黄 10g　黄连 10g

丹皮 10g　白术 10g　茯苓 10g　郁金 10g

清半夏 9g　柴胡 6g　　制首乌 10g　决明子 10g

日 1 剂，水煎取汁 400ml，分早晚两次温服。嘱患者多吃蔬菜，少思虑，保持大便通畅。

按：阳明病的主要病机可以简要地概括为"胃家实"。"胃家"，包括胃与大肠；"实"，指邪气亢盛，正盛邪实。此患者口疮因胃有积热，循经上攻所致。足阳明胃经循鼻入上齿，手阳明大肠经上项贯颊入下齿，胃中热盛，循经上冲则发为口腔溃疡、口气热臭；胃为多气多血之腑，胃热每致血分亦热，影响月经；大便干结，为阳热亢盛，邪热内盛于里，邪热与肠中糟粕相搏，燥屎内结，阻滞肠道所表现的证候；舌红苔黄，脉细数俱为胃热津伤之候。治宜清胃凉血，轻下热结。

胃热者应该少食或不食性质温热的食物，这些食物往往具有补阳助热的功效，如红枣、红糖、芥菜、籼米、荔枝、核桃仁、薤白、刀豆、龙眼肉、鸡肉、羊肉、狗肉、海虾、河虾、草鱼、鲢鱼等。胃热者还应限制味辛辣性温热食物的摄入，如白蔻、大蒜、韭菜、茴香菜、小茴香、胡椒、辣椒、花椒、干姜、生姜、茴香、肉桂等。

13. 支气管哮喘案

申某，男性，83 岁，汉族，已婚。初诊日期：2016 年 1 月 14 日。

主诉：胸闷气短伴哮鸣音 1 周。

现病史：患者 1 周前因进食凉水果后，胸闷喘憋，不能平卧，未经系统治疗，今日症状加重来我院就诊，现胸闷气短，喘憋、不能平卧，可闻及哮鸣音，咳嗽咳痰，痰白难咳，食欲不振，心烦失眠。舌暗红，苔白滑。脉弦细。

查体：患者全身皮肤黏膜未见黄染及出血点，周身浅表淋巴结未触及异常肿大。口唇发绀，桶状胸，双肺叩过清音，肺肝浊音界位于右锁骨中线第 5 肋间，双肺呼吸音粗，可闻及哮鸣音，双肺底可闻及湿啰音。

中医诊断：哮证

西医诊断：支气管哮喘

治法：健脾燥湿，温肺化饮，化痰平喘。

处方：

生麻黄 9g　　生白芍 12g　　细辛 3g　　干姜 6g
桂枝 12g　　酒五味子 10g　炙甘草 9g　清半夏 9g
蜜紫菀 12g　射干 9g　　　生白术 12g　茯苓 12g
竹茹 12g　　制远志 12g　　川贝母 6g　炒杏仁 10g

日一剂，水煎取汁 300ml，分早晚两次温服。

2016 年 1 月 18 日二诊：服上方 4 剂，患者胸闷气短、喘憋较前好转，但仍咳嗽咳痰，痰白难咳，可闻及哮鸣音，呼吸急促，纳食差，夜寐差，大便少，小便调。舌暗红，苔白滑，脉弦滑。处方如下：

生麻黄 9g　　生白芍 12g　　细辛 3g　　干姜 6g

桂枝 12g　　酒五味子 10g　　炙甘草 9g　　清半夏 9g

蜜紫菀 12g　　射干 9g　　生白术 12g　　茯苓 12g

竹茹 12g　　制远志 12g　　川贝母 6g　　鱼腥草 20g

蜜桑白皮 10g　炒杏仁 10g

日 1 剂，水煎取汁 300ml，分早晚两次温服。

2016 年 1 月 25 日三诊：服上方 7 剂，患者胸闷气短、喘憋明显减轻，咳嗽咳痰明显好转，痰少易咳，无明显哮鸣音，呼吸平稳，纳食可，夜寐安。舌淡红，苔白滑。因患者病情明显好转，继予前方巩固治疗。

随访：2016 年 1 月 31 日患者面告：经服药治疗后，目前无明显喘憋、咳嗽咳痰症状，无哮鸣音，饮食、睡眠、精神均恢复正常。

按：本证属于饮邪停肺，肺失宣肃，故胸闷、喘憋、咳嗽、咳痰。痰浊阻于气道，故见呼吸急促，伴哮鸣音。痰浊犯胃，故见食欲不振；痰浊扰神，故夜寐不安。由此可见，本病例之症结点在于祛除痰饮。《医宗必读·痰饮》："脾为生痰之源，肺为贮痰之器"。因此，本案仿《三因极一病症方论》温胆汤之意，健脾燥湿，化中焦之痰，方中半夏、竹茹、远志化痰除烦，茯苓健脾渗湿。并引用张仲景之小青龙汤温肺化饮，其中麻黄、桂枝宣肺散饮，干姜、细辛温肺化饮，半夏燥湿化痰，白芍、五味子敛肺止咳。二方合用，使之生痰无源、消痰于肺。更加紫菀、川贝母、射干化痰利咽，诸药配合，使诸症得以消解。

14. 盗汗案

吕某，男，88 岁，退休，2015 年 8 月 23 日初诊。患者盗汗多年，为心胸部位汗出，伴腹胀，春秋为甚，凌晨 2：00 左右时有发冷症状，无腰膝酸软、手足心热、耳鸣等症，纳食少，夜寐差，大便干燥，必须用"麻仁丸"方可解下。舌苔黄厚，脉滑。曾于多家医院治疗，服用滋阴补虚固表法等中药治疗，疗效不显著。遂来就诊。诊断为胃肠积热，予小承气汤合桂枝汤加减，处方如下：

大黄 6g　　厚朴 6g　　枳实 6g　　白芍 10g

甘草 3g　　桂枝 6g　　生姜 3g　　大枣 10g

黄芪 10g　　龙骨 20g　　牡蛎 20g　　淡附片 6g^(先煎)

日 1 剂，水煎取汁 400ml，分早晚两次温服。

2015 年 8 月 30 日复诊，患者盗汗及腹胀明显好转，仍时有夜间发冷，夜寐可，大便较软，舌苔黄厚，脉滑。予原方加黄芩 10g 清热润肠，柴胡 6g 疏肝理气，鸡内金 10g 消食健胃。7 剂后患者病情明显好转，未再服中药。

按：盗汗并非只有阴虚所致，《伤寒论》第 201 条："阳明病，脉浮而紧者，必潮热，发作有时；但浮者，必盗汗出。"阳明经病，胃肠积热，邪热炽盛，当入睡后热邪随阳气入于阴分，蒸腾津液，迫津外泄，所以会见到心胸部位出汗亦是阳明经的病变，故用小承气汤合桂枝汤加减以清下热结，消除痞满，调和营卫，方中大黄泻热通便，厚朴行气散满，枳实破气消痞；用桂枝解肌发表，芍药益阴敛营，桂、芍相合，一治卫强，一治营弱，合则调和营卫；生姜解肌暖胃。大枣益气补中、滋脾生津。姜、枣相合，还可以升腾脾胃生发之气而调和营卫；黄芪益气固表，敛气止汗，淡附片补火助阳，炙甘草益气和中，调和诸药。

治病的关键在于是在处方用药，应重视药物剂量的增减，从而调整方剂的配伍关系，适应患者的病情变化。